Gert Rickheit · Rüdiger Mellies · Andreas Winnecken (Hrsg.)

Linguistische Aspekte der Sprachtherapie

Psycholinguistische Studien

Herausgegeben von

Gert Rickheit und *Dieter Metzing*

In der Reihe „Psycholinguistische Studien: Normale und pathologische Sprache und Sprachentwicklung“ werden Arbeiten veröffentlicht, welche die Forschung in diesen Bereichen theoretisch oder empirisch vorantreiben. Dabei gibt es grundsätzlich keine Beschränkung in der Wahl des theoretischen Ansatzes oder der empirischen Methoden. Sowohl Beobachtungs- als auch experimentelle Studien sollen in dieser Reihe erscheinen, ebenso Arbeiten, die Sprachverarbeitungsprozesse mit Hilfe von Computern simulieren, sofern sie nicht nur lauffähige Systeme darstellen, sondern auch deren empirische Validität aufzeigen.

Im Bereich der pathologischen Sprache sollen neue Diagnose- und Therapieverfahren sowie Erklärungsansätze für bestimmte Formen sprachlicher Abweichungen oder abweichender Entwicklungen in die Reihe aufgenommen werden. Arbeiten, die die normale Sprachverwendung thematisieren, sollen neue Einsichten in die Mechanismen und das Funktionieren der sprachlichen Kommunikation vermitteln.

Die Studien, die die Sprachentwicklung zum Gegenstand haben, sollten sich thematisch auf die normale oder auf die gestörte Entwicklung der Sprache konzentrieren und die empirischen Befunde auf entsprechende theoretische Konzepte beziehen.

Gert Rickheit · Rüdiger Mellies
Andreas Winnecken (Hrsg.)

Linguistische Aspekte der Sprachtherapie

Forschung und Intervention bei Sprachstörungen

Westdeutscher Verlag

ISBN-13: 978-3-531-12345-5 e-ISBN-13: 978-3-322-85869-6
DOI: 10.1007/978-3-322-85869-6

Der Westdeutsche Verlag ist ein Unternehmen der Verlagsgruppe Bertelsmann International.

Umschlaggestaltung: Christine Nüsser, Wiesbaden

Gedruckt auf säurefreiem Papier

INHALT

Einleitung

Rüdiger Mellies / Gert Rickheit / Andreas Winnecken

In den vergangenen Jahren ist für Fragen der Neurolinguistik ein wachsendes Interesse zu verzeichnen. Dies zeigen nicht zuletzt die steigenden Teilnehmerzahlen der Workshops des Bundesverbandes der Klinischen Linguistik (BKL). Der Kreis jener, die sich in Forschung und Lehre sowie im Studium und in der Sprachtherapie mit dem Problem der Neurolinguistik beschäftigt, wächst derzeit erfreulich, was u.a. zur Folge hat, daß viele Fragen zur Diagnose und Therapie im Rahmen der Linguistik viel differenzierter behandelt werden als in früheren Jahren, als sich nur relativ wenige Linguisten diesen Problemen intensiv widmeten.

Der vorliegende Sammelband ist ein beredtes Zeugnis dieser vielfältigen Aktivitäten, die auf dem vierten Workshop des BKL im Frühjahr 1991 in Bielefeld vorgetragen und diskutiert worden sind. Die Beiträge sind drei Themenkomplexen zugeordnet: In Teil I "Theoretische Grundlagen" werden psycholinguistische und neurobiologische Modelle der Sprachverarbeitung vorgestellt, die als Grundlage für sprachtherapeutische Maßnahmen betrachtet werden können. Ebenso werden linguistische Theorien hinsichtlich ihrer Bedeutung für die Behandlung spezifischer Lautstörungen überprüft. Daß eine Neubetrachtung historisch relevanter Ansätze neue Einsichten für die Aphasieforschung liefern kann, wird in diesem Abschnitt ebenfalls deutlich.

Am umfangreichsten ist der zweite Teil "Empirische Untersuchungen". Diese Studien geben einen guten Einblick in die Vielfalt der Forschungsansätze im Bereich der Klinischen Linguistik, wobei der Schwerpunkt in der Erforschung sprachtherapeutischer Grundlagen bei Aphasie besteht.

Darüber hinaus werden verschiedene Aspekte der Diagnose und Therapie von spezifischen Sprachstörungen diskutiert, die im klinischen Alltag zunehmend eine Rolle spielen.

Die Funktion des Computers, die er im Rahmen neuerer Diagnose- und Therapieansätze von Sprachstörungen ausübt, wird im letzten Teil "Computereinsatz in Diagnose und Therapie" diskutiert. Die Darstellungen über Erfahrungen mit Expertensystemen in der Aphasie-Diagnose zeigen, daß es bereits möglich ist, mit relativ wenig Daten zu zuverlässigen Aussagen zu gelangen, und zwar ohne aufwendige und zeitraubende Auswertungen. Am Rande der Tagung wurde auch in einer Bielefelder Klinik überzeugend demonstriert, wie mit Hilfe eines flexiblen Computerprogramms neue Wege in der Sprachtherapie von Aphasiepatienten erfolgreich beschritten werden können. Auch zur Bestimmung von Sprachentwicklungsstörungen wird ein Computerverfahren vorgestellt.

Dieser Band erfüllt seinen Zweck, wenn er die Diskussion der zum Teil stark überarbeiteten Beiträge des Workshops fortsetzt und vertieft, so daß aufgrund dieser Anregungen weitere Fortschritte für den so wichtigen Bereich der Sprachtherapie erzielt werden können. Es ist nur zu hoffen, daß diese Diskussion nicht nur im akademischen Bereich geführt wird, sondern daß die Ergebnisse vor allem den Betroffenen zugute kommen.

Die Herausgeber danken Frau Carla-Christina Sievers für die schreib- und drucktechnischen Arbeiten sowie der Fakultät für Linguistik und Literaturwissenschaft der Universität Bielefeld für die Übernahme der Kosten der Erstellung der Laserdrucker-Vorlage.

Teil I

Theoretische Grundlagen

Psycholinguistische Modelle der Sprachverarbeitung

Gert Rickheit / Hans Strohner

Zusammenfassung

Die Geschichte der Psycholinguistik hat gezeigt, daß verzerrende Reduktionen bei der Beschreibung der Sprachverarbeitung am ehesten dann vermieden werden können, wenn sowohl Aspekte der Architektur als auch der Dynamik und der Entstehung des Sprachverarbeitungssystems in gleicher Weise berücksichtigt werden. Zudem ist in den letzten Jahren immer deutlicher geworden, daß neben der individuellen Ebene auch die Ebene der kommunikativen Einbettung des Sprachverarbeitungssystems berücksichtigt werden muß, um die Charakteristika menschlicher Sprachverarbeitung adäquat erfassen zu können. Die Erfahrungen in der Psycholinguistik können bei der Konstituierung der Klinischen Linguistik genutzt werden, um Fehlentwicklungen von vornherein zu vermeiden.

1. Einleitung

Die Klinische Linguistik ist zur Zeit dabei, sich sowohl institutionell in Kliniken und Universitäten als auch als wissenschaftliche Teildisziplin der Linguistik zu konstituieren. Eine wichtige Voraussetzung dieses Konstitutionsprozesses ist neben der Integration in die klinische Praxis eine solide theoretische und methodologische Basis. Der vorliegende Aufsatz ist ein Diskussionsbeitrag im Rahmen der verschiedenen Bemühungen um eine solche Grundlegung der Klinischen Linguistik.

Wir meinen, daß die Psycholinguistik in besonderer Weise geeignet ist, zur theoretischen Fundierung der Klinischen Linguistik beizutragen, weil zum einen die vielen Erfahrungen, die in ihrer knapp vierzigjährigen Geschichte gesammelt wurden, wenn schon nicht Lehren, so doch einige Hinweise geben können (z.B. Herrmann, 1990; Kess, 1991; Rommetveit, 1991). Zum anderen hat sich ein Teil der angewandten Psycholinguistik intensiv mit der Behandlung von Sprachstörungen beschäftigt, so daß nicht nur allgemeine, sondern bereits sehr spezifische, für die Klinische Linguistik relevante Forschungsresultate vorliegen (z.B. Rice & Schiefelbusch, 1989). Der damit erhobene Anspruch der Psycholinguistik bedeutet auf keinen Fall, daß Beiträge anderer Disziplinen zur Konstitution der Klinischen Linguistik, wie zum Beispiel der *Allgemeinen Linguistik*, der *Neurolinguistik* und der *Kommunikationswissenschaft* außer acht gelassen werden dürfen. Im Gegenteil, diese Disziplinen sind aufgefordert, ihre Beiträge in ähnlicher Weise zu spezifizieren, um so zu einem konstruktiven Austausch von Vorschlägen und Entwicklungen zu gelangen.

2. Metaphern der Sprachverarbeitung in der Psycholinguistik

Die Sprachverarbeitung ist ein komplexer Vorgang, mit dessen Untersuchung viele wissenschaftliche Disziplinen beschäftigt sind. Es liegt deshalb nahe, auch an ihre psycholinguistische Analyse in integrativer Weise heranzugehen. Damit ist aber noch nicht viel gewonnen, wenn nicht so etwas wie eine forschungsleitende Modellvorstellung über die inhaltliche Ausfüllung der Integration hinzutritt. Erst mit einer solchen Forschungsmetapher können wir eine Vorstellung davon entwickeln, was menschliche Informationsverarbeitung sein könnte, und versuchen, diese Vorstellung zu bekräftigen oder zu widerlegen.

Für die menschliche Informationsverarbeitung ist es vor allem die *Computermetapher*, die auf viele Forscher und Praktiker eine nahezu suggestive Kraft ausübt. Der Computer ist eine Maschine, die eigens zum Zweck der Informationsverarbeitung entwickelt worden ist. Was ihn als Metapher für die menschliche Informationsverarbeitung so attraktiv gemacht hat, sind seine riesigen Speicherungs- und Verarbeitungskapazitäten. Diese Vorzüge verbinden sich allerdings mit einer ganzen Reihe von fragwürdigen Modellaspekten im Hinblick auf die menschliche Informationsverarbeitung. Mit seiner bis heute vorherrschenden Von-Neumann-Architektur besitzt er ein zentrales Steuerwerk und verarbeitet die eingegebene Information seriell Zeichen für Zeichen. Die Interaktion des Computers mit seiner Umwelt ist stark eingeschränkt. Seine Umwelt besteht aus einer festgelegten Anzahl von Symbolen, deren Anordnung und Bedeutung genau definiert sein müssen. Mit Symbolen, die nicht diesen Definitionen entsprechen, oder gar mit unvollständigen Eingaben kann der Computer nichts anfangen. Schließlich ist auch seine Lernfähigkeit noch nicht sehr entwickelt.

Die Informationsverarbeitung des Menschen ist weder immer zentral kontrolliert noch nur seriell. Sie vermag mit neuer und fragmentarischer Information ebenso umzugehen wie sie über eine nahezu unbegrenzte Lernfähigkeit verfügt. Das menschliche Gehirn ist ein Informationsverarbeitungssystem, das eine große Verarbeitungskapazität und Vielfalt der Umwelt in großartiger Weise miteinander verbindet. Eine integrative Konzeption der menschlichen Informationsverarbeitung muß deshalb beide Aspekte, die innere und die äußere Komplexität, in gleicher Weise berücksichtigen. Dies bedeutet, daß der Umwelt eine ebenso wichtige Rolle wie dem System selbst zuerkannt wird (Anderson, 1991).

Eine solche Sichtweise resultiert in einem Ansatz, der von einer engen Interaktion zwischen System und Umwelt ausgeht. Ein Ansatz, der dies ermöglicht, ist die Sichtweise der menschlichen Informationsverarbeitung im Rahmen der *Ökosystem-Metapher*. Ein Ökosystem ist ein System, bei dem die Umwelt als gleichwertiger Partner des Lebewesens gesehen wird. Eine ökologisch orientierte Analyse hat sich auch für die theoretischen, methodologischen und praktischen Aspekte der Untersuchung der Sprachverarbeitung als fruchtbar erwiesen (Rickheit & Strohner, 1984; Strohner, 1991).

Der Grund für die Gleichwertigkeit von System und Umwelt ist ihre gleichzeitige Entstehung, die *Koevolution* des Lebewesens und seiner Umwelt. Je höher das Evolutionsniveau des Lebewesens, desto komplexer ist die Umwelt, die es verarbeiten kann. Höhere Lebewesen können die vielfältigsten Informationen aufnehmen und verarbeiten, auch wenn sie neu oder fragmentarisch sind. Sie erreichen dies oft, indem sie die an sich vagen und mehrdeutigen Informationen mit anderen an sich vagen und mehrdeutigen

Informationen aus ihrem Wissen verknüpfen und so zu einem scharfen und eindeutigen Bild gelangen (Albus, 1991).

Aus ökosystemischer Sicht ist die menschliche Informationsverarbeitung ein Prozeß in einem System, das über einen dezentralen Aufbau, komplexe Prozesse und große Lernkapazität verfügt. Die Analyse der Informationsverarbeitung ist nur dann vollständig, wenn sowohl der Aufbau des Systems, in dem die Informationsverarbeitung stattfindet, als auch dessen Veränderung und Entstehung berücksichtigt werden. Die Notwendigkeit der Verbindung dieser drei Dimensionen, die wir Tektonik, Dynamik und Genetik nennen, ist eine der wichtigsten Einsichten der modernen Psycholinguistik.

Die integrative Sichtweise der Sprachverarbeitung darf jedoch nicht so verstanden werden, daß bei jeder Untersuchung alle drei Dimensionen gleich ausführlich bearbeitet werden müssen. Die Intensität der Bearbeitung kann und muß je nach Fragestellung und Ziel variieren. Wichtig ist jedoch, daß bei der Untersuchung einer bestimmten Dimension die Implikationen der Theorien, Methoden und Resultate für die anderen Dimensionen abgeschätzt werden. Sonst besteht die Gefahr, daß Theorien, Methoden und praktische Anwendungen für bestimmte Aspekte der sprachlichen Informationsverarbeitung entwickelt werden, die mit Befunden in anderen Bereichen nur schlecht zu vereinbaren sind. So wurden in der Psycholinguistik oft die für die Sprachverarbeitung verantwortlichen Wissensstrukturen getrennt von den in ihnen ablaufenden Verarbeitungsprozessen und den mit ihnen verbundenen Lernstrategien untersucht. Dieses Vorgehen hatte eine Vielzahl von Mikrotheorien zur Folge, die für eine praktische Anwendung untauglich waren.

3. Modelle der Tektonik des Sprachverarbeitungssystems

Die erste wichtige Dimension des Sprachverarbeitungssystems ist seine Tektonik. Die Tektonik gibt Auskunft über die innere und äußere Architektur des Systems, d.h. welche Komponenten es besitzt und wie diese miteinander und mit Teilen der Systemumwelt verbunden sind. Die Untersuchung der Tektonik des Sprachverarbeitungssystems bereitet wegen seiner riesigen Komplexität große Schwierigkeiten. Deshalb gibt es darüber in der Psycholinguistik noch sehr unterschiedliche Auffassungen, von denen zwei wichtige die *atomistische* und die *holistische* Analyseperspektive sind.

Die *atomistische* Perspektive richtet das Augenmerk vor allem auf einzelne Komponenten des Systems. Die Eigenschaften des ganzen Systems werden dagegen vernachlässigt. Viele *neurolinguistische,* aber auch *mentalistische* Theorien haben eine atomistische Tendenz, da sie oft die zentralen Teilaspekte des Informationsverarbeitungssystems fokussieren, ohne sich um ihre Integration in das Systemganze zu bemühen.

Die *holistische* Perspektive dagegen fokussiert das Ganze des Systems, wodurch die Strukturen der einzelnen Komponenten unscharf werden oder ganz verschwinden. Viele *behavioristische* und *interaktionistische* Theorien der Sprachverarbeitung sind aus einer holistischen Perspektive entstanden.

Die von uns vorgeschlagene integrative Sichtweise verbindet die Analyse einzelner Komponenten mit der Analyse des Systemganzen. Eine integrative Theorie kann weder das ganze System noch die einzelnen Komponenten außer acht lassen. Sie ist nicht denkbar ohne eine Beschreibung beider Aspekte des Systems und ist deshalb sowohl auf die Ergebnisse neurolinguistischer und mentalistischer als auch auf die Ergebnisse behavioristischer und interaktionistischer Analysen angewiesen. Der manchmal an Rechthaberei grenzende Streit zwischen den einzelnen Ansätzen sollte deshalb im Dienste der nur gemeinsam zu lösenden Probleme endlich beigelegt werden. Hierzu kann eine ökosystemische Sichtweise beitragen, da sie die Innen- und Außenseite der Informationsverarbeitung in gleicher Weise thematisiert.

Ein Ökosystem besteht aus mindestens einem Lebewesen und den biotischen und abiotischen Systemen der Umwelt, die mit dem oder den Lebewesen interagieren. Das Lebewesen muß Information aus der Umwelt aufnehmen können, die Information verarbeiten und Information an die Umwelt abgeben können. Der externen Information entspricht das interne Wissen im Lebewesen, das mit Hilfe dieses Wissens die Information verarbeitet (Anderson, 1991). In folgender Abbildung ist ein Sprachverarbeitungssystem mit seiner internen Struktur und externen Funktion schematisch dargestellt.

Das Sprachverarbeitungssystem nimmt Informationen aus seiner Umwelt auf, verarbeitet sie auf der Grundlage seines Wissens und gibt Information an seine Umwelt ab. Die *Eingabeprozessoren* sind diejenigen Komponenten des Wissenssystems, die Information aus der Umwelt aufnehmen und an den zentralen Prozessor weitergeben. Beim Menschen sind dies vor allem die

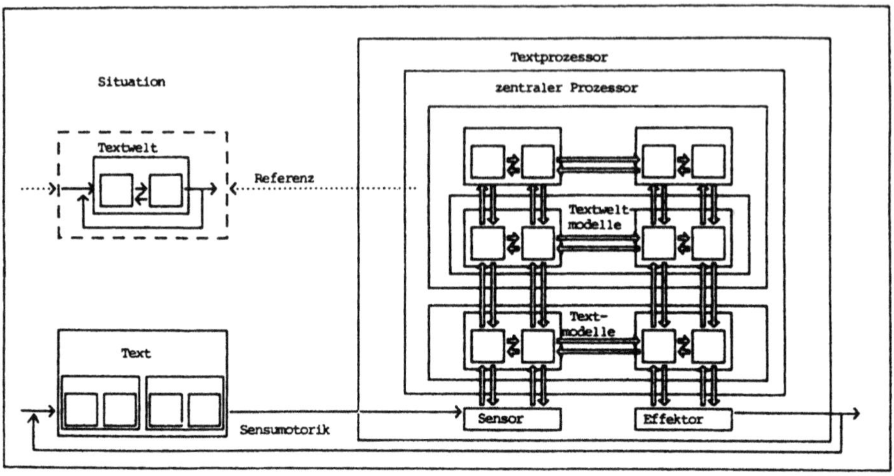

Abb. 1: Sprachverarbeitungssystem mit seiner internen Struktur und externen Funktion

Sinnesorgane. Die *Ausgabeprozessoren* sind diejenigen Komponenten, die Information vom zentralen Prozessor aufnehmen und an die Umwelt abgeben, vor allem die motorischen und vegetativen Systeme.

Der *zentrale Prozessor* ist beim menschlichen Sprachverarbeitungssystem durch das zentrale Nervensystem realisiert. Er hat die Aufgabe, die Information der Umwelt mit Hilfe der Eingabeprozessoren aufzunehmen, mental zu repräsentieren, zu verarbeiten und wieder Information an die Ausgabeprozessoren abzugeben. Dazu nimmt er Inputs von den Eingabeprozessoren und zusätzlich noch allgemeine Aktivierungen von anderen Teilen des zentralen Nervensystems auf und gibt Outputs an die Ausgabeprozessoren ab. Um die sprachliche Information vollständig verarbeiten zu können, benötigt das Sprachverarbeitungssystem sowohl *Sprachwissen* als auch *Weltwissen*. Das *Sprachwissen* umfaßt denjenigen Wissensanteil, der sich direkt auf das externe Sprachzeichen bezieht. Mit Hilfe des Sprachwissens ist die Erkennung des Zeichens möglich. Das *Weltwissen* bezieht sich auf diejenigen Weltobjekte, über die mittels der sprachlichen Zeichen berichtet wird, aber auch auf die Produzenten dieser Zeichen und die gesamte Kommunikationssituation.

Jede Einheit des zentralen Prozessors setzt sich aus langfristig wirksamen Komponenten, den *Gedächtnissystemen* und kurzfristig wirksamen Komponenten, den *Arbeitssystemen*, zusammen. Die *Gedächtnissysteme* haben die Aufgabe der langfristigen Speicherung der Information. Sie nehmen Informationen von den Arbeitssystemen auf und geben Informationen an die angrenzenden Arbeitssysteme ab. Sie verbinden so die Arbeitssysteme miteinander und bilden zusammengenommen die innere Struktur des zentralen Prozessors. Die *Arbeitssysteme* dienen der aktuellen Verarbeitung der Informationen. Sie nehmen Informationen von den Ein- und Ausgabeprozessoren, den Gedächtnissystemen und zusätzlich noch allgemeine Aktivationen aus anderen Teilen des Verarbeitungssystems auf und geben Informationen an die Ein- und Ausgabeprozessoren und die Gedächtnissysteme ab.

Gedächtnissystem und Arbeitssystem darf man sich nicht als zwei separate Bereiche im zentralen Prozessor vorstellen. Es handelt sich dabei vielmehr um über den gesamten zentralen Prozessor verteilte Systeme auf der Ebene der Neuronen und der verschiedenartigen Neuronengruppen. Das Arbeitssystem wird wahrscheinlich weitgehend durch die Zellkörper der Neuronen und das Gedächtnissystem durch die Kontaktstellen zwischen den Neuronen, den Synapsen, realisiert. Gedächtnissysteme und Arbeitssysteme sind somit auf das engste miteinander verschränkt.

Im zentralen Prozessor des Sprachverarbeitungssystems können im allgemeinen zu einem bestimmten Zeitpunkt die Bereiche des *Verarbeitungsfokus*, des *Verarbeitungsvordergrunds* und des *Verarbeitungshintergrunds* unterschieden werden:

- Der *Verarbeitungsfokus* ist der Ort der höchsten Aktivität. Der Verarbeitungsfokus umfaßt nur wenige Konezepte und ist sehr kurzlebig. Seine Dauer entspricht etwa der Dauer eines Wortes bei der auditiven Wahrnehmung oder der Dauer einer Fixation bei der visuellen Wahrnehmung.
- Der *Verarbeitungsvordergrund* besitzt einen mittleren Aktivitätsgrad. In ihm wird auf der Grundlage der Fokusinformationen und unter Kontrolle des Verarbeitungsziels versucht, mentale Modelle zu konstruieren. Diese mentalen Modelle können sich auf einzelne Objekte oder auch auf ganze Szenen beziehen. Deshalb ist die Ausdehnung des Verarbeitungsvordergrunds zeitlich und räumlich auch sehr variabel.
- Der *Verarbeitungshintergrund* umfaßt den Rest des aktivierten Bereichs im Arbeitssystem. Es dient dem Verarbeitungsvordergrund als Reservoir, auf das dieser bei Bedarf schnell zugreifen kann.

Die Relationen innerhalb und zwischen den einzelnen mentalen Modellen können mehr oder weniger unvollständig oder mit Widersprüchen oder

Unverträglichkeiten zwischen den Modellen belastet sein. Eine widerspruchsfreie Relation in oder zwischen Systemen heißt *Kohärenz*. Durch die Informationsverarbeitung werden nach Möglichkeit kohärente Strukturen der mentalen Konzepte angestrebt. Das Streben nach Kohärenz scheint eine Grundmotivation der gesamten Informationsverarbeitung zu sein. Der höchste Grad von Kohärenzbildung ist dann erreicht, wenn die Bildung von Systemen möglich ist, auf der mentalen Ebene also die Bildung mentaler Modelle.

Neben den Informationen über die Umwelt sammelt das Sprachverarbeitungssystem auch Informationen über seine eigenen Interaktionen mit der Umwelt und über seine sonstigen Eigenschaften. Systeme mit einem solchen selbstbezogenen Wissen verfügen über eine neue Qualität der Informationsverarbeitung, da sie nicht mehr nur Informationen der Umwelt, sondern auch die eigenen Interaktionen mit der Umwelt berücksichtigen können. Deshalb können sie die Informationsverarbeitung als einen inneren Test betrachten und damit zur Planung eines späteren *Handelns* einsetzen. Solche Systeme werden wegen dieses qualitativen Sprungs ihrer Fähigkeiten häufig zu einer eigenen Klasse von Systemen zusammengefaßt, den *selbstreferentiellen* Systemen.

Die Relationen innerhalb und zwischen den einzelnen kognitiven Einheiten können mehr oder weniger unvollständig oder mit Widersprüchen oder Unverträglichkeiten belastet sein. Durch die Informationsverarbeitung werden nach Möglichkeit *kohärente* Strukturen der kognitiven Einheiten angestrebt (Rickheit, 1991). Das Streben nach Kohärenz scheint eine Grundmotivation der gesamten Informationsverarbeitung zu sein. In welchen Teilprozessen die Kohärenz hergestellt wird, ist ein wichtiger Forschungsgegenstand der Dynamik des Sprachverarbeitungssystems.

4. Modelle der Dynamik des Sprachverarbeitungssystems

Die zweite grundlegende Dimension eines Systems neben seiner Tektonik ist die Dynamik. Während die Tektonik das Verhalten des Systems in einem bestimmten Zustand beschreibt, wird mit der Systemdynamik die *Veränderung* von Zuständen und ihre Auswirkung auf das Verhalten des Systems analysiert. Alle dynamischen Systeme haben die Fähigkeit, von einem

Zustand z_0 in Abhängigkeit von der Eingabe x in einen Zustand z_1 überführt zu werden.

Es gibt in der Psycholinguistik große Auseinandersetzungen darüber, wie die einzelnen für die Sprachverarbeitung notwendigen Zustandsveränderungen in den verschiedenen Komponenten des Systems herbeigeführt werden. Nach wie vor stehen sich die *autonome* und die *interaktive* Position gegenüber.

Die *autonomen* Theorien gehen davon aus, daß die einzelnen kognitiven Einheiten ihren Input zunächst unabhängig von ihrer Wissensumwelt verarbeiten. Erst in einem zweiten Schritt, nachdem die interne Struktur der Einheit gebildet worden ist, wird der Kontext berücksichtigt, um das endgültige Verarbeitungsresultat zu erzeugen. Zum Beispiel werden entsprechend dem autonomen Ansatz kurzzeitig alle Lesarten eines mehrdeutigen Wortes aktiviert.

Die *interaktiven* Theorien dagegen nehmen an, daß das Kontextwissen vom ersten Augenblick der Verarbeitung an wirksam ist. Dem Input wird keine primäre Rolle in Unabhängigkeit vom Kontext eingeräumt, sondern er wirkt in engem Zusammenspiel mit dem Kontext. Bei der Verarbeitung eines mehrdeutigen Wortes wird nach der interaktiven Theorie nur die in den Kontext passende Bedeutung aktiviert.

Die Forschung in den verschiedenen Bereichen der Sprachverarbeitung hat viele Argumente sowohl für die autonome als auch für die interaktive Position erbracht. Es könnte nach diesen Befunden sein, daß diese beiden Positionen nur Extrempunkte auf einem Kontinuum sind, in dem verschiedene Anteile von Autonomie und Interaktivität gemischt auftreten. Es sieht so aus, als ob die kognitiven Einheiten der Sprachverarbeitung zwar modulare, jedoch äußerst flexible Systeme sind, die sich den jeweiligen Anforderungen, dem vorhandenen Input und dem dafür relevanten Wissen anpassen können.

Neben den modularen Charakteristika der Dynamik der Sprachverarbeitung ist ein weiterer Diskursgegenstand der Psycholinguistik, mit welchen Prozessen die Zustandsveränderungen herbeigeführt werden. Die wichtigsten Prozeßtypen der Sprachverarbeitung, die in der Psycholinguistik immer wieder erörtert werden, sind die *Steuerung*, die *Regelung*, die *Handlung* und die *Aushandlung*. Mit diesen Prozeßtypen werden jeweils bestimmte *Lerntypen* ermöglicht, so daß von einer engen Beziehung zwischen Verarbeitung und Lernen auszugehen ist.

Ein *Steuerungssystem* ist ein dynamisches System, das in einem bestimmten Zeitintervall einen bestimmten Zustand mit Hilfe des Inputs annimmt. Eine bei Sprachverarbeitungssystemen oft auftretende Erweiterung des einfachen Steuerungssystems ist die Beeinflußbarkeit des Inputs durch den Output. Wird diese Beeinflussung in einem relevanten Ausmaß genützt, so liegt ein Fall von *Selbststeuerung* vor. Wie aus der Überführungs- und Ergebnisfunktion ersichtlich ist, hängt das Verhalten eines Steuerungssystems vollkommen ab vom Input, dem Zustand und der Zeitspanne zwischen Input und Veränderung. Das System hat keine Möglichkeit, auf den Input modifizierend oder kontrollierend einzuwirken. Das Steuerungssystem besitzt deshalb nur eine begrenzte Angepaßtheit an die Umwelt.

Besitzt das Steuerungssystem Lernfähigkeit, so beschränkt sich diese auf den einfachsten Lerntyp. Lernfähige Steuerungssysteme sind fähig, einfache raumzeitliche Zuordnungen von Inputs, Outputs und Zuständen vorzunehmen, was mit *Lernen durch Zuordnung* bezeichnet wird. Sie können auch die Häufigkeit dieser Zuordnungen speichern. Dieser Lerntyp wird oft als *Lernen durch Übung* bezeichnet.

Die *Regelung* ist ein Prozeß, bei dem der Output eines Steuerungssystems nicht nur von diesem selbst, sondern auch vom gesteuerten System selbst abhängt. Auf diese Weise wird ein Verbund zwischen Systemen aufgebaut, mit dem ein für alle Systeme geltender Zustand erreicht werden kann (Herrmann, 1985). Regelungssysteme sind in vielfältigen Ausprägungen bei Ökosystemen, aber auch für ihre Anwendung bei Technosystemen untersucht worden. Der angestrebte Zustand wird häufig als Stabilität oder als Gleichgewicht bezeichnet. Regelungssysteme können deshalb auch als stabile Systeme, als Gleichgewichtssysteme oder als homöostatische Systeme bezeichnet werden. Die Stabilität, die von Informationsverarbeitungssystemen angestrebt wird, ist eine Kohärenz des Wissens. Die Kohärenz ist unter dynamischem Aspekt nicht eine statische Relation, sondern muß in der Verarbeitung hergestellt und beibehalten werden.

Das Regelungssystem kann lernen, daß die angestrebten Soll-Zustände bei bestimmten Inputs und Outputs eher auftreten als bei anderen. Dies ist mit Hilfe des Lernens durch Zuordnung und durch Übung möglich. Wenn das Erreichen des Soll-Zustandes als Erfolg bezeichmet wird, so kann der auf der Ebene des Regelungssystems mögliche Lerntyp das *Lernen durch Erfolg* genannt werden. Dieser Lerntyp ist für die Optimierung eines Regelungssystems von grundlegender Bedeutung. Mit diesen Charakteristika ausgestattet, kann das Lernen durch Erfolg zu weiteren, für Menschen äußerst wichtigen Lernverfahren, herangezogen werden. Menschen besitzen die Fähigkeit, Verhaltensweisen von ähnlichen Systemen in ihrer Umwelt zu beobachten, zu behalten und bei Bedarf auch nachzumachen. Dieser Lerntyp heißt Lernen am Modell oder *Lernen durch Imitation*. Das soziale Verhalten der Menschen wäre ohne diesen Lerntyp überhaupt nicht denkbar. Eine spezielle Form des Lernens durch Imitation liegt dann vor, wenn das zu erlernende Verhalten nicht direkt wahrnehmbar ist, sondern nur sprachlich beschrieben wird. Für Sprachverarbeitungssysteme ist dieses *Lernen durch Instruktion* ein sehr effizientes Verfahren der Informationsübermittlung.

Die *Handlung* ist ein Prozeß, der vor allem von Zielzuständen des Systems determiniert wird. Ein *Zielzustand* ist ein zusätzlicher Operator, der einen zukünftig zu erreichenden Zustand vergibt. Der Zielzustand wird häufig auch *Intention* genannt und das Handlungssystem ein *intentionales System*. Um diesen angestrebten Zielzustand erreichen zu können, muß das System darüber hinaus über die Fähigkeit zur *Selbstreferenz* verfügen, da es die zur Zielerreichung notwendigen Operationen mit Hilfe eines internen Modells, das sowohl die Umwelt als auch das System selbst umfaßt, *planen* muß.

Der dem Handlungssystem adäquate Lerntyp ist das *Lernen durch Einsicht*. Einsicht liegt dann vor, wenn die interne Planung zu einem Verhaltensvorschlag, der Erfolg verspricht, abgeschlossen ist. Mit diesem vor allem bei Menschen vorkommenden Lerntyp wird ein Lernen ermöglicht, das nicht mehr auf eine direkte Interaktion mit der Umwelt angewiesen ist. Die Robustheit des Handlungssystems ist deshalb bedeutend größer als die des Steuerungssystems. Während das Steuerungssystem auf jeden Input direkt reagieren muß, kann das Handlungssystem eine Handlung planen, die eine bessere Antwort des Systems auf den Input ist.

Sind mehrere Ziele vorhanden, die miteinander in Konflikt stehen, muß das Handlungssystem einen Ausgleich zwischen diesen unterschiedlichen Intentionen herbeiführen und somit sozusagen eine mentale *Aushandlung* erreichen. Vor allem bei der Sprachproduktion, aber auch zum Teil bei der Sprachrezeption ist dies eine Erfahrung, die jeder Gesprächspartner bereits gemacht hat und die leicht zu Versprechern und Mißverständnissen führen kann.

Diese Verschränktheit von informationsaufnehmenden, informationsverarbeitenden und informationsabgebenden Prozessen und die hierfür notwendige enge Interaktion mit der Umwelt bilden die Grundlage der Dynamik des Sprachsystems. Daß es zu dieser Dynamik kommen kann, hat - wie wir bereits gesehen haben - eine bestimmte tektonische Ausstattung des Systems zur Voraussetzung, die ihrerseits wiederum aufgrund einer langen Reihe genetischer Entwicklungen zustande kam.

5. Modelle der Genetik des Sprachverarbeitungssystems

Die Genetik ist neben Tektonik und Dynamik die dritte Dimension eines informationsverarbeitenden Systems. Die Genetik gibt Auskunft über die Entstehung von Systemen.

Der gesellschaftliche Bereich, der sich mit der Entwicklung von neuen Systemen beschäftigt, wird heute häufig mit dem Begriff der *Technologie* besonders hervorgehoben. Unter die Technologie wird manchmal auch die wissenschaftlich fundierte Veränderung menschlichen Verhaltens subsumiert. Systemtheoretisch gesehen, handelt es sich bei der Modifikation menschlichen Verhaltens jedoch um ein System, das sich von den technologischen Systemen radikal unterscheidet. Die Entstehung eines Systems kann unter drei unterschiedlich umfassenden Perspektiven untersucht werden: der *Aktualgenese*, der *Ontogenese* und der *Phylogenese*. Die *Aktualgenese* ist die Entstehung einer neuen Tektonik durch die Bildung einer oder mehrerer neuer Komponenten zu einem bestimmten Zeitpunkt in der gesamten Entwicklung des Systems. Die *Ontogenese* ist die Sequenzierung solcher Aktualgenesen zu einem Entwicklungsverlauf vom Ursprung des Systems bis zu seinem Ende. Die *Phylogenese* bezieht sich auf die Vorgänge und Bedingungen der erstmaligen Entstehung des Systemtyps im Rahmen der evolutionären Entwicklung der Lebewesen.

Für die Untersuchung der Entwicklung der Sprachverarbeitung sind alle drei Geneseperspektiven von größter Wichtigkeit. Wir beschränken uns in der vorliegenden Studie auf die Aktualgenese und wegen der noch nicht sehr fortgeschrittenen Forschungslage in diesem Bereich auch hier nur auf einige allgemeine Bemerkungen, die auch für die Klinische Linguistik relevant sind.

Es gibt zwei grundsätzlich verschiedene Typen der Aktualgenese. Natürliche Systeme entstehen durch *Selbstorganisation*, das heißt, ohne die intentionale Einwirkung eines anderen Systems. Es gibt jedoch auch viele Systeme, die der Mensch durch *Fremdorganisation*, das heißt, durch gezieltes Eingreifen, geschaffen oder zu neuen Systemen umgeformt hat. Fremdorganisation ist sicherlich immer dann notwendig, wenn es um geplante Veränderungen hirnorganisch bedingter Sprachstörungen in Therapie und Rehabilitation geht.

Die menschliche Sprachverarbeitung ist zweifellos ein Produkt von Selbst- und Fremdorganisation, das auf die Inputs der Umwelt angemessen reagieren muß. Ein Input stellt allerdings dann ein *Problem* dar, wenn das System kein Verhalten in seinem Repertoire zur Verfügung hat, um mit dem Input entsprechend seiner Zielvorstellungen umzugehen, was gerade bei Aphasikern oft der Fall ist. Durch das Ziel wird ein Soll-Zustand vorgegeben, der vom Ist-Zustand mehr oder weniger abweichen kann. Um den Ist-Zustand dem Soll-Zustand anzugleichen, wählen Menschen meistens die Problemlösungsstrategie der Neuorganisation des Verhaltens. Hierbei gibt es die beiden Möglichkeiten des externen und des internen Tests. Beim *externen Test* wählt das System nach einer bestimmten Strategie ein neues Verhalten aus und beobachtet seine Wirkung auf die Umwelt. Beim *internen Test* versucht das System sein Glück nicht durch direkte Einwirkung auf die Umwelt, sondern durch ein Probehandeln an dem internen Modell. Erst dann, wenn in diesem internen Modell eine ausreichende Verringerung der Ist-Soll-Differenz durch die Problemlösungsversuche zu erkennen ist, wird die ausgewählte Operation auf die Umwelt angewendet.

Das Problemlösungsverhalten einer Person kann häufig in seiner Effizienz gesteigert werden, wenn sich andere Personen daran beteiligen können. Dies ist dann möglich, wenn das interne Modell in ein *externes Modell* transformiert wird. Auf dieses externe Modell kann sich nun auch die zweite Person beziehen und ihrerseits Problemlösungsversuche durchführen. Beide Partner können den Erfolg dieser Tests beurteilen und so zu einem gemeinsamen Problemlösungsverhalten kommen. Kooperativ ist dieses Problemlösen dann, wenn die Problemlösung durch die Beteiligung des zweiten Systems gefördert wird. Beide Systeme zusammen bilden Komponenten in einem umfassenderen System, dem *kooperativen Problemlösungssystem*. Ein Beispiel dafür ist die sprachliche Verständigung im Rahmen der Therapie.

In der Phase der *Selektion* wird das Überleben des neuen Systems entschieden. Daß mit der Selbstorganisation häufig eine Weiterentwicklung des Sprachverarbeitungssystems im Sinne eines Lernforschrittes verbunden sein kann, geht vor allem auf das Konto der *Konkurrenz* zwischen durch Selbstorganisation entstandenen Systemen um die bessere *Kooperation* mit der Umwelt (Moerk, 1990). Es ist eine wichtige Einsicht eines integrativen Ansatzes, daß weder Kooperation noch Konkurrenz allein der Mechanismus einer Weiterentwicklung ist, sondern beide Mechanismen in einem ausgewogenen Verhältnis zueinander stehen müssen, was für die Entwicklung neuer Therapiekonzeptionen von großer Bedeutung ist.

Im Fall der Sprachtheraphie und -rehabilitation hat das zu verändernde System selbst Problemlösekapazität. Es ist deshalb, abgesehen von ethischen Erwägungen, schon aus Effizienzgesichtspunkten notwendig, dieses System als ein kooperatives Problemlösungssystem zu konzipieren. Damit verschmelzen im Fall der Veränderung sprachlicher Kommunikation Selbst- und Fremdorganisation. Wird dennoch die sprachliche Kommunikation im Sinne einer Fremdorganisation verändert oder zu verändern versucht, liegt ein Fall von *Manipulation* vor. Eine integrative Konzeptualisierung sprachlicher Aktualgenetik ist wegen ihrer Fähigkeit zur umfassenderen Analyse bestens geeignet, solche Manipulationen nicht nur zu entlarven, sondern ihnen auch die Alternative des kooperativen Problemlösens entgegenzusetzen.

6. Folgerungen für die Klinische Linguistik

Die Klinische Linguistik ist eine sehr junge anwendungsorientierte Teildisziplin der Linguistik, die erst noch ihren eigenen Weg finden muß. Sie braucht sich dessen allerdings nicht zu schämen, geht es doch den meisten anderen linguistischen Teildisziplinen nicht viel anders. Hier ist überall noch eine Menge theoretischer, methodologischer und praxisbezogener Arbeit zu leisten. Vielleicht ist es sogar so, daß die Klinische Linguistik in mancher Hinsicht besser abschneidet als andere linguistische Teilbereiche, da sie den unschätzbaren Vorteil eines abgegrenzten Anwendungsfeldes besitzt.

Es kann hier nicht darum gehen, daß wir die in der Psycholinguistik aufgebaute disziplinäre Matrix Punkt für Punkt auf die Klinische Linguistik übertragen. Was wir jedoch unserer Ansicht nach tun dürfen, ist auf einige der Erfahrungen, die in der Psycholinguistik gesammelt worden sind, im Hinblick auf ihre Berücksichtigung beim Aufbau der Klinischen Linguistik hinzuweisen. Wie wir beim Überblick über einige in der Psycholinguistik diskutierten Konzepte gesehen haben, muß reduktiven Ansätzen, die nur partielle Interessen verfolgen, eine konstruktive Alternative entgegengesetzt werden. Hierzu gehört, verschiedene Ansätze in integrativer Weise unter dem Dach des gemeinsamen Ziels, nämlich der wissenschaftlich fundierten Rationalität und Effizienz, zusammenzuführen.

Unter dieser Perspektive sehen wir folgende Schwerpunkte der *theoretischen*, *methodologischen* und *praktischen* Arbeit in der Klinischen Linguistik:

- Die *theoretischen* Grundlagen der Klinischen Linguistik sollten sowohl die tektonischen und dynamischen als auch die genetischen Dimensionen der gestörten Sprachverarbeitung in ihrer kommunikativen Einbettung umfassen.
- Die *methodologischen* Grundlagen der Klinischen Linguistik sollten nicht allein der Absicherung der Theoriebildung, sondern mindestens in gleicher Weise der Absicherung der Praxis dienen.
- Die *praktischen* Grundlagen der Klinischen Linguistik sollten integrierte Konzepte der Diagnose und Therapie umfassen, die ihrerseits nur in enger Beziehung zu den theoretischen und methodologischen Grundlagen rational und effizient eingesetzt werden können.

Wir meinen, daß die Erfahrungen in der Psycholinguistik einige Hinweise für die Realisierung dieser Aspekte in der Kinischen Linguistik ergeben können. Ihre konkrete Ausgestaltung wird jedoch Sache derjenigen sein, die in der Klinischen Linguistik deren spezifische theoretische, methodologische und praktische Probleme bearbeiten.

Literatur

Albus, J.S. (1991). Outline for a theory of intelligence. *IEEE Transactions on Systems, Man, and Cybernetics*, 21, pp. 473-509.

Anderson, J.R. (1991). Is human cognition adaptive? *Behavioral and Brain Sciences*, 14, pp. 471-517.

Herrmann, T. (1985). *Allgemeine Sprachpsychologie: Grundlagen und Probleme*. München: Urban & Schwarzenberg.

Herrmann, T. (1990). Sprechen und Sprachverstehen. In: Spada, H. (Hrsg.), *Lehrbuch Allgemeine Psychologie* (pp. 281-322).

Kess, J.F. (1991). On the developing history of psycholinguistics. *Language Sciences*, 13, pp. 1-20.

Moerk, E. L. (1990). Three-term contingency patterns in mother-child verbal interaction during first-language acquisition. *Journal of the Experimental Analysis of Behavior*, 54, pp. 293-305.

Rice, M.L. & Schiefelbusch, R.L. (eds.)(1989). *The teachability of language*. Baltimore: Paul H. Brookes.

Rickheit, G. (Hrsg.)(1991). *Kohärenzprozesse. Modellierung von Sprachverarbeitung in Texten und Diskursen*. Opladen: Westdeutscher Verlag.

Rickheit, G. & Strohner, H. (1984). Umgebungsbedingungen der Sprachbeherrschung. In: J. Kriz (Hrsg.), *Sprachentwicklungsstörungen* (pp. 95-130). München: Fink.

Rommetveit, R. (1991). Psycholinguistics, hermeneutics, and cognitive science. In: G. Appel & H.W. Dechert (eds.), *A case for psycholinguistic cases* (pp. 1-15). Amsterdam: John Benjamins.

Strohner, H. (1991). Für eine ökologische Sichtweise der Sprachverarbeitung. *Zeitschrift für Phonetik, Sprachwissenschaft und Kommunikationsforschung*, 44, pp. 758-770.

Bausteine einer neurologisch-linguistischen Theorie

Friedemann Pulvermüller

1. Einführung

Wer den Ausdruck "Neurolinguistik" erfunden hat, weiß ich nicht. Man darf annehmen, daß der Erfinder das Wort als Namen für eine Disziplin vorgesehen hatte, um somit die Neurowissenschaft mit linguistischer Wissenschaft in Zusammenhang zu bringen. Unvorsichtiger könnte man spekulieren, daß sich die Arbeit von Neurolinguisten heute darauf konzentriere, Zusammenhänge zwischen Hirnvorgängen und sprachlichem Handeln aufzudecken. Wer so denkt irrt. Von führenden Vertretern dieser Disziplin erfahren wir inzwischen, daß Neurolinguistik zunächst einmal ohne Rekurs auf neuronale Substrate getrieben werden *kann* oder sogar *sollte* (Marshall, 1980; Caplan, 1981; Morton, 1984; Marshall, 1989). Grund für diese Abstinenz könnte das Vorurteil sein, daß Sprechen ein so komplexes Verhalten sei, daß es sinnlos sei, über seine neuronalen Grundlagen nachzudenken, bevor nicht viel einfachere neurologische Fragen beantwortet sind. Ich habe Schwierigkeiten, diese Position zu akzeptieren, da eine ähnliche Haltung es unmöglich machen würde, die Physiologie höherer Tiere zu erforschen, bevor nicht die grundlegenden Fragen der Cytologie, der Chemie und der Physik endgültig beantwortet sind.

Das *Interesse*, den Zusammenhang von Gehirnvorgängen und sprachlichem Handeln aufzuklären, ist groß. In der medizinischen Literatur lassen sich erste Hypothesen über neuronale Sprachstrukturen bis ins 19. Jahrhundert

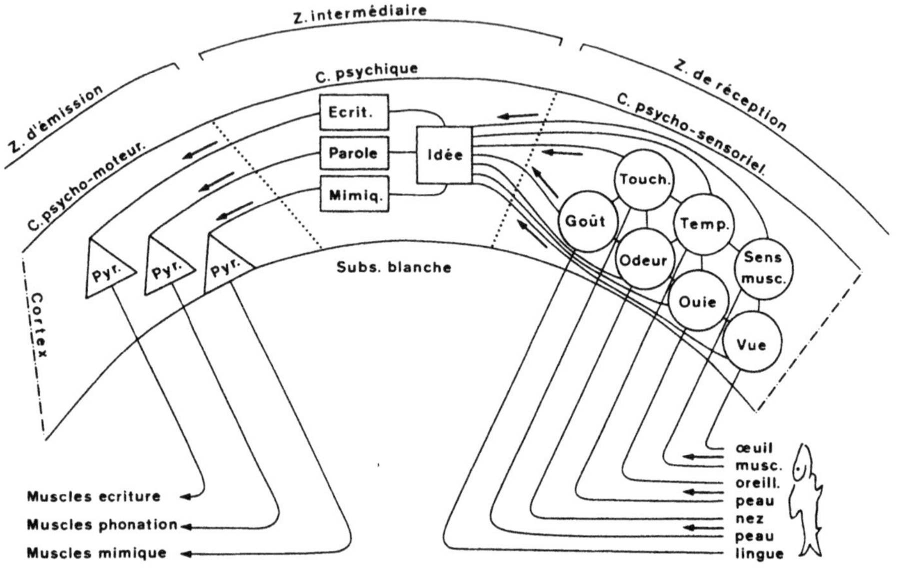

Abb. 1: Der Neurologe Langdon entwarf schon 1898 ein Schema der Entsprechung von linguistischen Einheiten (am Beispiel des Wortes *Fisch* bzw. *poisson*) und neuronalen Strukturen (z.B. Pyramidenzellen).

zurückverfolgen (siehe z.B. Abb. 1). Auch von linguistischer Seite wurden vielfach Vermutungen über die neurologischen Grundlagen der Sprache geäußert (für eine Diskussion vgl. Pulvermüller, 1990). Linguistische Daten sind außerdem eine Herausforderung für jede Hirntheorie, die physiologische Erklärungen für menschliches Verhalten anstrebt. *Nützlich* könnte die Beschäftigung mit dem Zusammenhang von Sprache und Gehirn im Hinblick auf verschiedene Praxisfelder sein. Sie könnte z.B. zu einer hirntheoretischen Fundierung und Bewertung von Verfahren der Aphasietherapie beitragen. Schließlich erscheint es auch sinnvoll, über das Verhältnis von Neuronen und linguistischen Einheiten zu spekulieren; gibt es doch eine Fülle empirischer Daten, die zur Absicherung von Hypothesen herangezogen werden können. Mögliche Klassen verwendbarer empirischer Daten stammen aus der Neurophysiologie und Neuroanatomie, daneben aber auch aus der Aphasieforschung, der Fehlerlinguistik und der Psychophysiologie. Die Datenflut, die diese Disziplinen bereitstellen, formiert sich allerdings nicht selbständig zu Erkenntnissen über den Zusammenhang von Hirn und Sprache. Es ist vielmehr zunächst einmal notwendig, eine tragfähige Theorie bereitzustellen, in deren Rahmen die vorliegenden empirischen Befunde interpretiert werden können.

2. Die Form neurologisch-linguistischer Hypothesen

Um Mißverständnisse zu vermeiden, nenne ich Theorien und Hypothesen über den Zusammenhang von Sprache und Gehirn *"neurologisch-linguistisch"*. Neurologisch-linguistische Hypothesen können die Form von (1) haben:

(1) Linguistische Ereignisse des Typs LE_i treten genau dann auf, wenn neuronaleEreignisse des Typs NE_j auftreten.

Aus (1) spricht ein gewisser Optimismus. Hirnforscher und Psychophysiologen sind heute eher vorsichtiger, was Vermutungen über die Koinzidenz von psychologischen und physiologischen Vorgängen anbetrifft. Eine moderatere neurologisch-linguistische Hypothese wäre (1'):

(1') Das Auftreten linguistischer Ereignisse des Typs LE_i korreliert stark mit dem Auftreten neuronaler Ereignisse des Typs NE_j.

Dabei gilt als *linguistisches Ereignis* die *Verwendung* eines sprachlichen Zeichens oder das Agieren nach einem kommunikativen Handlungsmuster, also die *Aktualisierung* bestimmter Phoneme, Silben, Morpheme, Wörter, Phrasen, Sätze, Texte oder sprachlicher Handlungsmuster. Für LE_i sind also Ausdrücke einsetzbar, mit denen auf Elemente der *parole* (de Saussure, 1967) Bezug genommen wird. Außerdem kann auch das *Verstehen* oder *Perzipieren* einer solchen Aktualisierung als linguistisches Ereignis gelten. Als *neuronales Ereignis* wird das Ablaufen eines *raumzeitlichen Erregungsmusters* im Gehirn verstanden, also die zeitlich geordnete Aktivität bestimmter Neuronen.

Neben Zusammenhängen zwischen linguistischen und neuronalen *Ereignissen* können auch Zusammenhänge zwischen linguistischen und neuronalen *Strukturen* angenommen werden. Wenn z.B. bei der Aktualisierung eines bestimmten sprachlichen Zeichens immer oder häufig dieselbe Neuronenpopulation aktiv ist, so kann von einer *Korrespondenz* oder *Entsprechung* von Zeichen und Neuronenpopulation die Rede sein. (Die Ausdrücke "Korrespondenz" und "Entsprechung" werden im folgenden synonym verwendet.) *Linguistische Strukturelemente*, die dem Sprachsystem oder der *langue* zugerechnet werden, sind Äußerungsformen (Phoneme, Silben usw.) und Handlungsmuster. Diese könnten mit Neuronenpopulationen oder *neuronalen Strukturen*, z.B. Gruppen von Neuronen, in Zusammenhang gebracht werden. Neurologisch-linguistische Hypothesen können demnach auch die Form von (2) haben:

(2) Das linguistische Strukturelement LS_i Korrespindiert zu der neuronalen Struktur NS_j.

Eine Behauptung der Form (2) ist dann wahr, wenn ein Satz der Form (1') gilt, und weiterhin folgendes der Fall ist:
(a) bei allen linguistischen Ereignissen des Typs LE_i wird ein linguistisches Strukturelement LS_i aktualisiert, (b) bei allen neuronalen Ereignissen des Typs NE_j wird die neuronale Struktur NS_j aktiviert.

Abbildung 2 gibt schematisch die Zusammenhänge zwischen neuronalen bzw. linguistischen Ereignissen und Strukturen, die entsprechend dem hier gewählten Sprachgebrauch Gegenstand neurologisch-linguistischer Hypothesen sein können. Im nachfolgenden Abschnitt soll eine Theorie dargelegt werden, die vor allem Sätze der Form (2) enthalten könnte.

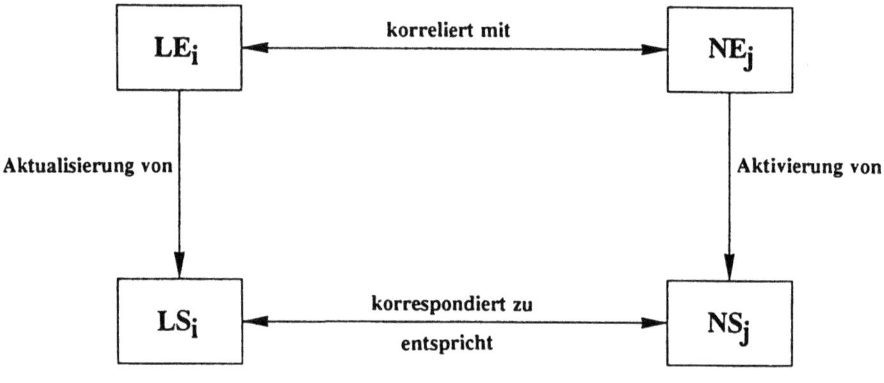

Abb. 2: Schema der Zusammenhänge zwischen linguistischen Ereignissen (LE) bzw. linguistischen Strukturelementen (LS) und neuronalen Ereignissen (NE) bzw. neuronalen Strukturen (NS). Entsprechend dem vorgeschlagenen Sprachgebrauch können linguistische und neuronale Ereignisse korrelieren. Wenn bei linguistischen Ereignissen eines Typs LE_i dasselbe linguistische Strukturelement LS_i aktualisiert wird und bei korrelierenden neuronalen Ereignissen des Typs NE_j dieselbe neuronale Struktur NS_j erregt wird, so kann von einer Korrespondenz oder Entsprechung des linguistischen Strukturelements und der neuronalen Struktur gesprochen werden.

3. Grundlagen der Cell Assembly-Theorie

Im Jahr 1949 veröffentlichte der Neuropsychologe Donald Hebb sein Buch "The Organization of Behavior". Gegenstand dieser Arbeit ist eine Theorie über den Zusammenhang zwischen Gehirnstrukturen und psychologischen Einheiten, wie z.B. "Ideen" oder "Begriffen". Hebb postuliert eine Entsprechung von psychologischen Einheiten und *Cell Assemblies*. Unter einer Cell Assembly versteht der Autor eine Population von Neuronen, die untereinander *stark excitatorisch verknüpft* sind. Abbildung 3 zeigt eine schematische Darstellung einer hypothetischen Assembly, die aus sechs Neuronen besteht. Eine Cell Assembly kann sich in einem Netz zufällig untereinander verbundener Neuronen formieren, wenn bestimmte Nervenzellen oft *gemeinsam aktiv* sind. Die heute so bezeichnete *"Hebbsche Regel"* postuliert, daß gleichzeitig erregte Neuronen ihre synaptischen Verbindungen verstärken. Inzwischen gibt es eine Reihe physiologischer Befunde, die gezeigt haben, daß die Hebbsche Regel für bestimmte Neuronen gilt (einen aktuellen Überblick gibt Palm, 1990).

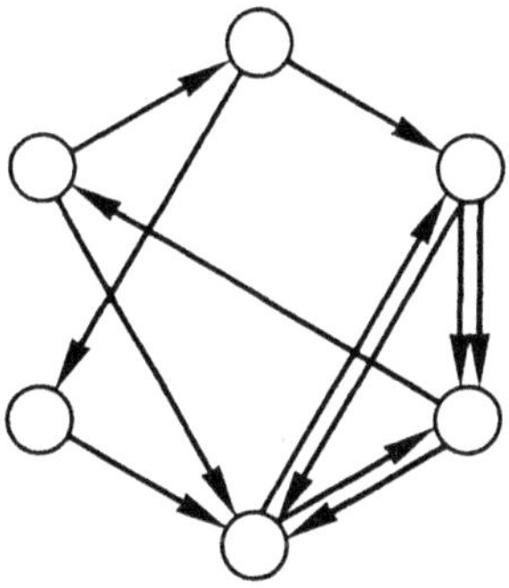

Abb. 3: Schematische Darstellung einer hypothetischen Assembly, bestehend aus 6 Neuronen. Die Kreise stehen für Neuronen, die Pfeile für erregende Verbindungen zwischen Neuronen.

Nach Hebb wäre eine Korrespondenz zu postulieren zwischen Cell Assemblies und psychologischen Einheiten und eine starke Korrelation zwischen der *Aktivierung* einer bestimmten Cell Assembly und dem *Auftreten* von psychologischen Vorgängen eines Typs. Im Gegensatz dazu wurde früher angenommen, daß die Aktivierung einzelner Neuronen mit komplexen psychologischen Vorgängen zusammenhängt. So wurde spekuliert, daß das Erkennen einer bestimmten Person, z.B. meiner Großmutter, mit der Erregung einer einzelnen Nervenzelle korreliert. Aufgrund neurophysiologischer

Befunde (z.B. Hubel, 1988) und aufgrund theoretischer Überlegungen wird diese sogenannte *Großmutterzellen-Theorie* heute von der Mehrzahl der Neurowissenschaftler abgelehnt. Statt dessen nimmt man an, daß einzelne kortikale Zellen elementareren Eigenschaften entsprechen. Das Cell Assembly-Konzept ist verträglich mit dieser Position. Es erlaubt die Annahme, daß die neuronalen Substrate zweier "verwandter" psychologischer Einheiten Neuronen gemeinsam haben. Cell Assemblies können also *überlappen*. Der Überlappungsbereich zweier Assemblies sollte etwas mit der Verwandtschaft der "repräsentierten" psychologischen Einheiten zu tun haben.

Hebbs im besten Sinne des Wortes *neuro-psychologische* Theorie hat in den vergangenen Jahren verschiedene Forscher dazu angeregt, das Cell Assembly-Konzept weiterzuentwickeln. Aus der Fülle der von Hebb inspirierten Hirntheorien (einen aktuellen Überblick geben Gerstein, Bedenbaugh & Aertsen, 1989) möchte ich hier eine auswählen und den nachfolgenden Vermutungen über den Zusammenhang von Sprache und Gehirn zugrundelegen (Braitenberg, 1978; Miller, 1981; Palm, 1982; Wickens, 1990; Braitenberg & Schüz, 1991 a). Dieser Theorie entsprechend ist eine Cell Assembly definiert als eine Population stark exzitatorisch verbundener Neuronen, die sich aufgrund Hebbscher synaptischer Prozesse formiert hat. Jeder beliebig gewählte Teil der Population ist mit dem Rest der Assembly *bidirektional verbunden*. Im Hinblick auf ihre Funktionsweise wird eine Cell Assembly folgendermaßen charakterisiert: Ist eine bestimmte Zahl von Neuronen einer solchen Population aktiv, so kommt es aufgrund der vielen erregenden Verbindungen innerhalb der Assembly zur Aktivierung der gesamten Population; die Assembly zündet. Darüber hinaus kann eine Assembly, die durch afferente Stimulation auf ein erhöhtes Aktivitätsniveau gehoben wurde, dieses Niveau für eine bestimmte Zeit stabil halten. Das Netzwerk wird sozusagen durch Stimulation eingeschaltet und bleibt für ein Zeitintervall aktiv, bevor es wieder auf sein niedrigeres Aktivitätsniveau zurückfällt. Was die Interaktion verschiedener Assemblies im Gehirn anbetrifft, so hat es sich als sinnvoll erwiesen, einen Regulationsmechanismus anzunehmen, der verhindert, daß zu viele Assemblies gleichzeitig aktiv sind oder die Aktivität unter ein kritisches Niveau absinkt. Ein solcher *Schwellen-Kontroll-Mechanismus* könnte innerhalb der Basalganglien realisiert sein. Jede Cell Assembly besteht definitionsgemäß hauptsächlich aus exzitatorischen kortikalen Neuronen. Darüber hinaus enthält sie möglicherweise Zellen in Neostriatum, Pallidum und Thalamus. Es ist wahrscheinlich, daß die kortikalen Mitglieder der Assemblies *Pyramidenzellen* oder *spiny cells* sind. Abbildung 4 zeigt zwei typische Neuronen dieses Typs. Von Pyramidenzellen weiß man, daß sie 85 Prozent der Neuronen der Großhirnrinde ausmachen und daß sie ihre Aktivität über erregende Synapsen weitergeben (Braitenberg & Schüz, 1991 a). Pyramidenzellen beschränken ihre synaptischen Kontakte nicht auf einen engen kortikalen Bereich. Sie haben zwar ungefähr die Hälfte ihrer synaptischen Kontakte mit relativ eng benachbarten Neuronen, doch erreichen sie über ihr langes Axon auch viele weit entfernte Neuronen. Cell Assemblies können demnach nicht nur durch Neuronen eines kleinen kortikalen Bereichs gebildet werden. Sie können sich aus Pyramidenzellen weit voneinander entfernter Regionen des Großhirns zusammensetzen.

4. Cell Assemblies als neuronale Korrelate linguistischer Strukturelemente

Will man die Cell Assembly-Theorie für die neurologisch-linguistische Theoriebildung fruchtbar machen, so stellt sich zunächst die Frage, für welche linguistischen Elemente eine korrespondierende Cell Assembly sinnvoll angenommen werden kann. Neurophysiologische Versuche haben gezeigt, daß die Aktivität von Neuronen des visuellen Kortex mit der Perzeption von Linien, Kanten oder Bewegungsrichtungen korreliert. Untersuchungen des auditorischen Systems weisen darauf hin, daß einzelne Neuronen auch dort zu sehr elementaren Features korrespondieren. So sprechen am Hörsystem von Primaten gewonnene Befunde dafür, daß die Aktivität bestimmter Neuronen des auditorischen Kortex mit dem Auftreten unterscheidender Merkmale von Phonemen, mit phonetischen *Distinctive Features* korreliert (Steinschneider, Arezzo & Vaughan, 1982).

Das neuronale Korrelat zu Phonemen könnte in kleinen Gruppen solcher "Distinctive Feature-Neuronen" gesucht werden. *Silben* könnten ihrerseits neuronalen Assemblies entsprechen, die kleinere Neuronenpopulationen enthalten, die wiederum mit den Phonemen der Silben zusammenhängen. Will man solche neurologisch-linguistischen Spekulationen weiterverfolgen,

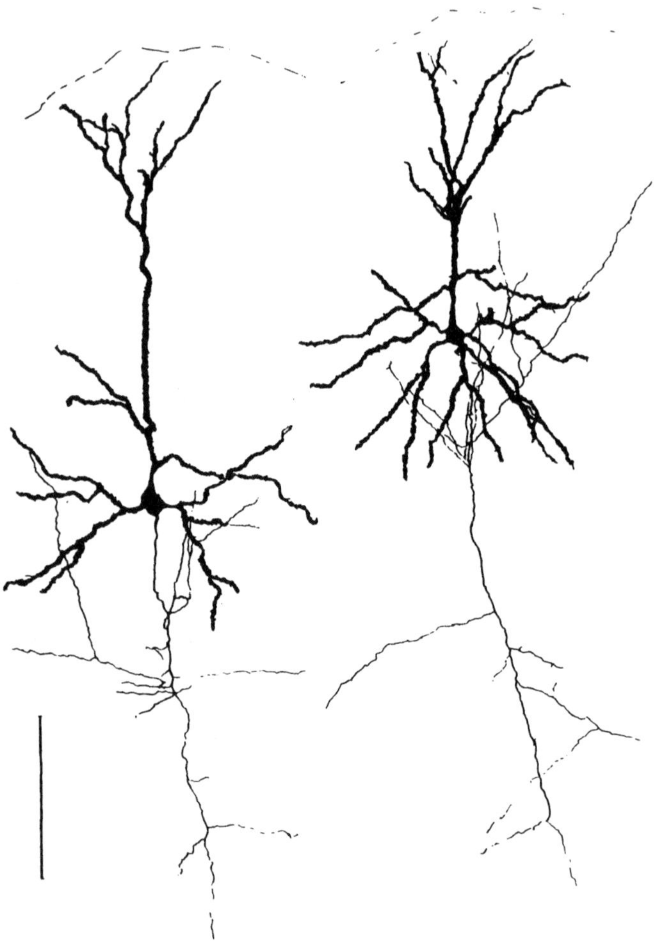

Abb. 4: Pyramidenzellen des Großhirns. In der Mitte ist jeweils der Zellkörper erkennbar, von dem seitlich und apikal Dendriten ausgehen (dicke Linien). Vom Zellkörper entspringt auch das dünn dargestellte Axon, das Aktionspotentiale weiterleitet. Vom Axon zweigen Axonkollateralen m.o.w. horizontal ab. Das Axon tritt basal in die weiße Substanz ein, über die es entfernte kortikale Regionen erreichen kann. Der schwarze Balken hat die Länge 0,1 mm (aus Braitenberg & Schüz, 1991 a).

so wäre prinzipiell für jedes linguistische Strukturelement eine korrespondierende Assembly anzunehmen. Das System struktureller linguistischer Einheiten hätte sozusagen ein postuliertes neuronales Abbild, in dem sich die Hierarchien des linguistischen Systems wiederfinden. Sollten sich derartige Vermutungen als zutreffend erweisen, so würde dies sicherlich zur Freude des theoretisch orientierten Linguisten beitragen. Haben doch zu allen Zeiten Theoretiker der Sprachwissenschaft die Hoffnung geäußert, daß sich eines Tages die neuronale "Realität" ihrer Konstrukte erweisen werde. So behauptete beispielsweise schon de Saussure, daß die "sprachlichen Zeichen" "Realitäten" seien, deren "Sitz im Gehirn ist" (de Saussure, 1967, S. 18).

Allerdings ist es im Rahmen neurologisch-linguistischer Theoriebildung mit einer allgemein gehaltenen Behauptung, alle linguistischen Strukturelemente hätten ihre Entsprechung in Assemblies oder Neuronen, nicht getan. Wer ernsthaft an dem Zusammenhang zwischen linguistischen und neuronalen Einheiten interessiert ist, der sollte beispielsweise nachfolgend genannte Fragen zumindest zu beantworten versuchen:

(i) Wie *entwickeln* sich neuronale Strukturen, die linguistischen Strukturelementen entsprechen?

(ii) In welchen Teilen des Gehirns sind die linguistischen Strukturelementen entsprechenden neuronalen Netzwerke *lokalisiert*?

(iii) Wie sind die entstehenden Netzwerke oder Assemblies *intern strukturier* , und wie *funktionieren* sie?

(iv) Wie *unterscheiden* sich die neuronalen Korrelate von Strukturelementen, die im Rahmen linguistischer Theorien verschiedenen Klassen zugerechnet werden?

Eine ausgereifte neurologisch-linguistische Theorie sollte außerdem Daten der Aphasieforschung, der Fehlerlinguistik und der Psychophysiologie erklären können. In den nachfolgenden Abschnitten möchte ich vor allem die möglichen neuronalen Korrelate von Silben erörtern und im Hinblick auf diese versuchen, die oben genannten Fragen (i) bis (iv) zu beantworten.

4.1 Vorsprachliche Entwicklung

Postuliert man Hebbsche Cell Assemblies, die linguistischen Elementen der *langue* entsprechen, so stellt sich die Frage, wie sich die enge Verschaltung der Assembly-Neuronen innerhalb der Ontogenese entwickelt. Aufgrund der großen Variationen zwischen den Sprachen ist es unmöglich, daß alle linguistischen Assemblies genetisch programmiert sind. Vielmehr müssen solche Netzwerke auch Resultat von Lernvorgängen sein. Wie erwähnt, ist Lernen nach Hebbs Theorie auf die Verstärkung von synaptischen Verbindungen gleichzeitig aktiver Neuronen zurückzuführen. Zu fragen ist also folgendermaßen: Wann kommt es innerhalb der Entwicklung zum ersten Mal zu einer gemeinsamen Aktivität von Neuronen, die etwas mit dem späteren Sprechen zu tun haben könnten?

Die Erforschung vorsprachlicher Aktivitäten hat gezeigt, daß in der *Lallphase*, die sich ungefähr auf die zweiten sechs Monate des menschlichen Lebens erstreckt, zum ersten Mal sprachähnliche Artikulationen auftreten. Diese Artikulationen haben in vielen Fällen die Struktur von Silben. Wie könnte man sich nun einen Zusammenhang zwischen dem wahrscheinlich genetisch determinierten Lallverhalten und bestimmten Hirnmechanismen denken? Es muß angenommen werden, daß die frühen Artikulationen der Lallphase durch neuronale Aktivität im *motorischen Kortex* verursacht sind. Darüber hinaus müssen bestimmte Artikulationen zu spezifischen Stimulationen innerhalb sensorischer Systeme führen: Die Äußerung einer Silbe verursacht neuronale Erregung im *auditorischen Kortex*, da der Artikulierende seine Lautproduktionen immer auch hört (Braitenberg, 1980, siehe auch Fry, 1966). Über Rezeptorzellen von Haut, Muskeln, Sehnen und Gelenken stimuliert eine Artikulationsbewegung außerdem Neuronen des *somatosensorischen Kortex*. Die Zeitabschnitte, in denen Neuronen der drei kortikalen Bereiche während der Silbenartikulation aktiv sind, überlappen. Eine Silbe dauert etwa 200 bis 250 Millisekunden (msec) an, und die neuronale Übertragung der Erregung von den sensorischen Organen zum Kortex bzw. vom Kortex zur Artikulationsmuskulatur dürfte kaum eine Verzögerung von mehr als 50 msec verursachen. Beim Lallen einer Silbe sind also Neuronen des motorischen, des auditorischen und des somatosensorischen Kortex gleichzeitig aktiv. Wiederholte Aktualisierung einer bestimmten silbischen Äußerungsform dürfte mit der mehrmaligen Erregung derselben (oder zumindest stark überlappender Mengen von) Neuronen korrelieren. Aufgrund der Hebbschen Regel wäre anzunehmen, daß solche Neuronen ihre synaptischen Verbindungen verstärken und sich zu einer Assembly entwickeln. Diese würde dann der silbischen Äußerungsform entsprechen.

Zusammenfassend ist folgendes zu postulieren: Die neuronalen Korrelate von Silben sind Cell Assemblies, deren Neuronen in weit voneinander entfernten kortikalen Bereichen motorischer und sensorischer Kortizes lokalisiert sind (Braitenberg & Schüz, 1991 b). Die ontogenetische Entwicklung der Silben-Assemblies innerhalb der Lallphase läßt sich aufgrund der Hebbschen Regel erklären (siehe Frage (i)).

4.2 *Lokalisierung von Silben-Assemblies*

Die Frage nach der Lokalisation der postulierten Silben-Assemblies wurde im zurückliegenden Abschnitt nur unzureichend beantwortet. Für ihre Beantwortung erscheint es mir notwendig, neuroanatomische Daten heranzuziehen.

Nach den bisher durchgeführten Überlegungen könnte eine erste Antwort auf die Lokalisationsfrage folgendermaßen ausfallen: Silben-Assemblies sind in den *primären Kortizes* lokalisiert, die mit der Artikulation zu tun haben, also im primären motorischen Kortex der Artikulatoren (perisylvischer Bereich von Brodmanns Area 4), im primären auditorischen Kortex (Area 41) und im primären somatosensorischen Kortex der Artikulatoren (perisylvischer Bereich von Areae 1, 2 und 3). Diese Gebiete sind in Abbildung 5 dünn schraffiert. Wenn Silben-Assemblies auf diese drei Bereiche verteilt sind, so wären starke kortiko-kortikale Faserbündel zwischen ihnen zu erwarten. Jetzt deuten aber neuroanatomische Befunde darauf hin, daß diese drei primären Kortizes nicht direkt miteinander verbunden sind. Tracer-Studien am Rhesusaffen (*Macaca mulatta*) zeigen zwar, daß der primäre motorische und der primäre somatosensorische Kortex miteinander verschaltet sind, jedoch finden sich keine starken Projektionen zwischen diesen Feldern und dem auditorischen Kortex (Pandya & Yeterian, 1985). Ähnliche Verhältnisse müssen auch zwischen den homologen Strukturen des Menschen vermutet werden (für eine Diskussion vgl. Galaburda, 1984). Wenn also zu Silben korrespondierende Cell Assemblies existieren, so können diese nicht ausschließlich in den sprachrelevanten primären Kortizes lokalisiert sein.

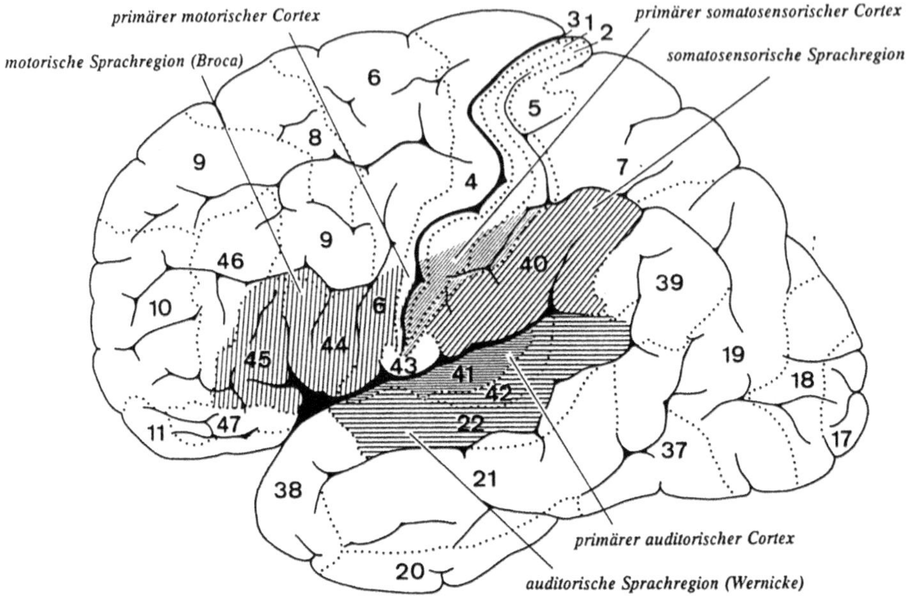

Abb. 5: Kortexregionen, in denen zu Silben korrespondierende Assemblies angenommen werden. Die primären Felder, in denen bei der Silbenartikulation Neuronen gleichzeitig aktiv sein müssen, sind dünn schraffiert. Die jeweils benachbarten sekundären Kortizes und Assoziationskortizes sind dick schraffiert. Aufgrund von neuroanatomischen Befunden an *Macaca* und Homologisierung kann geschlossen werden, daß die primären Kortizes jeweils mit ihren benachbarten Feldern verbunden sind. Die primären Felder scheinen nicht direkt über weitreichende kortiko-kortikale Verbindungen miteinander verschaltet zu sein. Dagegen ist anzunehmen, daß jeweils die Assoziationskortizes über Fernverbindungen zusammenhängen.

Betrachtet man weitere neuroanatomische Befunde, so findet man aber Evidenz dafür, daß die sprachrelevanten primären Felder über Umwege miteinander verschaltet sind. Wiederum zeigen Untersuchungen an Macaca, daß die primären Felder jeweils mit benachbarten Gebieten eng verschaltet sind. Diese eng benachbarten Bereiche nennt man *sekundäre Kortizes und primäre Assoziationskortizes*. Über weitreichende kortiko-kortikale Verbindungen sind nun der motorische, der auditorische und der somatosensorische Assoziationskortex untereinander verbunden (Pandya & Yeterian, 1985; Deacon, 1988). Diese weitreichenden Langstreckenverbindungen sind *reziprok*, enthalten also Axone für die Informationsübermittlung in beide Richtungen. Schließt man von diesen Befunden auf die homologen Hirnstrukturen des Menschen, so ergibt sich folgendes Bild: Mit dem primären Kortex der Artikulationsmuskulatur sind die prämotorischen und präfrontalen Areae 6 (perisylvischer Bereich), 44 und 45 stark verbunden. Der Hörkortex ist mit benachbarten Arealen des auditorischen Assoziationskortex in der oberen Temporalwindung - Areae 42 und 22 - eng verknüpft. Schließlich weist auch der perisylvische primäre somatosensorische Kortex Projektionen in das kaudal anschließende Brodmann Areal 40 auf. Bidirektionale kortiko-kortikale Langstreckenverbindungen innerhalb des perisylvischen Kortex müßten sich vor allem zwischen dem prämotorischen und präfrontalen Bereich, dem auditorischen Assoziationskortex und dem somatosensorischen Assoziationskortex finden, also zwischen den grob schraffierten Bereichen der Abbildung 5. Von Aphasieforschern werden ähnlich verlaufende Verbindungen seit von Monakow (1914) postuliert (vgl. Geschwind, 1965 a, b, 1980). Sie sollen theoriegemäß im Bogenbündel (*Fasciculus arcuatus*) verlaufen, das Frontal- und Temporallappen verbindet. Daß die erwähnten Assoziationskortizes, nicht aber ihre benachbarten primären Kortizes, über Langstreckenverbindungen miteinander zusammenhängen, wird auch durch Untersuchungen der Cytoarchitektur dieser Regionen beim Menschen wahrscheinlich (Braak, 1980). Lediglich die Assoziationskortizes, nicht aber die primären Felder weisen relativ große Pyramidenzellen in der Schicht IIIc auf. Das Vorkommen einer solchen magnozellulären Schicht IIIc ist ein Indiz dafür, daß von der betreffenden Region weitreichende kortiko-kortikale Verbindungen ausgehen.

Diese Ergebnisse lassen es als plausibel erscheinen, daß Neuronen von Silben-Assemblies nicht ausschließlich in den primären Kortizes, sondern darüber hinaus in den benachbarten sekundären und Assoziationskortizes lokalisiert sind (siehe Frage (ii)). Diese den sprachrelevanten primären Kortizes benachbarten Felder werden nachfolgend *Sprachzentren* genannt. Unterschieden werden die *Broca-Region* oder das *motorische Sprachzentrum* (Areae 6 (perisylvisch), 44 und 45) und die *Wernicke-Region*, die in ein auditorisches Sprachzentrum (Areae 42 und 22) und ein *somatosensorisches Sprachzentrum* (Area 40) zerfällt. Diese terminologische Klärung scheint mir notwendig, um Mißverständnissen vorzubeugen; werden die genannten Termini doch innerhalb der Fachliteratur recht unterschiedlich verwendet.

4.3 Struktur und Funktion einer Silben-Assembly

In Abschnitt 4.1 wurde über die Entstehung sprachrelevanter Assemblies spekuliert. Die Überlegungen machten plausibel, daß in der vorsprachlichen *Entwicklung* Cell Assemblies entstehen, die Silben entsprechen. In Abschnitt 4.2 wurde versucht, neuroanatomische Hinweise auf die mögliche *Lokalisation* solcher Netzwerke zu bekommen. Jetzt sollen weitere Vermutungen folgen, die die interne Verschaltung und die Funktionsweise einer Silben-Assembly betreffen (siehe Frage (iii)).

Silben-Assemblies sind je zum Teil im motorischen, im auditorischen und im somatosensorischen kortikalen Bereich lokalisiert. Eine Assembly zerfällt demnach in *drei lokale Netzwerke*, die diesen Systemen zuzuordnen sind. Die drei lokalen Netzwerke sind über Neuronen miteinander verschaltet, die in den sekundären Feldern und in den Assoziationsfeldern liegen. Neuronen der Sprachzentren bilden also so etwas wie das *Zentrum* einer Assembly, das über weitreichende kortikokortikale Verbindungen zusammenhängt. Von diesem kann innerhalb der Assembly eine *Peripherie* abgegrenzt werden, deren Neuronen in den sprachrelevanten primären Kortizes liegen und mit dem Zentrum verbunden sind. Über ihre Peripherie erhält eine Assembly auditorischen und somatosensorischen Input. Weiterhin kann sie über ihre im primären motorischen Kortex lokalisierten peripheren Neuronen Artikulationsbewegungen steuern. Die Verbindungen zwischen den Teilen einer Silben-Assembly sind bidirektional, erlauben also eine Erregungsausbreitung in jede Richtung.

Vernachlässigt man den somatosensorischen Anteil, so könnte ein sehr vereinfachtes Modell einer Silben-Assembly, wie in Abbildung 6 dargestellt, aussehen. Vereinfacht und idealisiert ist dieses Modell in vielerlei Hinsicht. Erstens ist die *Zahl der Neuronen* sehr gering. Demgegenüber wird heute vermutet, daß sich Cell Assemblies aus mehreren hundert bis einigen tausend Neuronen zusammensetzen (Palm, 1982). Zweitens sind *zwischen allen benachbarten Neuronen* in der Abbildung *bidirektionale Verbindungen* eingezeichnet. Dagegen konnten neuroanatomisch-statistische Untersuchungen zeigen, daß die Wahrscheinlichkeit eines synaptischen Kontaktes zweier beliebiger kortikaler Neuronen sehr gering ist. Selbst eng benachbarte Neuronen dürften nur mit einer Wahrscheinlichkeit von ca. 10 Prozent einen synaptischen Kontakt aufweisen (Braitenberg, 1978; Braitenberg & Schüz, 1991 a).

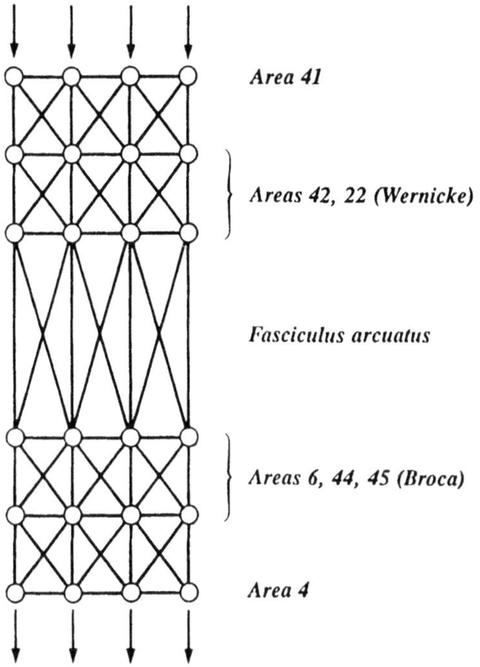

Abb. 6: Vereinfachtes Schema einer Silben-Assembly. Das Netzwerk besteht aus Neuronen, von denen jeweils nächste Nachbarn bidirektional miteinander verknüpft sind. Input erreicht die Assembly über ihre "Input-Layer", die im primären auditorischen Kortex (Area 41) anzusiedeln ist. Der zentrale Teil der Assembly besteht aus Neuronen des auditorischen Sprachzentrums (Areae 22 und 42) und des motorischen Sprachzentrums (Broca-Region, Areae 44, 45 und 6). Neuronen der beiden Sprachzentren sind über den Fasciculus arcuatus verbunden. Über ihre "Output-Layer" im primären motorischen Kortex (Area 4) kann die Assembly-Artikulationsbewegungen steuern.

Drittens ist auch der *Verbindungsmodus* der Neuronen in der *x-Richtung* (also der Neuronen innerhalb einer Zeile) nur eine grobe Annäherung an die neuronale Verschaltung. Im Hinblick auf die kortikalen Verbindungen von Pyramidenzellen scheint evident, daß eng benachbarte Neuronen mit viel höherer Wahrscheinlichkeit miteinander verbunden sind als weiter voneinander entfernte. Die mit dem Modell gemachte Annahme, daß in x-Richtung nur benachbarte Neuronen verbunden sind und die Stärke der Verbindungen gleich groß ist, bedeutet also sicherlich eine Vereinfachung der tatsächlichen kortikalen Verhältnisse. Die Vereinfachung ist allerdings insofern motiviert, als sie eine übersichtliche Darstellung und eine einfache Modellierung erlaubt. Es ist allerdings sinnvoll, auch andere "horizontale" Verknüpfungsmodi in Betracht zu ziehen. Viertens ist der *Verbindungsmodus in y-Richtung* (innerhalb der Spalten und schräg) gleich dem in x-Richtung. Auch diese Annahme ist hypothetisch im Hinblick auf kortikale Neuronennetze. Neuroanatomische Daten weisen darauf hin, daß die Mehrzahl der kortiko-kortikalen Fernverbindungen eines Neurons in einem oder wenigen eng umgrenzten Kortexbereichen endigen (Braitenberg & Schüz, 1991 a). Diese Eigenschaft kortikaler Neuronenpopulationen ist durch die Next-Neighbor-Verküpfung in y-Richtung realisiert. Allerdings liegen bisher keine quantitativen Untersuchungen vor über die Wahrscheinlichkeit, mit der ein gegebenes Neuron über weitreichende kortiko-kortikalen Verbindungen in einer bestimmten umgrenzten Region synaptische Kontakte macht. Es ist also auch unklar, ob z.B. die Verbindungen innerhalb eines Assoziationsfeldes oder aber diejenigen zwischen zwei Assoziationsfeldern stärker sind. Das Assembly-Modell in Abbildung 6 wird vielleicht etwas realistischer, wenn man seine Knoten als lokale Cluster von Neuronen interpretiert, die einige hundert Zellen enthalten, und seine Kanten als Gruppen von Axonen.

Trotz seiner Mängel kann das Netzwerk der Abbildung 6 elementare funktionelle Eigenschaften einer Assembly veranschaulichen. Man kann die Kreise des Diagrams als einfache *McCulloch & Pitts-Neuronen* mit Schwelle 2 modellieren und die Striche zwischen den Kreisen als bidirektionale synaptische Verbindungen der Stärke 1 (die Eigenschaften von McCulloch & Pitts-Neuronen sind ausführlich dargelegt in McCulloch & Pitts, 1943; Kleene, 1952; Minsky, 1967; Palm, 1982). Eine überschwellige Stimulation von mindestens zwei benachbarten künstlichen Neuronen führt dann nach einer bestimmten Zeit zur Aktivierung aller Elemente der Assembly.

Man kann das Netzwerk zur Simulation von Perzeptions- und Produktionsprozessen heranziehen. Die *Perzeption einer Silbe* sei folgendermaßen im Modell realisiert: Zunächst wird die oberste Neuronenzelle aktiviert, die im Gehirn dem primären auditorischen Kortex zuzuordnen wäre. Dies verursacht die Aktivierung benachbarter Neuronen, so daß sich die Erregung über das gesamte Netzwerk ausbreitet und die Assembly zündet. Die *Artikulation einer Silbe* kann folgendermaßen modelliert werden: Zunächst wird eine kleine Zahl beliebiger benachbarter Neuronen der Assembly aktiviert. Dies führt schließlich zu einem Zünden der gesamten Assembly, samt ihrer Neuronen der untersten Reihe, die den motorischen Output steuert.

Modelle wie das in Abbildung 6 dargestellte geben nur eine erste Annäherung an die möglichen neuronalen Verschaltungen und Funktionsweisen des Gehirns. Dennoch können sie helfen, das neuronale Geschehen, das mit Sprache zusammenhängt, besser zu verstehen. In Abschnitt 5 dieses Beitrags möchte ich auf einige Schlußfolgerungen aufmerksam machen, die das oben erarbeitete "Silbenmodell" im Hinblick auf organische Sprachstörungen erlaubt.

4.4 Assembly-Typen und Morphemklassen

Bisher wurde lediglich ein Modell der möglicherweise in der Lallphase entstehenden neurologischen Korrelate von Silben diskutiert. Der später stattfindende Spracherwerb führt sicherlich zu einer erheblichen Modifizierung der früh sich entwickelnden Netzwerke. Es ist also notwendig, das erarbeitete Modell weiterzuentwickeln, wenn es wichtigen Aspekten der menschlichen Sprache Rechnung tragen soll. So wäre zu fragen, ob sich später erworbene einsilbige bedeutungstragende Einheiten oder *Morpheme* im Hinblick auf ihre neuronalen Grundlagen von den postulierten Silben-Assemblies der Lallphase unterscheiden. Darüber hinaus stellt sich die Frage, ob es sinnvoll ist, für einsilbige Wörter unterschiedlicher Typen verschiedene neuronale Korrelate zu postulieren (siehe Frage (iv)).

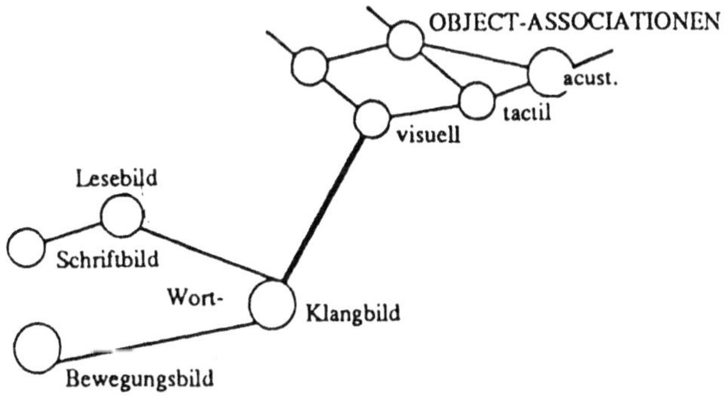

Abb. 7: Freuds "psychologisches Schema der Wortvorstellung" (nach Freud, 1891; aus Pulvermüller, 1991).

Sucht man in der Literatur nach neurologischen Modellen für einzelne Wörter, so findet man - neben konnektionistischen Diagrammen wie dem von Lichtheim (1885) - auch Sigmund Freuds (1891) "psychologisches Schema der Wortvorstellung". Wie Abbildung 7 zeigt, enthält es Kreise, die für "Object-Associationen" stehen. Die Kreise sind untereinander verbunden und stellen so etwas wie die "psychologische Repräsentation" der Wortbedeutung dar. Die Attraktivität dieses Diagramms scheint mir darauf zurückzuführen zu sein, daß es leicht in ein neuronales Modell verwandelt werden kann. Deutet man nämlich die Kreise als Neuronen und die ungerichteten Linien als bidirektionale Verbindungen, so ergibt sich ein kleines neuronales Netzwerk, das mit den "Object-Associationen" eines Wortes in Zusammenhang stehen könnte. Zu beachten ist übrigens, daß die Neuronen dieses Netzwerks verschiedenen, weit voneinander entfernten kortikalen Bereichen zuzuordnen wären, z.B. dem visuellen oder dem (nicht-perisylvischen) somatosensorischen Kortex. Im Rahmen der Cell Assembly-Theorie kann analog ein Assembly-Teil für Wortbedeutungen postuliert werden, dessen Neuronen weit über den Kortex verteilt sind. Allerdings nahm Freud nur für Substantive "Object-Associationen" an. Wörter anderer lexikalischer Kategorien sind im Hinblick auf ihre Bedeutung nur schwer mit Objekten in Zusammenhang zu bringen, was die Annahme von "Object-Associationen" für sie unplausibel macht. Freuds Überlegungen zur "psychologischen Repräsentation" von Wörtern legen also die Annahme nahe, daß mindestens zwei Klassen von Wörtern existieren, die grundsätzlich verschiedene neuronale Korrelate aufweisen.

Aus theoretisch-linguistischer Sicht lassen sich zwei große Morphem- und Wortklassen unterscheiden. Die Elemente der einen Klasse werden als *Inhaltselemente*, *phonologische Wörter*, als *open class elements* oder als *major lexical elements* bezeichnet. Sie werden gemeinhin als bedeutungstragend betrachtet, können den Hauptakzent des Satzes tragen und sind stark dem Sprachwandel ausgesetzt. Will man diese Klasse exakt definieren, so bieten sich beispielsweise Kriterien an, die im Rahmen moderner syntaktischer Theorien verwendet werden. Sie ist dann definiert als die Menge aller lexikalischen Elemente, die je einen Feature Value für eine Reihe von Features (BAR, N, V und SUBCAT) tragen (Gazdar, Klein, Pullum & Sag, 1985). Diese Klasse enthält u.a. Nomina, Verben und Adjektive. Die Klasse der Inhaltselemente kann von der der *Funktionselemente* abgegrenzt werden, die ungefähr mit den Gruppen der *Klitika, closed class words* und *minor lexical elements* zusammenfällt. Funktionselemente sind also in der Regel unbetont, leisten einen vergleichsweise geringen Beitrag zur Satzbedeutung und verändern sich im Laufe der Sprachgeschichte nur langsam. Im Rahmen moderner linguistischer Theorien enthält ihr lexikalischer Eintrag keine Spezifikation der o.g. Features. Die Klasse umfaßt z.B. Artikel, Pronomina und Konjunktionen. Weiter werden ihr gewöhnlich die Flexionsmorpheme zugerechnet.

Im Rahmen einer neurologisch-linguistischen Theorie kann jetzt angenommen werden, daß sich die Cell Assemblies, die Inhalts- und Funktionselementen entsprechen, voneinander unterscheiden. Für Funktionselemente könnten Assemblies postuliert werden, die ähnlich wie die in der Lallphase sich entwickelnden Assemblies strukturiert und lokalisiert sind. Den Freudschen Überlegungen entsprechend sollten die neuronalen Korrelate von Inhaltselementen außerdem Neuronen enthalten, deren Elemente weit über den Kortex verteilt sind.

In Abbildung 8 werden Beispiele für Assemblies der beiden Typen dargestellt. Während die Neuronen der Assemblies von Funktionselementen auf die Sprachzentren beschränkt bleiben, findet sich ein Großteil der Neuronen von Inhaltswort-Assemblies außerhalb dieser Gebiete. Zu beachten ist, daß mit diesen Modellen definitionsgemäß angenommen wird, daß jeder Teil einer Assembly mit dem Rest reziprok verknüpft ist. Es muß betont werden, daß es sich auch bei dieser Schematisierung um eine starke Vereinfachung von Netzwerken handelt, von denen plausiblerweise angenommen werden kann, daß sie im Gehirn tatsächlich vorliegen.

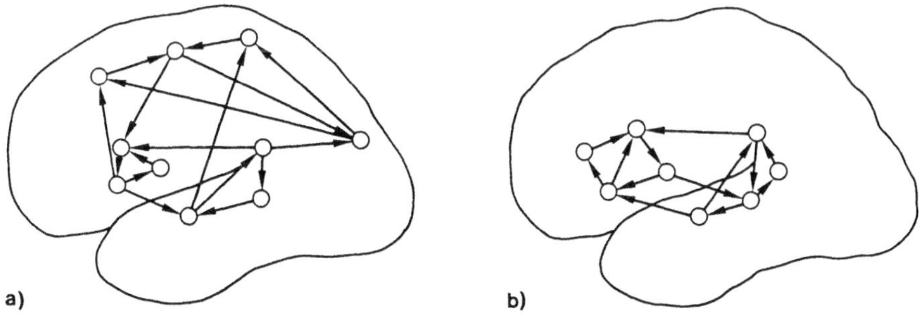

Abb. 8: Assemblies, die zu einsilbigen Morphemen unterschiedlicher Klassen korrespondieren könnten: (a) Die Assembly eines Inhaltselements enthält Neuronen der Sprachzentren und darüber hinaus weit über den Cortex verteilte Pyramidenzellen. (b) Funktionselementen entspricht dagegen eine Assembly, die in den Sprachzentren lokalisiert ist.

5. Implikationen für die Aphasietheorie

Was nützen Spekulationen wie diejenigen, die in den vergangenen Abschnitten vorgestellt wurden? Bleiben sie nicht letztlich auf einem Niveau stecken, das sehr weit von der neuronalen Realität entfernt ist? Die vorgeschlagenen einfachen Modelle reichen nicht an die komplexen Verhältnisse im Gehirn heran. Allerdings scheinen sie mir der Realität näher zu sein als Theorien, mit denen lediglich die Existenz von Modulen, von funktionellen Systemen oder eines Sprachorgans angenommen wird. Letztere berücksichtigen in keiner Weise Eigenschaften des neuronalen Substrats, auf das sie doch eines Tages projiziert werden sollen. Es bleibt zu vermuten, daß diese Überführung linguistischer und psychologischer Theorien in neurologisch-linguistische bzw. neurologisch-psychologische die eigentlich interessante und schwierige Arbeit darstellt. Letztere muß geleistet werden, will man dem Zusammenhang von Hirnvorgängen und Sprache näherkommen. Mit diesem Beitrag ist sicherlich nur ein sehr kleiner Schritt in diese Richtung getan. Ich bin aber guter Hoffnung, daß die eingeschlagene Richtung stimmt.

Ein weiterer Grund, Spekulationen wie die hier vorgetragenen anzustellen, ist der folgende: Sie verhelfen u.U. zu einem besseren Verständnis der Auswirkung kortikaler Läsionen. Das einfache Assembly-Modell in Abbildung 6 (Abschnitt 4.3) läßt bereits vermuten, daß den Assembly-Neuronen der Assoziationskortizes eine wichtigere Funktion innerhalb der Assembly zukommt als den Neuronen der primären Kortizes. Neuronen der Assoziationscortices bilden entsprechend den vorgetragenen Überlegungen das Zentrum der Silben-Assemblies. Sie halten die Assembly sozusagen zusammen. Läsion der eher peripheren Assembly-Neuronen in den primären Kortizes sollten die Funktionsfähigkeit der gesamten Assembly nicht in dem Maße beeinträchtigen wie eine teilweise Zerstörung eines zentraleren Teils. Somit wäre bei einer Schädigung in einem der Sprachzentren eine deutlichere und umfassendere Sprachstörung zu erwarten als bei Läsion in einem der sprachrelevanten primären Kortizes.

Von den entwickelten Modellvorstellungen für die neurologischen Korrelate einsilbiger Morpheme lassen sich weitere Schlußfolgerungen ableiten, die für die *Aphasietheorie* relevant sind. Da eine Hirnläsion in den Sprachzentren zu einer Verminderung der Zahl funktionsfähiger Neuronen führt, kann man in einem Silben-Modell wie dem in Abbildung 6 eine Läsion durch

Zerstörung bestimmter (künstlicher) Neuronen nachahmen. Die von uns (Pulvermüller & Preißl, 1991 a, b) verwendete simulierte Abstraktion einer Silben-Assembly enthielt 100 McCulloch -und- Pitts-Neuronen der Schwelle 2, die jeweils mit ihren nächsten Nachbarn reziprok mit der Stärke 1 verknüpft waren. Die Assembly wurde über ihre oberste Zeile von Neuronen (die "Input-Schicht") zwei Zeitintervalle lang stimuliert. Das "Zünden" einer Assembly wurde definiert als die Aktivität von mindestens 70 Prozent ihrer Neuronen. In solchen Netzwerken wurden zufällige Läsionen vorher festgelegter Größe gesetzt. Jede Simulation wurde 100mal durchgeführt. Gemessen wurden (a) der Prozentsatz *d* der Fälle, in denen die Assembly bei einer bestimmten Läsionsgröße nicht mehr aktivierbar war ("zerstörte Assemblies"), (b) die durchschnittliche Aktivierungszeit $t_{\emptyset}$ der verbliebenen intakten Assemblies. Es ergab sich folgendes (vgl. Abb. 9): Kleine Läsionen von bis zu 20 Prozent der Neuronen zerstören nahezu keine Assembly. Dafür verursachen sie einen leichten Anstieg der durchschnittlichen Aktivierungszeit. Größere Läsionen von 20 bis 30 Prozent führen zur Zerstörung von vielen Assemblies. Die verbliebenen funktionsfähigen sind außerdem (im Durchschnitt) nur stark verlangsamt aktivierbar. Läsionen von über 30 Prozent zerstören alle Assemblies. (Letzteres war durch die Wahl der Parameter bestimmt.) Für organisch verursachte Sprachstörungen läßt sich folgern:

(1) Kleine Läsionen in den Sprachzentren verursachen lediglich eine leichte Verlangsamung sprachlicher Aktivitäten.

(2) Große Läsionen machen die Aktualisierung bestimmter linguistischer Strukturelemente unmöglich und verlangsamen die Aktualisierung der übrigen stark.

Man kann jetzt darüber nachdenken, wie sich zufällige Läsionen bestimmter Größe auf die für Inhalts- und Funktionselemente postulierten Netzwerktypen auswirken (vgl. Abb. 8). Inhaltswörter enthalten entsprechend den Hypothesen von Abschnitt 4.4 einen "Freudschen Assembly-Teil", dessen Neuronen weit über den Kortex verteilt sind. Dagegen sind die Assemblies für Funktionswörter ausschließlich im perisylvischen Kortex lokalisiert, d.h. in den Sprachzentren und den sprachrelevanten primären Kortizes. Demzufolge betrifft eine Läsion in den Sprachzentren notwendigerweise verhältnismäßig mehr Neuronen der Funktionswort-Assemblies als Neuronen der Inhaltswort-Assemblies. Die Assemblies der Inhaltselemente enthalten einen bestimmten Prozentsatz weit verteilter Neuronen, was sie sozusagen gegen fokale Schädigung resistenter macht. Vorauszusagen wäre also (3):

(3) Eine Läsion in den Sprachzentren beeinträchtigt die Aktualisierung von Funktionselementen immer stärker als die von Inhaltselementen.

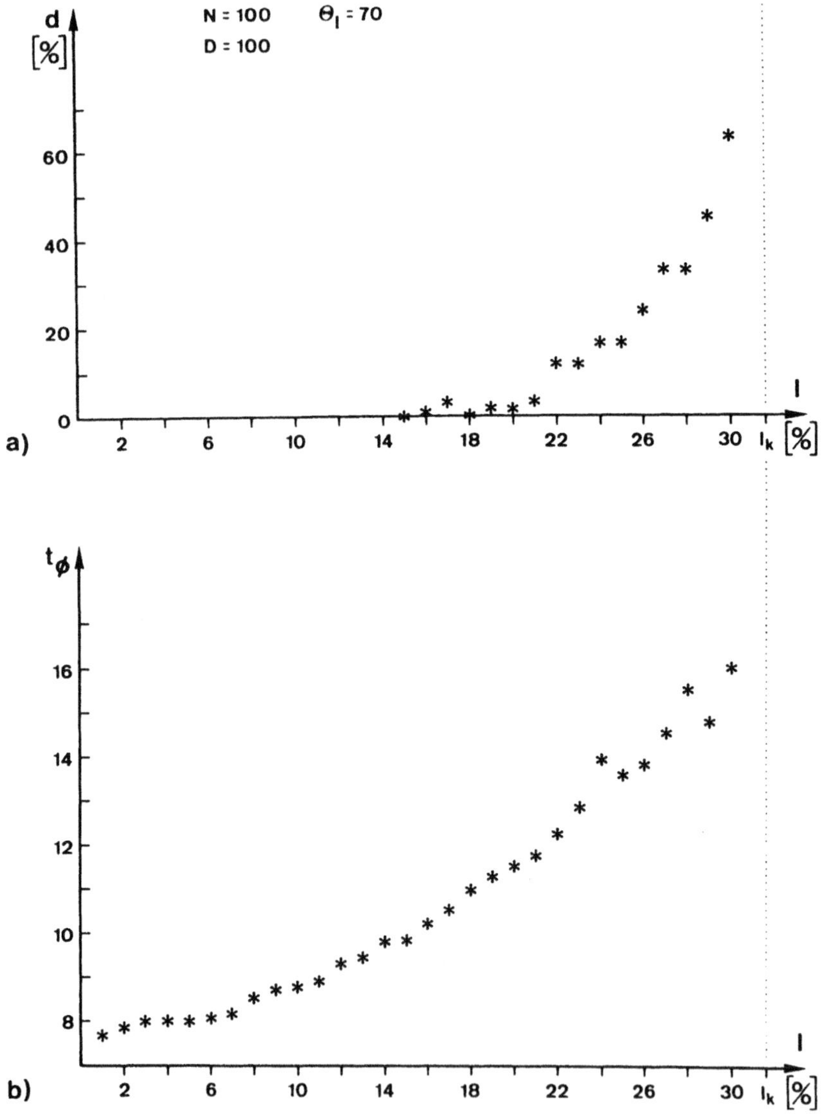

Abb. 9: Ergebnisse einer Computersimulation zur Auswirkung von Läsionen in Cell Assemblies (Pulvermüller & Preißl, 1991 a, b). In einem next-neighbor-verknüpften Netzwerk von 10

mal 10 McCulloch und Pitts-Neuronen der Schwelle 2 wurden jeweils hundert Mal zufällig Läsionen einer bestimmten Größe gesetzt. Der Prozentsatz l lädierter Neuronen innerhalb der Assembly ist auf den x-Achsen aufgetragen. Als "Zünden" einer Assembly wurde die Aktivierung von 70 ihrer Neuronen gewertet. Deshalb sind bei Läsionen größer als 30 Prozent alle Assemblies zerstört. (Die kritische Läsionsgröße l_k ist also 31 Prozent.)
(a) Auf der y-Achse ist der Prozentsatz d nicht mehr aktivierbarer Assemblies aufgetragen. Offensichtlich kommt es bei kleineren Läsionen nie zur Zerstörung von Assemblies. Erst ab ca. 20 Prozent zerstörter Neuronen steigt der Prozentsatz funktionsunfähiger Assemblies deutlich. (b) Auf der y-Achse ist die durchschnittliche Aktivierungszeit $t\emptyset$ der noch funktionsfähigen Assemblies aufgetragen. Bei kleinen Läsionen steigt die durchschnittliche Aktivierungszeit langsam mit der Läsionsgröße, bei größeren Läsionen dagegen schneller.

Will man diese Überlegungen am Modell nachvollziehen, so muß man einige weitere Annahmen über die Mächtigkeit der Teile von "Inhalts-" und "Funktionsassemblies" machen. Man kann z.B. vermuten, daß die Netzwerke für Funktionselemente je die Hälfte ihrer Neuronen in der Broca- bzw. der Wernicke-Region lokalisiert haben, die Inhaltselemente dagegen nur je ein Drittel, wobei das dritte Drittel zum weit verstreuten "Freudschen" Assembly-Teil gehört. (Die Rolle der Neuronen der primären Kortizes bleibt dabei unberücksichtigt.) Werden jetzt 25 Prozent der Neuronen der Sprachregionen durch eine Läsion zerstört, so betrifft die Schädigung 25 Prozent der Neuronen der Funktionswort-Assemblies, dagegen nur (1/4 x 2/3 = 1/6 bzw.) 17 Prozent der Zellen der Inhaltswort-Assemblies. Macht man weiterhin die (nicht ganz unproblematische) Annahme, daß sich beide Sorten von Assemblies näherungsweise wie zufällig geschädigte next-neighbor-verknüpfte Netzwerke verhalten, so ergeben sich aufgrund der Kurven in Abbildung 9 die in Tabelle 1 dargestellten Werte. Für die Assemblies, die Inhaltswörtern entsprechen, wäre eine Vergrößerung der Aktivierungszeit um ca. die Hälfte zu erwarten, wogegen die der Funktions-Assemblies sich ungefähr verdoppelt. Während nur drei Prozent der Inhaltswörter nicht mehr aktualisierbar sein dürften, wird prognostiziert, daß beinahe ein Fünftel der Funktionswörter "ausgefallen" sind, d.h. die entsprechenden Assemblies zerstört sind. Diese Zahlen können die obige Folgerung (3) eindrucksvoll illustrieren.
Eine weitere, sehr einfache Schußfolgerung aus der vorgeschlagenen neurologisch-linguistischen Theorie ist vielleicht für den Aphasiologen von besonderem Interesse. Wenn die neurologischen Korrelate von Silben, Wörtern und anderen linguistischen Strukturelementen Cell Assemblies sind, deren

Tab. 1: Auswirkung einer Läsion in den Sprachzentren auf die Assemblies von Inhaltselementen (I) und diejenigen von Funktionselementen (F). Zur Erläuterung siehe Text.

	I	F
lädierte Neuronen (l)	15%	25%
zerstörte Assemblies (d)	3%	17%
Aktivierungszeit (t∅)	10,6 151%	13,7 196%

Neuronen je teilweise in den Sprachzentren lokalisiert sind, so wird eine Läsion des sprachrelevanten Kortex in der Regel die Aktivierbarkeit der Assemblies beeinträchtigen. In diesem Fall sollten die Assemblies allerdings schlechter aktivierbar sein, unabhängig davon, durch welchen Input sie stimuliert werden. Folglich wäre bei Schädigung der Sprachzentren immer zu erwarten, daß die entstehende Störung sich beim Sprechen und beim Verstehen von Sprache manifestiert. Setzt man voraus, daß auch das Perzipieren und Aktualisieren von Schriftzeichen die Aktivierung der hier postulierten Assemblies zur Voraussetzung hat, so wären weiterhin immer Schreib- und Lesestörungen zu erwarten. Daraus würde (4) folgen:

(4) Läsion der Sprachzentren verursacht immer eine Beeinträchtigung aller sprachlichen Modalitäten.

Die hier gemachten Behauptungen (1) bis (4) lassen sich anhand von Daten aus der Aphasieforschung überprüfen. (1) und (2) scheinen generell für Kortexläsionen zu gelten. (3) kann mit dem Phänomen des Agrammatismus in Zusammenhang gebracht werden. Weiterhin ist für die große Mehrzahl der Aphasien evident, daß sich die Störungen auf alle sprachlichen Modalitäten erstrecken (vgl. Pulvermüller & Preißl, 1991 b).

Diese Ergebnisse sollen nicht darüber hinwegtäuschen, daß die hier vorgestellten Ansätze zu einer neurologisch-linguistischen Theorie eine Vielzahl von Fragen offenlassen. Mein Beitrag soll deshalb mit einer erweiterbaren Liste offener Fragen enden:

- Was sind die neurologischen Korrelate zu mehrsilbigen Morphemen?
- Wie kann eine Cell Assembly zeitlich exakt strukturierte Artikulationsbewegungen steuern?
- Aufgrund welcher neuronaler Verschaltungen können Ketten von Silben-aktualisiert werden, die syntaktisch wohlgeformt sind?
- Wie sind Assemblies, die linguistischen Strukturelementen entsprechen, mit anderen neuronalen Strukturen verschaltet, die mit nicht-linguistischen Aspekten des Verhaltens und der Wahrnehmung zusammenhängen?

6. Zusammenfassung

Entsprechend dem vorgeschlagenen Sprachgebrauch postulieren neurologisch-linguistische Hypothesen einen Zusammenhang zwischen neurophysiologischen Strukturen und linguistischen (Produktions- oder Perzeptions-) Vorgängen. Daneben können sie das Verhältnis von neuroanatomischen Strukturen und sprachlichen Strukturelementen zum Gegenstand haben. Nach dem Cell Assembly-Konzept, das auf Hebb zurückgeht, wird das neuronale Korrelat psychologischer Einheiten in Gruppen stark untereinander verbundener exzitatorischer Neuronen gesehen. Eine Cell Assembly kann weit voneinander entfernte kortikale Pyramidenzellen enthalten. Sie kann zünden und zwei stabile Aktivitätszustände haben. Cell Assemblies, die Silben entsprechen, könnten sich während der Lallphase aufgrund Hebbscher synaptischer Prozesse ausbilden. Sie würden dann Neuronen der sprachrelevanten primären Kortizes enthalten und weiterhin Neuronen der benachbarten sekundären Kortizes und Assoziationsfelder. Fragt man nach den neurologischen Korrelaten von Morphemen, so liegt die Annahme zweier verschiedener Assembly-Typen nahe. Funktionselemente haben eine Assembly, die im perisylvischen Kortex lokalisiert ist. Die neuronalen Substrate von Inhaltselementen enthalten weiterhin einen Assembly-Teil, dessen Neuronen weit über den Kortex verstreut sind. Die hier vorgestellte Theorie erlaubt Voraussagen über sprachliche Fähigkeiten von Aphasikern, bei denen kortikale Sprachzentren geschädigt sind: (1) Bei kleinen Läsionen wird lediglich die durchschnittliche Aktivierungszeit der Assemblies und damit die benötigte Zeit für sprachliche Leistungen größer. (2) Bei größeren Läsionen werden außerdem Assemblies funktionsunfähig, so daß bestimmte linguistische Strukturelemente nicht mehr aktualisiert werden können. (3) Funktionswörter sind von einer Läsion in den Sprachzentren immer stärker betroffen als Inhaltswörter. (4) Schädigung der Sprachzentren verursacht immer multimodale Störungen, die sowohl Produktions- als auch Perzeptionsdefizite umfassen. Solche Voraussagen können durch Computersimulationen untermauert und an empirischen Daten überprüft werden. Insgesamt erweist sich das Cell Assembly-Konzept im Hinblick auf die Bildung einer neurologisch-linguistischen Theorie als fruchtbar.

Danksagung

Die Mehrzahl der hier vorgetragenen Gedanken sind das Resultat zahlreicher Diskussionen, die am Max-Planck-Institut für Biologische Kybernetik zwischen verschiedenen Mitarbeitern und mir geführt wurden. Valentin Braitenberg hat mich nicht nur motiviert, der Frage nach den der Sprache zugrundeliegenden Hirnmechanismen nachzugehen, er hat auch viele wesentliche Ideen zum "Sprach-Projekt" beigetragen. Weiterhin bedanke ich mich besonders bei Almut Schüz, Hubert Preißl, Sonja Grün und Detlef Heck für Kritik, Anregungen und konstruktive Mitarbeit. Claudia Martin-Schubert danke ich für die Anfertigung der Abbildungen.

Literatur

Braak, H. (1980). *Architectonics of the human telencephalic cortex*. Berlin: Springer.

Braitenberg, V. (1980). Alcune considerazione sui meccanismi cerebrali del linguaggio. In: G. Braga,V. Braitenberg, C. Cipolli, E. Coseriu, S. Crespi-Reghizzi, J. Mehler & R. Titone (Eds.), *L'accosta mento interdisciplinare allo studio del linguaggio* (pp. 96-108). Milano: Franco Angeli Editore.

Braitenberg, V. (1978). Cell assemblies in the cerebral cortex. In: R. Heim & G. Palm, (Eds.), *Theoretical approaches to complex systems*. (*Lecture notes in biomathematics*, vol. 21) (pp. 171-188). Berlin: Springer.

Braitenberg, V. & Schüz, A. (1991a). *Anatomy of the cortex. Statistics and geomtry*. Berlin: Springer.

Braitenberg, V. & Schüz, A. (1991b). Basic features of cortical connectivity and some considerations on language. In: Chiarelli (Ed.), *Origin of human language* (forthcoming).

Braitenberg, V. & Pulvermüller, F. (1991). *Neurale Modelle der Sprachverarbeitung*. (forthcoming).

Caplan, D. (1981). On the cerebral localization of linguistic functions: logical and empirical issues surrounding deficit analysis and functional localization. *Brain and Language*, 14, 120-137.

de Saussure, F. (1967). *Grundfragen der allgemeinen Sprachwissenschaft*. Berlin.

Deacon, T.W. (1988). Human brain evolution: 1. evolution of language circuits. In: H. J. Jerison & I. Jerison (Eds.), *Intelligence and evolutionary biology*. Berlin: Springer.

Freud, S. (1891). *Zur Auffassung der Aphasien*. Leipzig, Wien.

Fry, D.B. (1966). The development of the phonological system in the normal and deaf child. In: F.Smith & G.A. Miller (Eds.), *The genesis of language* (pp. 187206). Cambridge, MA: MIT Press.

Galaburda, A.M. (1984). The anatomy of language. Lessons from comparative anatomy. In: D. Caplan, A.R. Lecours & A. Smith (Eds.), *Biological perspectives on language* (pp. 290-302). Cambridge, MA:MIT Press.

Gazdar, G., Klein, E., Pullum, G., & Sag, I. (1985). *Generalized phrase structure grammar*. Cambridge, MA: Harvard University Press.

Gerstein, G.L., Bedenbaugh, P. & Aertsen, A.M.A.J. (1989). Neuronal assemblies. *IEEE Transactions in Biomedical Engeneering*, 36, 4-14.

Geschwind, N. (1965 a). Disconnection syndromes in animals and man (1). *Brain*, 88, 237-294.

Geschwind, N. (1965 b). Disconnection syndromes in animals and man (2). *Brain*, 88, 585-644.

Geschwind, N. (1980). Die Großhirnrinde. In: *Gehirn und Nervensystem*. Heidelberg: Spektrum.

Hebb, D.O. (1949). *The organization of behavior. A neuropsychological theory*. New York: John Wiley.

Hubel, D. (1988). *Eye, brain, and vision*. New York: Freeman.

Kleene, S.C. (1956). Representation of events in nerve nets and finite automata. In: C.E. Shannon & J. McCarthy (Eds.), *Automata studies* (pp. 3-41). Princeton, NJ: Princeton University Press.

Lichtheim, L. (1885). Über Aphasie. *Deutsches Archiv für Klinische Medicin*, 36, 204-268.

Marshall, J.C. (1980). On the biology of language acquisition. In: D. Caplan (Ed.), *Biological studies of mental processes*. Cambridge, MA: MIT Press.

Marshall, J.C. (1989). Comment on Davis' paper "The cognitive cloud". *Aphasiology*, 4.

McCulloch, W.S. & Pitts, W.H. (1943). A logical calculus of ideas immanent in nervous activity. *Bulletin of Mathematical Biophysics*, 5, 115-133.

Miller, R. (1981). *Meaning and purpose in the intact brain*. Oxford: Oxford University Press.

Minsky, M. (1972). *Computation: Finite and infinite machines*. London: Prentice Hall.

von Monakow, C. (1914). *Die Lokalisation im Großhirn und der Abbau der Functionen durchcorticale Herde*. Wiesbaden.

Morton, J. (1984). Brain-based and non-brain-based models of language. In: D. Caplan, A.R. Lecours & A. Smith (Eds.), *Biological perspectives on language* (pp. 40-64). Cambridge, MA: MIT Press.

Palm, G. (1982). *Neural assemblies*. Berlin: Springer.

Palm, G. (1990). Cell assemblies as a guideline for brain research. *Concepts in Neuroscience*, 1, 133-147.

Pandya, N.P. & Yeterian, E.H. (1985). Architecture and connections of cortical association areas. In: A. Peters & E.G. Jones (Eds.), *Cerebral cortex. Vol. 4. Association and auditory cortices* (pp. 3-61). London: Plenum Press.

Pulvermüller, F. (1990). *Aphasische Kommunikation. Grundfragen ihrer Analyse und Therapie*. Tübingen: Narr Verlag.

Pulvermüller, F. & Preißl, H. (1991a). A neuronal model of aphasic syndromes. In N. Elsner & H. Penzlin (Eds.), *Synapse - Transmission - Modulation. Contributions to the 19th Göttingen Neurobiology Conference* (p. 548). Stuttgart, New York: Thieme.

Pulvermüller, F. & Preißl, H. (1991b). *Towards a neuronal model of language* (forthcoming).

Steinschneider, M., Arezzo, J. & Vaughan, H.G., Jr. (1982). Speech evoked activity in the auditory radiations and cortex of the awake monkey. *Brain research*, 252, 353-365.

Wickens, J. (1990). *A theory of the mammalian striatum*. Dunedin: Doctoral thesis, University of Otago.

Moderne Merkmalstheorien als Grundlage für eine Deutung der neurogenen Lautstörungen

Grzegorz Dogil

1. Einleitung

Eine der Hauptaufgaben der Klinischen Linguistik besteht darin, die neueren Entwicklungen innerhalb der Linguistik auf ihre Brauchbarkeit für die klinische Praxis (d.h. Diagnostik und Therapie der Sprach- und Sprechstörungen) zu prüfen und eventuell in die Praxis einzuführen. Daher werde ich in diesem Beitrag versuchen, die Fortschritte der nichtlinearen Theorie der distinktiven Merkmale (vgl. Clements, 1985; Prinzhorn, 1989) für die Deutung der Lautstörungen bei der Aphasie, Dysarthrie und Sprechapraxie zu erläutern. Die nichtlineare Theorie der Lautstrukturen gilt heute als die weitverbreitetste linguistische Theorie innerhalb der Phonologie und der Linguistischen Phonetik (s. Ladefoged, 1989; Ladefoged & Halle, 1989). Die Versuche, diese Theorie für die Beschreibung der pathologischen Sprache zu benutzen, sind auch in der letzten Zeit immer häufiger unternommen worden (vgl. Dogil, 1989; Béland et al. 1990; Buckingham, 1990; Stark & Stark, 1990). Allen diesen Versuchen war gemein, daß sie sich auf die Beschreibung der suprasegmentalen Struktur der pathologischen Sprache - und dort hauptsächlich auf die phonematischen Paraphrasien bei der Aphasie - konzentriert haben. Die neuesten Entwicklungen der nichtlinearen Theorie (vgl. Clements, 1985; Dogil, 1988) erlauben auch, die subsegmentalen Bereiche der Lautstruktur deutlicher zu charakterisieren. Daher ist es möglich, die für die *Dysarthrie und Sprechapraxie typischen Ausfälle linguistisch zu deuten* und diese neuen Erkenntnisse in der klinischen Praxis umzusetzen.

2. Nichtlineare Theorie der distinktiven Merkmale und die Aphasien

Die Grundannahme der Theorie der distinktiven Merkmale ist, daß sich die Lautstruktur durch eine geordnete Menge von Merkmalen darstellen läßt. Es ist gezeigt worden, daß die Menge der Merkmale und ihre Anordnung für die Beschreibung der Lautstrukturen, die man in den bekannten Sprachen beobachten kann, ausreicht (vgl. Dogil, 1988; Ladefoged, 1989). Eine solche Repräsentation der universalen Merkmalstruktur befindet sich in Abbildung 1.

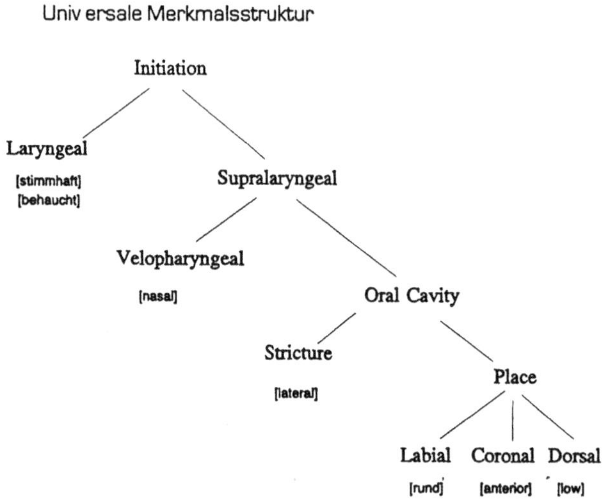

Abb. 1: Repräsentation der universalen Merkmalstruktur

Die übergeordneten Knoten des Merkmalbaumes, INITIATION, LARYNGEAL, SUPRALARYNGEAL, VELOPHARYNGEAL, STRICTURE, ORAL CAVITY, PLACE, LABIAL, CORONAL, DORSAL, entsprechen den artikulatorischen Gesten, die an der Sprachproduktion beteiligt sind. Die untergeordneten Merkmale [stimmhaft], [nasal], [lateral], [round] usw. bezeichnen die Parametrisierungen innerhalb der einzelnen Gesten.[1]

Die hierarchische Repräsentation in Abb. 1 stellt den universellen phonetischen Raum dar, d.h. alle Sprachlaute müssen sich dort unterbringen lassen. Für die Darstellung der einzelnen Laute ist die Repräsentation aber viel zu reichhaltig. Viele Laute, sogar ganze Lautklassen, unterscheiden sich nur innerhalb einzelner Gesten, wobei die Inhalte der anderen Gesten für die Lautkategorisierung keine Rolle spielen. Daher braucht man solche Laute oder Lautklassen für diese nicht kontrastfähigen Gesten und Merkmale gar nicht zu spezifizieren. Sie sind dann auf der abstraktesten Stufe der Beschreibung 'unterspezifiziert'[2]. Zum Beispiel ist es ausreichend, für die Beschreibung der natürlichen Klasse der Vokale nur die Gesten: INITIATION, SUPRALARYNGEAL, ORAL CAVITY und PLACE zu spezifizieren (s. Abb. 2)

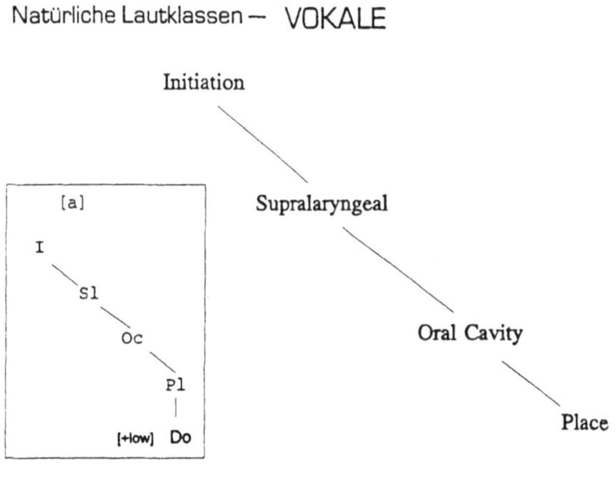

Abb. 2: Die natürlichen Klassen der Vokale

Die anderen Gesten können unterspezifiziert werden, weil sich die Vokale innerhalb dieser Gesten normalerweise nicht unterscheiden lassen. Die Vokale sind normalerweise stimmhaft, nicht-behaucht, oral, lingual und nicht-retroflex, und genau dies wird durch ihre Unterspezifizierung für die Gesten

1 Dogil (1988: 125-170) zeigt, daß vielen Gesten, Merkmalen und ihren Konfigurationen eine invariante akustische Repräsentation zugewiesen werden kann.

2 Für eine detaillierte Diskussion der Theorie der Unterspezifikatiion vgl. *Phonology Yearbook 5 Nr. 2:* Underspecification in phonology (guest editor: Diana Archangeli).

LARYNGEAL, VELOPHARYNGEAL, STRICTURE, LABIAL und CORONAL ausgedrückt. Genauso reicht für die Spezifizierung des Vokals [a] das einzige Merkmal [low] aus, um es von allen anderen Vokalen zu unterscheiden (siehe das Kästchen in der Abb. 2).

Eine solche nichtredundante Repräsentation hat nicht nur eine theoretische Bedeutung für die Erfassung der natürlichen Klassen, sondern ist auch für die Beschreibung der aphasischen Lautsubstitutionen äußerst relevant. Béland et al. (1990) haben gezeigt, daß die meisten Paraphasien, bei denen Vokalsubstitutionen und -hinzufügungen stattfinden, auf einen Zugriff des Aphasikers auf eine solche abstrakte, unterspezifizierte Repräsentation schließen lassen.

Ähnlich wie die Vokale lassen sich auch die natürlichen Klassen der Konsonanten mit Hilfe der Merkmalsunterspezifizierung deuten. Zum Beispiel sind die Liquide (siehe Abb. 3) für die Geste LARYNGEAL nicht spezifiziert, weil sie die Merkmale stimmhaft und behaucht nicht kontrastiv verwenden.

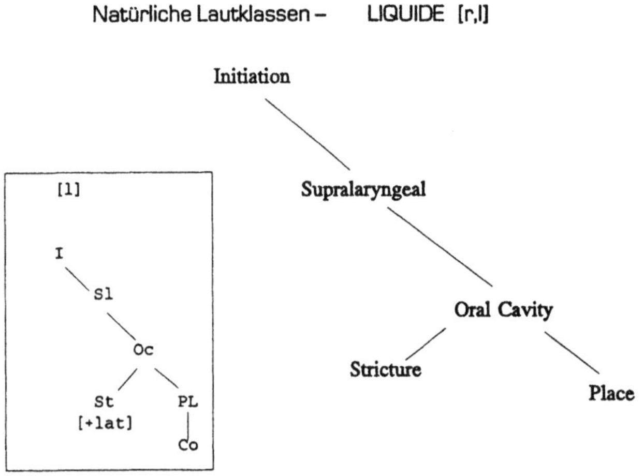

Abb. 3: Die natürlichen Lautklassen der Liquide

Im unmarkierten Fall sind Liquide stimmhaft und nicht-behaucht (unaspiriert). Ebensowenig muß die VELOPHARYNGALE Geste spezifiziert werden, da Liquide im unmarkierten Fall nicht-nasal sind. Was die Liquide von den Vokalen unterscheidet, ist die Weite und die Form des artikulatorischen

Kanals.[3] Dieser Unterschied wird durch die Spezifizierung der Konstruktion (STRICTURE-Geste) festgelegt.

Die Haupteigenschaft der Nasale ist die Beteiligung der VELOPHARYNGEALEN Geste, d.h. eine Senkung des Gaumensegels. Sie sind auch für die STRICTURE-Geste spezifiziert, da ein Verschluß in der Mundhöhle stattfindet. Nasale sind für die Geste LARYNGEAL nicht spezifiziert, da sie unmarkiert stimmhaft und unbehaucht (non-murmured) sind (siehe Abb. 4).

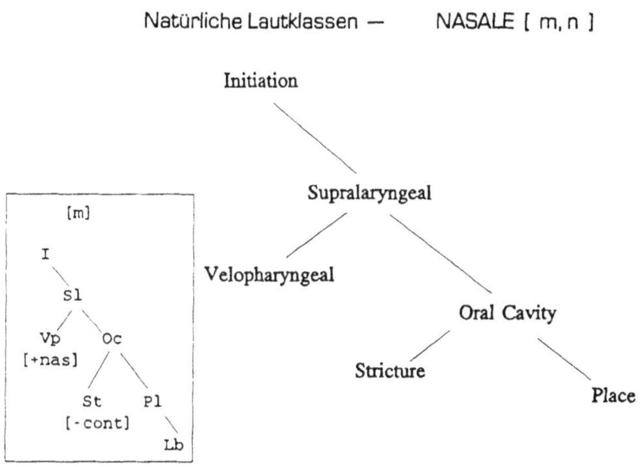

Abb. 4: Die natürlichen Lautklassen der Nasale

Die Obstruenten sind für alle Gesten der universellen Merkmalstruktur spezifiziert (siehe Abb. 5), d.h. ihre Eigenschaften als natürliche Klasse werden unter allen zur Verfügung stehenden Gesten festgelegt.

Die Unterschiede zwischen einzelnen Obstruenten lassen sich nur vom Grad der Unterspezifizierung der parametrisierten Merkmale ablesen. Zum Beispiel stellt die Unterspezifizierung der DORSALEN-Geste im Kästchen der Abb. 5 eine abstrakte Repräsentation der dorsalen Reibelaute [x] und [ç] im Deutschen dar (vgl. Jessen, 1989). Eine detaillierte Beschreibung der Merkmalstrukturen der verschiedenen Obstruenten befindet sich in Dogil (1988, 70-89) und soll hier nicht wiederholt werden. Festzustellen aber ist, daß der Grad der Unterspezifizierung auch hier eine wichtige Rolle bei den aphasi-

3 Akustisch ist diese Veränderung der Weite und der Form des Kanals als eine Tendenz zur Turbulenzbildung zu interpretieren.

schen Lautstörungen zu spielen scheint. Es scheint, daß die stark unterspezi-

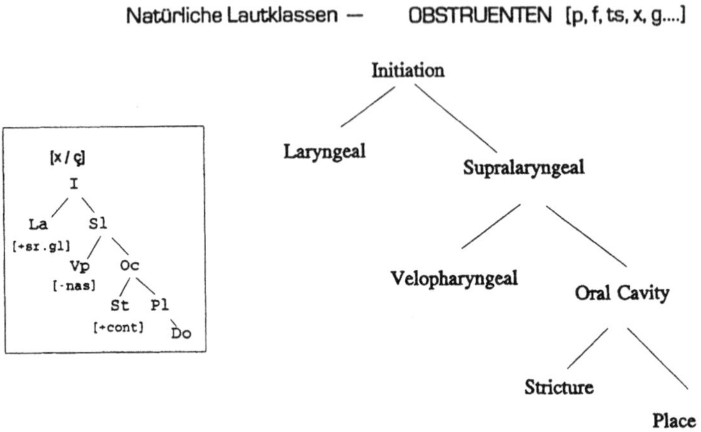

Abb.: 5: Die natürlichen Lautklassen der Obstruenten

fizierten Obstruenten (z.B. die stimmlosen, die koronalen, das [t]) häufiger hinzugefügt bzw. als Substitut gebraucht werden als die voll spezifizierten (vgl. Dogil, 1984; Béland et al., 1990; Stark & Stark, 1990).

Meine Hypothese ist, daß die aphasischen Patienten zu diesen abstrakten, unterspezifizierten Lautstrukturen einen Zugang haben und daß ihre Schwierigkeiten in der Kategorisierung dieser Strukturen liegen. Diese Hypothese kann eine Reihe der paradigmatischen Lautsubstitutionen erklären, bei denen markierte Laute durch unmarkierte (unterspezifizierte) ersetzt werden, sie sagt aber nichts über die syntagmatischen Lautprozesse bei der Aphasie. Wie Dressler in einer Reihe von Studien gezeigt hat (siehe z.B. Dressler, 1988), lassen sich viele phonematische Paraphasien als syntagmatische *Verdeutlichungen* bzw. *Entdeutlichungen* deuten. Im Rahmen der nichtlinearen Theorie lassen sich diese Prozeßtypen (die übrigens für verschiedene Aphasieformen prototypisch sind) als Operationen an nebeneinander stehenden Merkmalstrukturen darstellen. Die Abbildungen 6 und 7 illustrieren die beiden Prozeßtypen.

Die Entdeutlichung wie in Abb. 7 besteht darin, daß die Spezifikation des Merkmals [kontinuierlich] regressiv angeglichen wird. Daher wird *Hau[st]ür* paraphrastisch als *Hau[tt]ür* wiedergegeben. Die Verdeutlichung wiederum verändert die Spezifikation der Merkmalstrukturen so, daß ein artikulatorischer Bruch innerhalb derselben Geste entsteht. So z.B. wird, wie Abb. 6

zeigt, der artikulatorische Unterschied in *Hau[st]/ür* durch die Änderung der Artikulationsstelle (Hau[ft]ür) verdeutlicht. Das hier vorgestellte Modell läßt viel mehr Variationen für die Verdeutlichung als für die Entdeutlichung offen, und es muß empirisch geprüft werden, ob die Verdeutlichungen, die für die Broca-Aphasie charakteristisch sind, tatsächlich variabler ausfallen als die Entdeutlichungen, die meist von Wernicke-Aphasikern eingesetzt werden.

Phonologische Verdeutlichung:

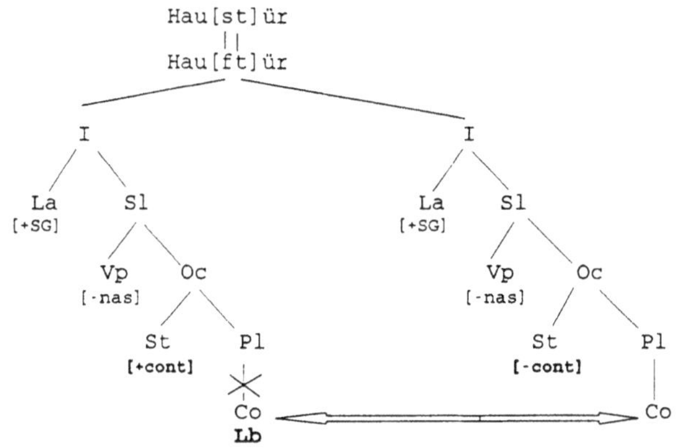

Abb. 6: Phonologische Verdeutlichung

Phonologische Entdeutlichung:

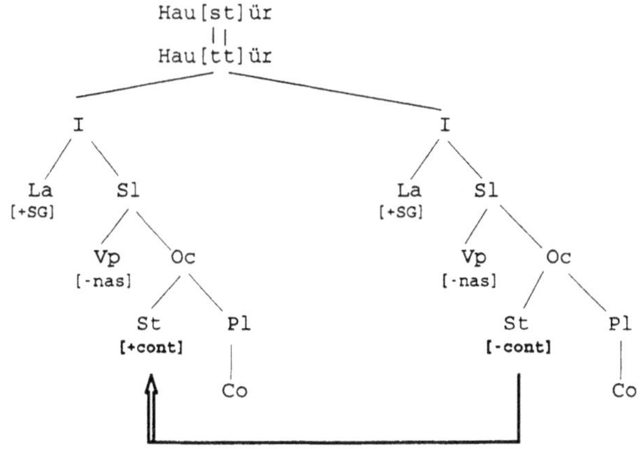

Abb. 7: Phonologische Entdeutlichung

Ein weiterer wichtiger Aspekt der aphasischen Lautstörungen ist ihre Strukturabhängigkeit. Dogil (1984), Stark und Stark (1990) sowie Buckingham (1990) zeigen ganz eindeutig, daß die Struktur vieler Paraphasien erst dann verstanden werden kann, wenn man die Position des 'Fehlers' innerhalb der prosodischen Kategorie (Silbe, Fuß, phonologisches Wort) untersucht. Am wichtigsten scheinen dabei die Silbengesetze zu sein. Dogil (1989) sowie Dogil und Luschutzky (1989) haben einen Silbenalgorithmus entwickelt, der sich direkt auf die Konfigurationalität der Lautstruktur bezieht. So ist z.B. der Silbengipfel immer mit dem Laut identisch, dessen Merkmalsrepräsentation den geringsten Grad der Verzweigung aufweist. Da die Vokale (siehe Abb. 2) am wenigsten verzweigen, werden sie üblicherweise als Silbengipfel ausgesucht. Die Steigerung des Verzweigungsgrades bedeutet eine absteigende Sonorität und ist für die Randbereiche der Silbe typisch. Abbildung 8 zeigt ein Beispiel der Syllabifizierung des Wortes 'Plankton' mit Hilfe dieses konfigurationalen Algorithmus.

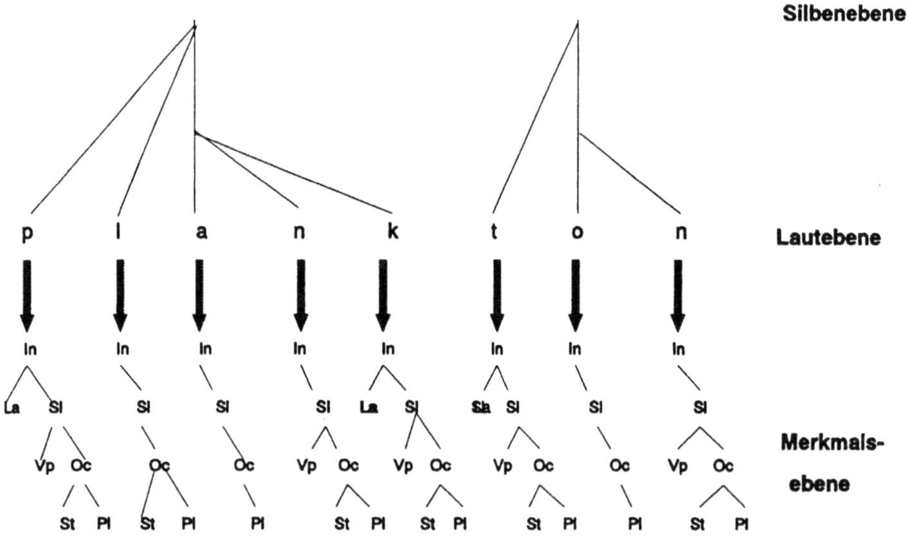

Abb. 8: Syllabifizierung des Wortes 'Plankton'

Auf diese Art und Weise können Silbengipfel, Silbenkerne, Silbengrenzen (s. Dogil, 1989) usw. lokalisiert werden. Ihre Bedeutung für die phonologische Aphasiologie wird in letzter Zeit immer größer.

3. Gestenparametrisierung als Grundlage für eine Deutung der Dysarthrien

Die klassischen Beschreibungen der Dysarthrien rekurrieren auf die allgemeinen Bewegungsstörungen, die zusammen mit den neurogenen Sprechstörungen vorkommen (s. Darley et al., 1975; Huber, 1989),[4] bzw. sie versuchen, eine dysarthrische Form an die neurologische Lokalisation anzuknüpfen (s. Poeck, 1982).[5] Es erscheint aber schwer, diese allgemeinen Definitionen auf die Beschreibung der pathologischen Sprechmotorik anzuwenden. Die Fülle der auditiven Parameter, die als klassifikatorische Merkmale für einzelne Dysarthrien ermittelt worden sind (s. Huber, 1989), erlauben es nur selten, auf eine funktionale oder lokalisatorische Definition der Dysarthrie zu kommen (vgl. Ziegler, 1989, S. 12). Auch wenn man letztendlich eine Sprechstörung als eine *spastische Dysarthrie* oder eine *Kleinhirn-Dysarthrie* diagnostiziert hat, ist diese Diagnose für ein weiteres therapeutisches Verfahren wenig hilfreich. Daher schlage ich vor, die neuro-anatomische Klassifikation der Dysarthrien aufzugeben und sie neu auf der linguistisch-phonetischen Basis zu deuten.[6] Dabei werde ich mich weiterhin der nichtlinearen Theorie der distinktiven Merkmale bedienen, mit Hilfe derer ich die aphasischen Lautstörungen zu deuten versuchte.

Ich betrachte die Dysarthrien als Störungen der Parameter der einzelnen Gesten, die die universale Merkmalstruktur ausmachen. Unterschieden werden die dysarthrischen Störungen der Respiration (d.h. INITIATION Geste), der Phonation (d.h. LARYNGALE Geste), der Resonanz (d.h. VELOPHARYNGALE Geste) und der Artikulation (ORAL CAVITY Geste). Auf die Beschreibung der prosodischen Störungen (d.h. Störungen des Sprechtempos, des Sprechrhythmus und der Sprechmelodie) muß in diesem Beitrag aus Platzgründen verzichtet werden.

---

4 Dabei werden folgende Formen unterschieden: *spastische, rigide, hyperkinetische, ataktische* und *schlaffe* Dysarthrie.

5 Poeck listet in seiner Klassifikation *Kortikale-*, *Stammganglien-*, *Kleinhirn-* und *(Pseudo)bulbäre* Dysarthrien auf.

6 Die Forschergruppe (vgl. Ziegler et al. 1989, München-Bogenhausen), die ein neues phonetisch basiertes Diagnostikverfahren entwickelt hat, hat die klassischen Definitionen weitgehend beibehalten.

Im Rahmen der nicht-linearen Theorie wird die INITIATIONS-Geste, wie in Abbildung 9 dargestellt, parametrisiert (s. Dogil & Luschützky, 1989, S. 39).

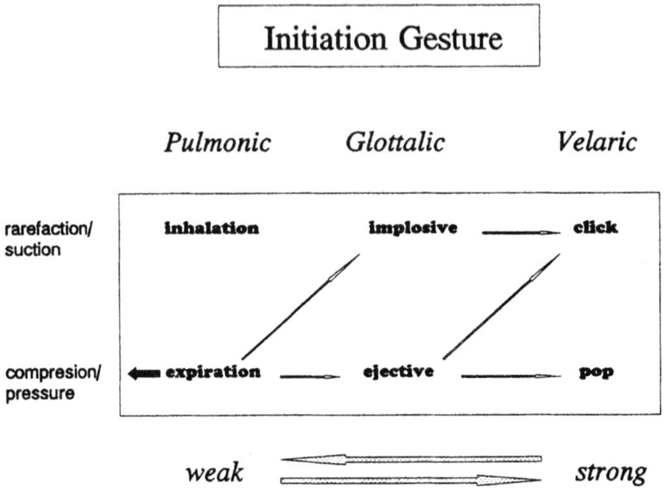

Abb. 9: Parametrisierung der INITIKATIONS-Geste

Es lassen sich dabei nicht nur pulmonisch initiierte Laute (alle Laute des Deutschen), sondern auch die glottalisch initiierten Ejektive und Implosive sowie die velarisch initiierten Schnalzlaute erfassen. Es wird vorgeschlagen, daß die einzelnen Parameter dieser (jeder)·Geste auf eine Stärkeskala projiziert werden können (z.B. Dressler, 1984; Luschützky, 1988). Die Stärkeskalen sind unabhängig motiviert, lassen sich aber zur Erfassung pathologischer Sprache verwenden. So führt z.B. eine Schwächung der Initiationsgeste im Falle einer Dysarthrie zu einer Verringerung des expiratorischen Drucks (s. Abb. 9 unten links), was wiederum einen zu geringen und nicht-konstanten subglottalen Luftdruck verursachen wird. Als Ergebnis spricht der Betroffene leise bzw. mit einer leiser werdenden Stimme. Im Extremfall ist seine Sprache dysphon. Eine Stärkung der Initiationsgeste verursacht die Verlagerung der Initiation vom Brustkorb und Abdomen in den glottalen bzw. velaren Bereich. Die damit initiierte Sprache ist stark entstellt, da die Laute im Kehlkopf (Implosive, Ejektive) und im oralen Raum (Schnalzlaute) produziert werden. Die Sprechanstrengung ist dabei sehr groß. Diese Beschreibung der dysarthrischen Störung der Initiation im Sinne einer Stärkung bzw. Schwächung erfaßt nicht nur die dabei beobachtbare Pathologie, sondern suggeriert sofort die therapeutischen Maßnahmen, die die Sprechstörung lindern werden. Im Falle einer Stärkung müssen Relaxionsübungen durchgeführt werden, während bei der Schwächung an der Erhöhung von Tonus und Regulation im Bereich des Brustkorbs gearbeitet werden muß (s. Yorkston et al., 1988).

Die linguistisch-phonetischen Parameter der LARYNGALEN (Phonations) Geste sind in Abbildung 10 aufgelistet.

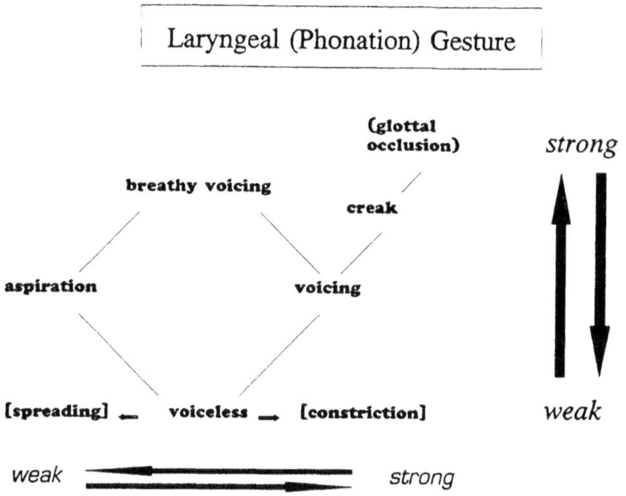

Abb. 10: Parametrisierung der LARYNGALEN Geste

Eine im Rahmen einer Dysarthrie verursachte Schwächung dieser Geste führt zu der anormalen Spreizung der Stimmlippen. Ein Ergebnis davon ist eine behauchte Aussprache der meisten Sprechlaute. Wenn die geschwächte Phonation, die eine Öffnung der Stimmritze verursacht, mit einer geschwächten Initiation (geringer subglottaler Luftdruck) gepaart ist, ist eine Dysphonie unumgänglich. Die Stärkung der laryngalen Geste verursacht die Erhöhung der inneren Spannung der Stimmlippen (breathy voice) sowie die Verstärkung der glottalen Adduktion. Als Extremfall laryngaler Stärkung steht die glottale Okklusion (gepreßte Stimme) bzw. der glottale Verschluß. Die therapeutischen Maßnahmen sind wieder eindeutig (s. Yorkston et al., 1988).

Die Parameter der VELOPHARYNGALEN Geste sind in Abbildung 11 dargestellt.

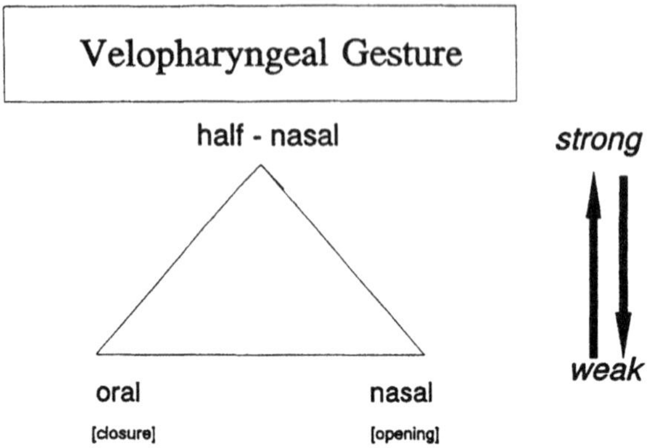

Abb. 11: Die Parameter der VELOPHARYNGALEN Geste

Die Parameter 'oral' und 'nasal' markieren die zwei physiologisch erreichbaren Pole dieser Geste. Das heißt, die Schwächung der Geste wird entweder eine Hyper- oder eine Hyponasalität verursachen. Die Störung der Velopharyngalen Geste, die als eine Erhöhung des Tonus im velopharyngalen Bereich zu verstehen ist, verursacht eine konstante Halbnasalität. Die Spannung der velopharyngalen Muskulatur verhindert sowohl einen vollständigen Verschluß als auch eine vollständige Öffnung des Nasalraumes. Dabei entsteht eine, für viele Dysarthriker charakteristische Nasalierung von allen Lauten. Die erhöhte Nasalität kann aber auch als Kompensation der geschwächten Initiation auftreten. Der zu geringe subglottale Druck kann durch die Senkung des Gaumensegels ausgeglichen werden. Diese kompensatorische Artikulation, die in der normalen Aussprache die Stimmhaftigkeit der Verschlußlaute fördert (s. Keating & Linker, 1982), kann bei der Dysarthrie mit Schwächung der Initiation zur erhöhten Nasalität (besonders bei Verschlußlauten) führen. Die Rehabilitation der velopharyngalen Geste ist besonders schwierig und hat relativ wenig Aussicht auf Erfolg (S. Yorkston et al., 1988).

Die Parametrisierung der artikulatorischen Geste, die in Abbildung 12 angeboten wird, erfaßt die wohlbekannte Stärkeskala der Sprechlaute, die von mehreren Phonologen und Phonetikern ausgearbeitet wurde (s. Lass, 1984; Hoch, 1988; Vennemann, 1988; Dogil & Luschützky, 1989).

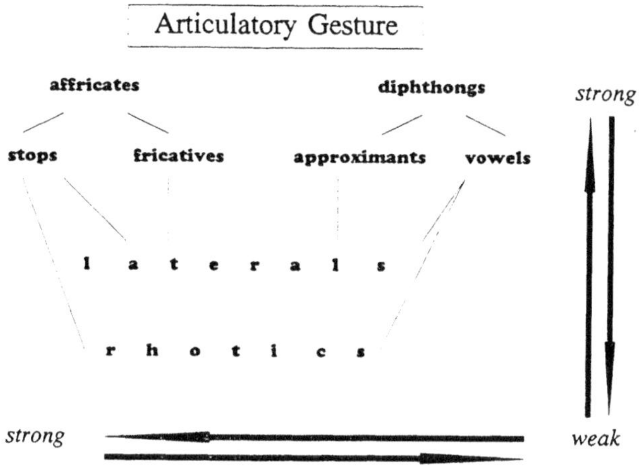

Abb. 12: Parametrisierung der ARTIKULATORISCHEN Geste

Die unterschiedlichen Stärkegrade der Segmente lassen sich auch in der dysarthrischen Produktion nachweisen. Die Dysarthriker, bei denen die Schwächung der artikulatorischen Geste überwiegt, ersetzen tendenziell die Verschlußlaute (stops) durch Frikative, die Frikative durch Approximanten und die Approximanten durch Vokale. Die Stärkung dieser Geste verursacht die Affrizierung der Obstruenten und die Diphtongisierung der Sonoranten. Die Rehabilitationsmaßnahmen können daher durchaus linguistisch-phonetischen Prinzipien folgen. D.h. die linguistische Übung der entsprechenden Lautklassen - Plosiva und Affrikaten im Falle der Schwächung, Vokale und Approximaten im Falle einer Stärkung - hat genausoviel Aussicht auf Erfolg wie eine mechanische Stimulation der artikulatorischen Muskeln.

Zusammenfassend möchte ich die in diesem Abschnitt beschriebene Deutung der Dysarthrien als einen Beitrag der linguistischen Phonetik zur Erfassung der Sprechstörungen verstanden wissen. Die zugrundeliegende linguistische Theorie erlaubt es meiner Meinung nach, die Vielfalt der dysarthrischen Störungen zu erfassen und in verständlicher Form anzubieten. Die therapeutischen Maßnahmen lassen sich auch ganz direkt aus den linguistisch-phonetischen Beschreibungen ableiten.

4. Gesten-Kondensation und -Konflation als Erläuterung der Sprechapraxie

Die letzte Gruppe der neurogenen Lautstörungen bildet die Sprechapraxie. Unter Sprechapraxie versteht man eine Störung der Planung der phonetischen Produktion, eine Störung, die häufig mit der Pathologie der 'feedback'-Mechanismen des Sprechens zusammenhängt (s. Edwards, 1984, S. 42-46). Die vielen Versuche, diese Störung zu definieren und zu deuten, können der sehr klaren Darstellung von Buckingham (1979) entnommen werden.

Im Rahmen der nicht-linearen Phonologie möchte ich diese Störung als Kondensation bzw. Konflation der universalen Gesten verstanden wissen. Die Vollständigkeit der Gesten wird in Abbildung 13 schematisch dargestellt.

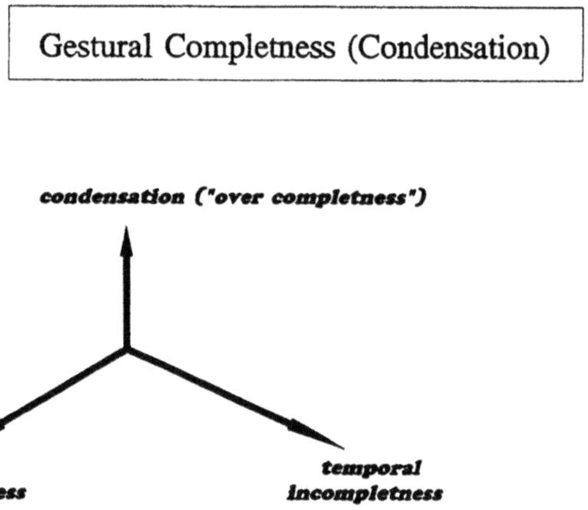

Abb. 13: Vollständige Darstellung der Gesten

Die lokale Unvollständigkeit hat zur Folge, daß Laute häufig lateralisiert werden (z.B. Frikative wie [s] werden durch laterale Frikative ersetzt). Die temporale Unvollständigkeit führt dazu, daß stimmhafte Laute teilweise stimmlos ausgesprochen werden (besonders in der Umgebung der stimmlosen Laute),[7] daß Konsonanten von Vokalen gerundet bzw. entrundet werden usw. Viele solcher temporalen Unvollkommenheiten lassen sich im Rahmen der gestörten Koartikulation mehrerer Laute erklären (vgl. Ziegler & von Cramon, 1986), es gibt aber Prozesse, wo die temporale /lokale Übereinstimmung mehrerer Gesten innerhalb eines Lautes gestört ist. Beispielsweise muß die oft zu beobachtende Pre- und Postnasalisierung der stimmhaften Verschlußlaute als eine fehlerhafte Übereinstimmung der phonations-, artikulations- und velopharyngalen Geste betrachtet werden.

Die Konflation der Gesten bedeutet, daß in der Phase der artikulatorischen Planung die Programme, die eine bestimmte Geste auszuführen hat, an eine andere Geste geschickt werden.

Gestural Conflation		
1. Initiation	=	*Phonation*
2. Initiation	=	*Articulation*
3. Phonation	=	*Articulation*

Abb. 14: Konflation der Gesten

Wie zum Beispiel in Abbildung 14 unter 1 skizziert, kann die Phonationsgeste die Rolle der Sprechinitiation übernehmen. Die dabei entstehenden glottalen Lautierungen sind den implosiven und ejektiven Lauten ähnlich. Die Konflation der Initiation mit der Artikulation (Abb. 14, 2) führt zur Produktion der Schnalzlaute, die bei einzelnen Aphasikern mit Sprechapraxie durchaus zu beobachten sind. Die unter 3 in der Abbildung 14 dargestellte Möglichkeit der Verschmelzung der Phonation mit der Artikulation führt zu der überproportional großen Produktion von Laryngallauten ([?, h, h]) im Rahmen einer Sprechapraxie.

Es muß hier hinzugefügt werden, daß das Modell der Deutung der Sprechapraxie im Rahmen einer nichtlinearen Theorie schwach motiviert ist, da es nur auf Beobachtungen basiert. Die Beobachtungen sind im Falle der Sprechapraxie mit höchster Vorsicht zu betrachten, da es typisch für diese Krankheit ist, daß die Fehler nicht konstant sind. Daher ist für die Deutung der Sprechapraxie eine strenge experimentelle Untersuchung einer klini-

7 Dies wird durch eine temporale Unvollkommenheit der Phonations- und Artikulationsgeste verursacht.

schen Beobachtung vorzuziehen. Solche experimentellen Untersuchungen sind aber noch rar (vgl. Ziegler & von Cramnon, 1986; Archambault & Bergeron, 1990). Es zeigt sich dabei, daß die Untersuchungen des mikro-phonetischen Bereichs einiges mehr zu der Erläuterung der sprechapraktischen Fehlleistungen beitragen könnten. So zeigt z.B. die Untersuchung der einzelnen Phasen der stimmlosen Verschlußlaute (d.h. Verschluß Transiente, Friktion, Aspiration), daß diese in der Aussprache der Patienten mit Sprechapraxie temporal bzw. lokal unvollkommen sind (vgl. Dogil, in Vorbereitung).

5. Zusammenfassung

In dieser Studie ist ein Versuch unternommen worden, alle neurogenen Lautstörungen auf der Basis einer einheitlichen linguistischen Theorie zu erfassen. Die gewählte Theorie, die nicht-lineare Theorie der distinktiven Merkmale, ist ein unabhängig von der Untersuchung der Sprach-/Sprechstörungen entwickeltes Modell, das einen Zuspruch im Bereich der modernen Phonetik und Phonologie gefunden hat (vgl. Clements, 1985; Ladefoged, 1989; Ladefoged & Halle, 1988; van der Hulst & Smith, 1989). Aus der Sicht dieser Theorie lassen sich die Lautstörungen bei neurologischen Hauptsyndromen folgendermaßen deuten:

Aphasie:

- *pathologische Kategorisierung der Gesten bei erhaltenem Zugang zur abstrakten phonologischen Repräsentationen;*
- *pathologische Durchführung der phonologischen Prozesse (nach Dressler, 1988 - Verdeutlichung bzw. Entdeutlichung).*

Dysarthrie:

- *pathologische Ausführung der einzelnen Gesten (nach Dogil & Luschützky, 1988 - Stärkung bzw. Schwächung).*

Sprechapraxie:

- *pathologische Planung der Gesten (im Sinne einer (Nicht)-Vollendung bzw. Verschmelzung).*

Dabei wurde im Falle der Klassifikation der Dysarthrien auf eine neurophysiologisch basierte Syndromklassifikation verzichtet. Statt dessen wurde ein Modell der Störung vorgeschlagen, das gleichzeitig als eine Therapierichtlinie interpretiert werden kann. Die detaillierte Ausarbeitung des Modells würde den Rahmen dieses Beitrags sprengen. Daher soll diese Studie als forschungsstimulierend verstanden werden. Das hier vorgestellte Modell erhebt keinen Anspruch auf Vollständigkeit. So sind z.B. die Störungen der Prosodie fast gar nicht angesprochen worden. Daß sie sich im Rahmen der nicht-liniearen Theorie durchaus erfassen lassen, wurde schon mehrfach gezeigt (vgl. Dogil, 1984; Buckingham, 1990; Stark & Stark, 1990).

Literatur

Archambault, D. & Bergeron, M. (1990). Is devoicing a phonetic or phonemic problem? A case study of a patient with apraxia of speech. *Journal of Neurolinguistics* 5, 265-285.

Archangeli, D. (1988). Underspecification in phonology. *Phonology Yearbook* 5, 2.

Béland, R., Caplan, D.& Nespoulous, J.-L. (1990). The role of abstract phonological representations in word production: Evidence from phonemic paraphrasias. *Journal of Neurolinguistics* 5, 125-164.

Buckingham, H. (1979). Explanation in apraxia with consequences for the concept of apraxia of speech. *Brain and Language* 8, 202-226.

Buckingham, H. (1990). Principle of sonority, doublet creation, and the check off monitor. In: J.L. Nespoulous & P. Villard (eds.), *Morphology, Phnology and Aphasia.* 193-205.

Clements, G. (1985). The geometry of phonological features. *Phonology Yearbook* 2, 225-254.

Darley, F.L., Aronson, A.E. & Brown, J.R. (1975). *Motor Speech Disorders*. Philadelphia : W.B. Sounders Co.

Dogil, G. (1984). Nonlinear phonology in the area of speech and grammar pathology. In: H. v.d.Hulst & N. Smith, N. (eds.), *Advances in nonlinear phonology*. 161-178. Dogil, G. (1988). *Linguistic phonetic features: a study in systematic phonetics*. Duisburg: Laud (A 209).

Dogil, G. (1989). Phonologische Konfigurationen, Natürliche Klassen, Sonorität und Syllabilität. In: M. Prinzhorn (Hrsg.), *Phonologie*, 198-222. Dogil, G. & Luschützky, H.-C. (1989). Notes on sonority and segmental strength. *Phonetica Saraviensia* 10. Universität des Saarlandes, Saarbrücken. Erscheint 1991 in *Revista di Linguistica.*

Dogil, G. Wigner Distribution as an analysis tool for clinical linguistics. *Clinical Linguistics & Phonetics (in prep.)*.

Dressler, W. (1984). Explaining Natural Phonology, *Phonology Yearbook* 1, 29-51.

Dressler, W. 1988. A linguistic classification of phonological paraphasias. In: W. Dressler & J. Stark (Hrsg.), *Linguistic Analyses of aphasic language*. New York, Berlin, Heidelberg: Springer-Verlag, 1-22.

Dressler, W. & Stark, J. (Hrsg)(1988). *Linguistic Analyses of aphasic language*. New York, Berlin, Heidelberg: Springer-Verlag.

Edwards, M. (1984). *Disorders of articulation*. Wien: Springer-Verlag.

Hock, H. H. (1988). Initial strengthening, Paper presented at the Sixth International Phonology Meeting in Krems, Austria. To appear in the Proceedings.

Huber, W. (1989). Dyasarthrien. In: Klinische Neuropsychologie (IIte. Auflage). Stuttgart: Thieme-Verlag.

van der Hulst, H. & Smith, N. (Hrsg.) (1984). *Advances in nonlinear phonology*, Dordrecht: Foris.

van der Hulst, H. & Smith, N. (Hrsg.)(1989). *Features, elements and hierarchies*. Dordrecht: Foris.

Jessen, M. (1989). Die dorsalen Reibelaute [x] und [c] im deutschen. *Linguistische Berichte* 117, 371-396.

Keating, P. & Linker, W. (1982). Physiological motivations for phonetic naturalness. *UCLA Working Papers in Phonetics* 53, 57-63.

Ladefoged, Peter. 1989. Representing phonetic structure. *UCLA Working Papers in Phonetics* 73.

Ladefoged, P. & Halle, M. (1988). Some major features of the International Phonetic Alphabet. *Language* 64, 577-582.

Lass, R. (1984). *Phonology. An introduction to basic concepts*. Cambridge: Cambridge University Press.

Luschützky, H. C. (1988). Sixteen possible types of natural phonological processes. *Wiener Linguistische Gazette* 42/43, 79-103.

Nespoulous, J.-L. & Villard, P. (eds.)(1990). *Morphology, Phonology and Aphasia*. New York, Berlin, Heidelberg: Springer-Verlag.

Poeck, K. (1982). Sprech- und Sprachstörungen bei neurologischen und psychiatrischen Krankheiten. In: Biesialski & Frank (Hrsg.). *Phoniatrie - Pädaudiologie*. Stuttgart, Thieme-Verlag.

Poeck, K. (1989). *Klinische Neuropsychologie* (IIte. Auflage). Stuttgart: Thieme-Verlag.

Prinzhorn, M. (Hrsg.) (1989). *Phonologie*. Opladen : Westdeutscher Verlag.

Stark, K. H. & Stark, J. (1990). Syllable structure in Wernicke's Aphasia. In: J.L. Nespoulous & P. Villard (eds.) *Morphologiy, Phonology and Aphasia*. New York, Berlin, Heidelberg: Springer-Verlag. 213-235.

Vennemann, T. (1988). *Preference laws for syllable structure and the explanation of sound change*. Berlin: Mouton de Gruyter.

Yorkston, C.M., Beukelmann, D.R., & Bell, K.R. (1988). Clinical Management of Dysarthric Speakers. New York: College-Hill.

Ziegler, W., Hartmann, E., Hoole, Ph., von Cramon, P. & Wiesner, I. (1990). *Entwicklung von diagnostischen Standards und von Therapieleitlinien für zentrale Stimm- und Sprechstörungen (Dysarthrophonien)*. München : GSF-Forschungsbericht.

Ziegler, W. & von Cramon, D. (1986). Disturbed coarticulation in apraxia of speech : Acoustic evidence. *Brain and Language* 29: 34-47.

Broca, Wernicke und Lichtheim. Oder: Was blieb von der klassischen Aphasieforschung?

Stephan von Block

1. Die Epoche der Klassischen Aphasieforschung

Leischner datiert die Epoche der klassischen Aphasieforschung in den Zeitraum zwischen 1861 und 1945 (vgl. Leischner, [2]1987, S. 25). Das Forschungsinteresse dieser Zeit liegt darin, den Nachweis der Lokalisierbarkeit der höheren psychischen Funktionen des Menschen in der Großhirnrinde zu erbringen und - damit verbunden - in dem Versuch einer Systematisierung bzw. Klassifizierung der zentralen Sprachstörungen und deren Abgrenzung von den zentralen oder peripheren Sprechstörungen. Die Erfahrung zeigt, daß bedeutende Texte der klassischen Aphasieforschung - ich denke hier u.a. an die Arbeiten Brocas (1888), Wernickes (1874 [1974]; 1885; 1886), Lichtheims (1885), Kleists (1914) und die daran z.T. unmittelbar anschließenden kritischen Positionen (vgl. z.B. Jackson, 1879/80 (1915); Freud, 1891; Goldstein, 1948; Bay, 1949; etc.), die vielfach nur noch aus zusammenfassenden Darstellungen - also sekundär - zur Kenntnis genommen werden. Die Gefahr, daß auf diese Weise Ungenauigkeiten oder sogar Fehlinterpretationen übernommen werden, ist zumindest gegeben. Vor allen Dingen aber werden verkürzte, klischeehafte Darstellungen übermittelt. Reduziert man etwa die Arbeiten Lichtheims auf das bekannte Lichtheimsche Schema der Aphasien, so übersieht man, daß dieser Autor auch Bemerkenswertes über aphasische Mischformen, über die Totalaphasie (vgl. Lichtheim, 1885, S. 243), über Rückbildungsverläufe (vgl. ebd., S. 245) und über die Begriffsbildung (vgl. ebd., S. 257) geschrieben hat. Lichtheims Ansichten über die Wortamnesie (vgl. ebd., S. 253f.) sind auch die Ansichten, die in der modernen Literatur vertreten werden (vgl. Hayward et al., 1977, S. 659; Poeck, 1981, S. 102). Broca hat - um ein weiteres Beispiel zu geben - neben seinen Überlegungen zur Lokalisierbarkeit der "faculté du langage articulé" bereits 1865 Gedanken zur Therapie der Aphemie und der Alexie geäußert (vgl. Broca, 1865 (1888), S. 95f.). Die Beschäftigung mit der klassischen Aphasieforschung, für die die Namen des Chirurgen Paul Broca, des Neurologen Carl Wernicke und des Internisten Ludwig Lichtheim exemplarisch stehen, sollte über ein legitimes historisches Interesse hinausgehen und die Erkenntnisse sammeln und diskutieren, die auch heute noch Impulse für die klinische Arbeit geben können.

1. Paul Broca

1.1 Der Fall Leborgne

Aus den Berichten der "Société d'anthropologie" zu Paris im Jahr 1861 geht über Brocas ersten Patienten "Leborgne" folgendes hervor (vgl. Broca, 1861 (1888), S. 1f.): Der Kranke starb im Alter von 51 Jahren im Hospital von Bicêtre, nachdem er bereits vor 21 Jahren die Sprache verloren hatte. Bei seiner Aufnahme vor 20 Jahren konnte er nur die Silbe "tan" sprechen, die er üblicherweise zweimal wiederholte und gestisch unterstrich. Der Kranke machte damals trotz seiner Sprachstörung einen intelligenten Eindruck. Im Verlauf der Jahre traten Halbseitenlähmungen auf der rechten Seite auf, die ihn schließlich bettlägerig machten. Auch bemerkte man, daß seine Intelligenz nachließ (vgl. ebd., S. 2). Am 12. April 1861 wurde der Patient, man nannte ihn "Tan", wegen einer fortschreitenden Gewebeentzündung dem Chirurgen Paul Broca vorgestellt. Die Untersuchung war schwierig, da er nicht sprechen konnte und wegen seiner Halbseitenlähmung auch nicht in der Lage war zu schreiben. Schreibproben mit der gesunden linken Hand wurden offensichtlich nicht eingeholt. Die Intelligenz des Kranken konnte nicht genau bestimmt werden, man erhielt jedoch den "Beweis" - wie Broca schreibt -, daß Tan nahezu alles verstand, was man ihm sagte.[1]

Aufgrund seiner schweren Sprachstörung war Tan vollständig auf gestische Mitteilungen angewiesen. So konnte er auf Befragen zu verstehen geben, in welcher Reihenfolge die Lähmungen seiner Gliedmaßen eingetreten waren (vgl. Broca, 1861a (1888), S. 21).

Auch Zahlenangaben und die Uhrzeit konnten mit Hilfe von Gesten gut gezeigt werden (vgl. ebd., S. 20f.). Andere Fragen, deren Beantwortung man einem intelligenten Menschen mit Hilfe von Gesten durchaus zugetraut hätte, wurden unverständlich oder offensichtlich falsch beantwortet. So behauptete Tan, Kinder zu haben, obwohl dies offensichtlich nicht zutraf (vgl. ebd., S. 21). Broca schließt daraus, daß die Intelligenz seines Patienten im Verlauf der langen Krankheit Einbußen erlitten hatte, er aber andererseits die für Sprache grundsätzlich erforderliche Intelligenz besaß (vgl. Broca 1861 (1888), S. 3). Die Frage nach Sprachverständnisstörungen oder Mißverständnissen, die möglicherweise als Ursache dieser falschen Antworten in Frage kamen, wird nicht gestellt.

Die eigentliche Frage, die Broca bewegte, war die, ob es möglich wäre, den höheren psychischen Funktionen des Menschen im Gehirn ihr anatomisches Substrat zuzuordnen. Im Anschluß an Auburtin glaubte er, es würde genügen, den Beweis der Lokalisierbarkeit in einem einzigen Fall zu erbringen, um das Prinzip der Lokalisation zu erhärten (vgl. Broca, 1861a (1888), S. 10). Broca schließt hier insbesondere an die durch Bouillaud (1825) initiierte Diskussion an. Die ebenfalls in diesem Zusammenhang wichtige Arbeit von Dax sen. aus dem Jahr 1836 wurde von seinem Sohn erst 1865 veröffentlicht, so daß Broca sie nicht in seine ursprünglichen Überlegungen zur Lateralisation mit einbeziehen konnte.

Bouillaud vertritt im Anschluß an die Phrenologie Galls im Jahr 1825 die These von der Lokalisierbarkeit der Sprache in den Frontallappen der Großhirnrinde. Dax stellt in einem Vortrag im Jahr 1836 (1865) die These auf, die Störungen der Sprache seien im Zusammenhang mit linksseitigen Hirnschädigungen zu beobachten. Broca hat dieselbe Hypothese durch sorgfältige Beobachtung entwickelt, ohne von dem erwähnten, viel später veröffentlichten Vortrag von Dax sen. wissen zu können (vgl. Broca, 1865 (1888), S. 85f.).

1 "L'état de l'intelligence n'a pu être exactement déterminé, mais on a eu la preuve que Tan comprenait presque tout ce qu'on lui disait" (Broca, 1861 (1888), S. 2).

Brocas weiterführende Gedanken lassen sich wie folgt zusammenfassen: Er verweist darauf, daß es verschiedene "Arten der Sprache" gibt. Er versteht darunter verschiedene Kanäle oder Modalitäten des sprachlichen Ausdrucks. Ihnen gemeinsam ist die Fähigkeit, die Verbindung zwischen einem Gedanken und einem Zeichen herzustellen. Broca definiert sie als "faculté générale du langage" (vgl. Broca, 1861a (1888), S. 5).

Ist die expressive Seite der Sprache oder ihr rezeptiver Anteil betroffen, so verbleiben kompensatorische Möglichkeiten, die die Kommunikationsfähigkeit bis zu einem gewissen Grad sichern. So verfügt der Gehörlose über die Schrift oder die Gebärdensprache (vgl. ebd., S. 6). Ist hingegen die Sprachfähigkeit an sich betroffen, so wird u.U. jede Mitteilung unmöglich. Sprachstörungen, bei denen die "faculté générale du langage" erhalten, der verbale Ausdruck jedoch schwer gestört ist, nennt Broca "Aphemie". Das Sprachverständnis ist bei diesen Kranken nicht betroffen, die Intelligenz erhalten. Betroffen ist hingegen die Fähigkeit, Sprechbewegungen zu planen. Die Störung liegt ausschließlich im Bereich der "faculté du langage articulé" (vgl. ebd., S. 6ff.). Wichtig erscheint mir zu unterstreichen, daß Brocas Formulierung auf eine "Fähigkeit" abzielt, nicht auf bloße Muskeltätigkeit bei Sprechbewegungen. In bezug auf die Aphemie stellt Broca die Hypothese auf, daß dem Kranken Sprechbewegungsmuster erinnerungsmäßig nicht mehr zur Verfügung stehen (vgl. ebd., S. 8).

Sein Patient Leborgne verstarb am 17. April 1861. Die Autopsie zeigt zusammengefaßt folgendes Ergebnis (vgl. Broca, 1861 (1888), S. 3; 1861a (1888), S. 25 ff): Der linke Frontallappen ist nahezu vollständig erweicht. Aus der Zerstörung resultiert eine Höhlung auf dem Niveau der Sylvischen Furche. Der Erweichungsprozeß reicht nach hinten bis an den Rand des Parietallappens und nach unten, bis hin zur 2. Temporalwindung. Weiterhin sind die Inselregion und ein Teil des Streifenkörpers, der sogenannte Linsenkern (Nucleus lentiformis; vgl. Castaigne u.a., 1980, S. 565), betroffen.

Während der hintere Anteil der 3. linken Frontalwindung vollständig zerstört ist, ist die 2. Frontalwindung etwas weniger betroffen. Schließlich ist das untere Drittel der vorderen Zentralwindung ("circonvolution frontale transversale") bis hin zur Rolandischen Furche vollständig zerstört. Broca nimmt an, daß die Läsion fortschreitender Natur war und von der 3. Frontalwindung, die den größten Substanzverlust aufweist, ihren Ausgangspunkt nahm (vgl. Broca 1861a (1888), S. 28).

1.2 Die Neuuntersuchung des Fall Leborgne durch Castaigne et al.

Die schärfste Kritik an Brocas Darstellung des Falls "Leborgne" sowie der daraus gezogenen lokalisatorischen Schlüsse kam von Pierre Marie. Er stellte Brocas Autopsie-Befund als falsch dar und zog daraus den Schluß, daß die dritte linke Frontalwindung ohne jede Bedeutung für die Sprachfunktion sei (vgl. Marie, 1906). Ich folge hier der Darstellung Moutiers, der als Schüler von Marie im Jahr 1908 eine umfangreiche Dissertation über die "Broca-Aphasie" schrieb. Moutier würdigt Broca als Begründer der Anatomie des Gehirns, beklagt aber die zur damaligen Zeit unzureichenden anatomischen Untersuchungsverfahren (vgl. Moutier 1908, S. 71f.). Er kritisiert weiter, daß Broca keinen einzigen Fall beobachten konnte, bei dem die Zerstörung wirklich auf die dritte Frontalwindung beschränkt war (vgl. ebd., S. 73). Bei Brocas Patient Leborgne stellt Moutier - anhand des Original-Präparates - eine nahezu vollständige Erweichung des um die Sylvische Furche gelegenen Gebietes fest (vgl. ebd., S. 73). In jedem Fall seien ausgedehnte Bereiche der Insel sowie die Wernicke-Region mitbetroffen (vgl. ebd., S. 76). Die Hypothese Brocas, nach der in der 3. Frontalwindung der Ausgangspunkt der Störung zu sehen ist, hält er für völlig willkürlich (vgl. ebd., S. 74).

Vor dem Hintergrund dieser Kritik ist die Nachuntersuchung des anatomischen Präparates des Gehirns von Leborgne durch Castaigne et al. im Jahr 1980 von großem Interesse (vgl. auch Signoret et al., 1984). Die Autoren stellen zunächst fest, daß man zu Brocas Zeit die bei Leborgne auftretende Hirnerweichung nicht als Folge eines arteriellen Verschlusses, sondern als Folge einer progredienten Erkrankung sah (vgl. Castaigne et al., 1980, S. 565). Die oberflächliche Inspektion des Präparates deckt sich mit dem Bericht Brocas (vgl. ebd., S. 567). Die makroskopische Untersuchung zeigt die Folge eines Infarktes oder mehrerer Infarkte im Versorgungsgebiet der mittleren Gehirnarterie. Entgegen der Ansicht Moutiers stellen die Autoren fest, daß die temporoparietale Region und hier speziell der Gyrus supramarginalis ausgespart ist (vgl. ebd., S.569). Wichtiger ist die sich anschließende CT Untersuchung, die in wesentlichen Punkten Brocas Autopsie-Befund bestätigt. Zusammenfassend ergibt sich (vgl. ebd., S. 571ff.): Zerstört ist der Nucleus caudatus sowie der vordere Anteil des nucleus lentiformis. Zerstört ist weiterhin der vordere Anteil der 1. Temporalwindung, der Fuß der 3. Frontalwindung, der untere Teil der vorderen Zentralwindung ("la frontale ascendante dans sa partie inférieure") und der Inselbereich. Ausgespart sind die 2. Temporalwindung, der Gyrus supramarginalis sowie die Wernicke-Zone (vgl. ebd., S. 577). Somit erscheint ein Teil der Kritikpunkte, die von Marie und Moutier gegenüber Brocas Interpretation des Fall Leborgne hervorgebracht wurde, widerlegt.

1.3 Die Broca-Region

Was versteht man heute unter dem vorderen Sprachgebiet? Ich fasse zunächst die Ansicht Brocas zusammen: 1864 stellt Broca fest, daß bei einer Aphemie nahezu immer mehrere Teile des Gehirns betroffen sind. So ist fast immer neben der 3. Frontalwindung die benachbarte Insel betroffen sowie der Linsenkern ("le noyau extraventriculaire du corps strié"). Bei so verschieden gelagerten Läsionen muß diejenige Zerstörung als Ursache der Aphemie gelten, die als konstanter Faktor immer wieder zu beobachten ist. Dies ist für Broca die 3. Frontalwindung (vgl. Broca, 1864 (1888), S. 73f.) oder -wie er an anderer Stelle präzisiert- das hintere Drittel der 3. linken Frontalwindung (vgl. Broca, 1868 (1888), S. 113). Im Zusammenhang mit einer Beobachtung Charcots, bei der ausschließlich die Parietalregion und der Bereich der Sylvischen Furche unter Aussparung der 3. Frontalwindung betroffen war (vgl. Broca, 1863a (1888), S. 48), diskutiert Broca die folgende Hypothese: Unter Umständen ist die Fähigkeit zur artikulierten Sprache nicht ausschließlich in der 3. linken Frontalwindung zu lokalisieren, sondern erstreckt sich auf die äußere Parietalregion, die als direkte Verbindung mit ihr zu sehen ist (vgl. ebd. S. 52; vgl. auch Moutier, 1908. S. 79).

Broca äußert sich auch zur Lateralität und zur Dominanz: "[...] nous parlons avec l'hémisphère gauche. C'est une habitude que nous prenons dès notre première enfance" (Broca, 1865 (1888), S. 90).[2] Er schließt jedoch nicht auf eine grundsätzliche funktionelle Asymmetrie. Obwohl die linke Hemisphäre für die artikulierte Sprache verantwortlich ist, so gilt dies nicht für die Sprache im allgemeinen. An dem guten Sprachverständnis der aphemischen Patienten sind nach Broca beide Hemisphären beteiligt (vgl. ebd., S. 91). Die Beziehung zur heutigen neurolinguistischen Forschung ist leicht herzustellen, da über die rezeptiven Sprachleistungen der rechten Hemisphäre immer noch diskutiert wird (vgl. Heeschen & Reischies, 1981, S. 43).

Broca äußert sich schließlich auch zur Plastizität des Gehirns. Er belegt an einem Beispiel, daß eine pränatale Schädigung der Gehirnentwicklung zu einer kompensatorischen Übernahme der Sprachfunktion durch die rechte Hemisphäre führen kann (vgl. Broca,1865 (1888), S. 92). Auch diese Hypothese wird im Anschluß an Lenneberg (1977, S. 187f.) heute noch vertreten (vgl. aber Whitaker, 1979, S. 29). Auch die Möglichkeit der Kompensation einer aphemischen Sprachstörung durch die rechte Hemisphäre wird erörtert. Broca betont, die geschwächten geistigen Fähigkeiten der meisten Patienten stünden dieser Möglichkeit hinderlich gegenüber (vgl. Broca, 1865 (1888), S. 93f.). Er unterstreicht jedoch schon 1865 die bis dahin noch unausgeschöpften Möglichkeiten einer planmäßigen Therapie der mündlichen und schriftlichen Störungen (vgl. ebd., S. 95f.).

Es bleibt die Frage, welche Rolle die Broca-Region heute in der Genese der Sprachstörungen beanspruchen kann. Poecks Ansicht, nach der Läsionen der Broca-Region für die Broca-Aphasie nicht charakteristisch sind (vgl. Poeck, 1981, S. 100), kann m.E. nicht in dieser Form übernommen werden. Nach der CT-Studie von Hayward et al. (1977, S. 658) sind die Läsionen bei den nicht-flüssigen Broca-Patienten alle prärolandisch, und alle betreffen die Broca-Region, das fronto-parietale Operculum sowie die Insel und die Region der Rolandischen Furche. Die Wernicke-Region ist nicht tangiert (s. auch Galaburda, 1980, S. 615). Im Gegensatz dazu stellen Blunk et al. (1981, S. 74) fest, der Fuß der 3. Frontalwindung sei selten mit in die Zerstörung eingeschlossen. Mit einem interessanten Kritikpunkt an der Lokalisation der Broca-Aphasie setzen sich Geschwind und Putnam auseinander. Sie schildern Berichte, nach denen bei Epileptikern das Broca-Areal entfernt wurde, ohne daß daraus eine dauernde Aphasie entstand. Der Chirurg entfernt jedoch in diesen Fällen kein 'normales' Broca-Areal, sondern den Herd einer, in der Regel bis in die Kindheit zurückreichenden Erkrankung. Da selbst die völlige Zerstörung einer Hemisphäre in der Kindheit keine dauernde Aphasie nach sich zieht, so wird dies auch dann nicht geschehen, wenn nur ein relativ

---

2 Broca äußert sich an dieser Stelle zur früheren Entwicklung der linken Hemisphäre in der Embryonalzeit (Broca 1865 (1888), S. 90). Vgl. auch die Arbeiten zur anatomischen Asymmetrie der Großhirnrinde: Geschwind, 1968 (1974), S. 366ff.; Galaburda, 1980, S. 609-616).

begrenztes, von Kindheit an betroffenes Gebiet des Kortex entfernt wird (vgl. Geschwind & Putnam, 1980, S. 586). Über die Ausdehnung der Broca-Region wird gestritten. Einige Forscher verstehen darunter nur die Pars opercularis, andere fügen die Pars triangularis und den unteren Teil des Rolandischen Kortex hinzu (vgl. ebd., S. 587). Die Erkrankungen mit einer isolierten Läsion der 3. Frontalwindung sind selten. Die Kranken erholen sich schnell. Andauernde Störungen schließen das Gebiet der Innervation des Gesichts mit ein (vgl. ebd., S. 588). Schließlich soll auch die wichtigste moderne Definition des vorderen und des hinteren Sprachgebietes erwähnt werden, derzufolge Aphasien als Gefäßsyndrome verstanden werden. Während die Broca-Aphasie aus Läsionen im Versorgungsgebiet der Arteria praerolandica resultiert, ist die Wernicke-Aphasie auf Läsionen im Versorgungsgebiet der Arteria temporalis posterior der Arteria cerebri media zurückzuführen (vgl. Huber et al.,1989, S. 116 u. 121). Als Resümee meiner kurzen Erörterung halte ich fest, daß Brocas Entdeckung heute nichts von ihrer Bedeutung verloren hat.

1.4 Aphemie und verwandte Termini

Nachfolgend soll Brocas Konzept der Sprachstörungen und insbesondere der Aphemie erläutert werden.

Er stellt vier Sprachstörungen vor, die auf Affektionen der Elemente zurückzuführen sind, aus denen sich die Sprache im ganzen zusammensetzt. Um sprechen zu können, muß man 1. einen Gedanken haben, 2. die konventionellen Beziehungen zwischen Ideen und Wörtern innerhalb einer Sprache kennen, 3. in der Lage sein, die Bewegungen der Artikulationsorgane zu koordinieren, und 4. müssen die Sprechwerkzeuge intakt und in der Lage sein, willentliche Befehle des Gehirns in Sprechbewegungen umzusetzen (vgl. Broca, 1869 (1888), S. 118).

Der Störung auf der Ebene der Gedanken entspricht eine Sprachstörung, die Broca "Alogie" nennt (vgl. ebd.). Der Begriff der "Dyslogie" wurde von Kussmaul (1910, S. 32) übernommen und besteht in derselben Bedeutung bis heute (vgl. Wurst, 1973, S. 119f.).

In die zweite Gruppe fallen Störungen, bei denen die Kranken die konventionelle Beziehung zwischen Wort und Begriff nicht mehr kennen. Sie sprechen in ungeordneten Satzfolgen, wobei die intendierten Inhalte oft unklar bleiben. Das Sprachverständnis ist beeinträchtigt. Diese Gedächtnisstörung für Sprache nennt Broca in Anlehnung an Lordat "amnésie verbale" (vgl. Broca, 1869 (1888), S. 119). Die Symptomatologie entspricht späteren Vorstellungen von der Wernicke-Aphasie.

Die dritte Gruppe beinhaltet die "Aphemie". Der Patient hat bestimmte Vorstellungen, die er durch Gesten oder durch die wenigen, ihm verbliebenen Wörter ausdrückt. Sein Vokabular besteht zuweilen nur noch aus Einsilbern, emotiven Wörtern oder aus Neologismen. Der Unterschied zur Sprachamnesie liegt nach Broca darin, daß der Patient alles versteht (vgl. ebd.).

Es bleibt die Gruppe der "mechanischen Alalie", die zentrale und periphere Sprechstörungen umfaßt (vgl. ebd., S. 120). Auch diese Bezeichnung lebt heute fort, sie ist allerdings für periphere Störungen im Bereich des Sprechapparates und der versorgenden Nerven reserviert.

Broca verwendet schließlich auch den Begriff "Aphonie", den er im heutigen Sinne als innervatorische Störung im Bereich der Phonation versteht (vgl. ebd.).

Ich möchte nun Brocas Sicht der Aphemie weiter erläutern. Gestört ist die Fähigkeit zur Koordination derjenigen Bewegungen, die der Realisierung sprachlicher Einheiten dienen, mit anderen Worten, die "faculté du langage articulé" (Broca, 1861a (1888), S. 7f.).[3]

Das angeblich intakte Sprachverständnis der Patienten muß natürlich mit Vorsicht gewertet werden. Brocas erster Patient "Leborgne" war in einer sehr schlechten körperlichen Verfassung, die eine intensive Überprüfung des Sprachverständnisses kaum zuließ. Die Beschreibung des Falles "Lelong"[4] liefert dagegen Beobachtungen, die auf ein gutes Sprachverständnis schließen lassen (vgl. Broca, 1861 a (1888), S. 35).

Broca setzt sich auch mit grundsätzlichen Problemen der Diagnose auseinander, da der Sprachverlust sehr unterschiedliche Gründe haben kann. So ist bei einer reinen Aphemie die Intelligenz des Patienten nicht gemindert,

3 An anderer Stelle spricht Broca von der " faculté coordinatrice du langage articulé" (Broca, 1868 (1888), S. 114).

4 Aus der Beschreibung des Falls kann m.E. nicht auf senile Demenz des Patienten geschlossen werden (vgl. aber: Moutier, 1908, S. 77).

die Sprechwerkzeuge sind funktionsfähig (vgl. Broca, 1863 a (1888), S. 54). Ebenfalls ist die Schriftsprache nicht gestört (vgl. ebd., S. 55). Ausgedehnte Läsionen können jedoch die Intelligenz, die Schrift und sogar gestische Mitteilungen beeinträchtigen (vgl. ebd., S. 56f.).

Meines Erachtens kann kaum ein Zweifel daran bestehen, daß Broca mit seiner "Aphemie" eine zentrale Sprachstörung beschrieben hat. Die genauere Lektüre seiner Schriften zeigt, daß die reinen Fälle von Aphemie, bei denen also definitionsgemäß der schriftsprachliche Sektor ungestört und die Intelligenz nicht gemindert ist, selten sind. Meistens sind die Schriftsprache und die Intelligenz von der Erkrankung mitbetroffen (vgl. Broca, 1869 (1888), S. 123). In der Aphemie, die Broca beschrieben hat, ist jedoch nur schwer die heute diagnostizierte Broca-Aphasie bzw. die motorisch-amnestische Aphasie (vgl. Leischner, 1987, S. 87) wiederzuerkennen. Die Beziehungen zwischen Broca-Aphasie und Aphemie werden jedoch erkannt: "Broca's aphasia merges into the category of aphemia along the boundaries of agraphia and lasting agrammatism. The neuroanatomy of the two syndromes is also related" (Schiff et al., 1983, S. 724). Wenngleich die Störung auf der Ebene der Artikulation in beiden Fällen als identisch betrachtet wird (vgl. ebd., S. 723), so reflektiert die Vielfalt der verwandten Termini und die damit zusammenhängende, z.T. sehr differenzierte Syndrombeschreibung unterschiedliche Annahmen über den zugrundeliegenden Mechanismus. Das Problem der isolierten Störungen, wofür die Aphemie als ein Beispiel stehen könnte, wird bis in die neueste Zeit kontrovers diskutiert. Pilchs und Hemmers (1970) Fall von "phonematischer Aphasie" ist jedoch in bezug auf die Diagnose unzureichend. Critchley (1973, S. 53) ist der Ansicht, daß sich hinter dem Konzept der Aphemie als Störung, die nur die expressive Sprache betrifft, eine Aphasie verbirgt, die unzureichend überprüft und diagnostiziert wurde (vgl. auch Peuser, 1978, S. 107). Es bietet sich ferner die Möglichkeit an, relativ isolierte Störungen auf phonetisch-phonologischer Ebene als eine Stufe im Verlauf der spontanen oder therapeutisch beeinflußten Rückbildung einer umfassenderen Aphasie zu sehen (vgl. Shankweiler & Harris, 1973, S. 108). Da verschiedene Begriffe in diesem Kontext Erwähnung finden, sollen sie hier kurz erläutert werden.

Lediglich im historischen Kontext bedeutsam ist Maries Vorstellung von der "Anarthrie". Für ihn war die Broca-Aphasie in Wirklichkeit ein komplexes Syndrom, bestehend aus einer artikulatorischen Komponente, der Anarthrie und einer Wernicke-Aphasie (vgl. Moutier, 1908, S. 3 u. 179). Auch Bay argumentiert im Sinne von Marie. Sein Konzept der "kortikalen Dysarthrie" (1952, S. 23) ist jedoch einleuchtend und wird bis heute vertreten. Ihr zugrunde liegt eine relativ umschriebene Störung "im unteren Teil der vorderen Zentralregion" (vgl. Bay, 1949, S. 486; zur Lokalisation vgl. auch Roch Lecours & Lhermitte, 1976, S. 100f.).

Schon früh wurden die aphasischen Störungen der expressiven Sprache mit der Apraxie in Verbindung gebracht. So schließt sich Dax 1836 (1865, S. 260) der Ansicht Lordats an, die Ursachen des Sprachverlusts bei ungestörter Beweglichkeit der Zunge seien in einem gestörten Zusammenspiel der am Sprechvorgang beteiligten Muskeln zu sehen. Liepmann sieht die Ursachen der expressiv-aphasischen Störungen in einer "Apraxie der Sprachmuskeln" (Liepmann, 1905 (1908), S. 19).

Heute werden die der Sprechapraxie zugeordneten Störungen der Lautstruktur zum einen unter dem Etikett der Broca-Aphasie diskutiert. Daneben gibt es jedoch eine lange Tradition, dieser Symptomatik einen Sonderstatus zwischen den Dysarthrien und den Aphasien zuzuordnen (vgl. Vogel et al., 1988, S. 347).

Dabei fällt der Begriff der "Sprechapraxie" terminologisch mit der "Anarthrie" im Sinne Maries sowie mit der "phonetischen Desintegration" (vgl. Alajounine et al., 1939) zusammen.

Im Rahmen der apraktischen Störungen ist zunächst die "buccofaciale Apraxie" (Kerschensteiner & Poeck, 1974) von Bedeutung. Sie betrifft willentliche Bewegungen der Gesichts- und Sprechmuskulatur. Beziehungen zwischen buccofacialer Apraxie und dem Auftreten von phonematischen Paraphasien wurden von de Renzi und Mitarbeitern hervorgehoben (zit. nach Kerschensteiner & Poeck, 1974, S. 13). Die Tatsache, daß eine Gesichtsapraxie ohne aphasische Störungen auftreten kann sowie der Umstand, daß Gesichtsapraxie und das Ausmaß der Sprechstörung sich nicht proportional zueinander verhalten müssen, legen es nahe, von einem gesonderten Störungsbild, der "Sprechapraxie" bzw. der "verbalen Apraxie", zu sprechen (vgl. Lesser, 1978, S. 159).

Die Sprechapraxie grenzt sich gegenüber der Dysarthrie dadurch ab, daß Zeichen der Paralyse oder Verlangsamung der Sprechmuskulatur fehlen (vgl. ebd.; vgl. auch Johns & Darley, 1970, S. 582).[5] Die differentialdiagnostische Bedeutung der Fehlerverteilung wurde von Johns und Darley erarbeitet.

So kommen Lautersetzungen und -wiederholungen weitaus häufiger bei den Sprechapraxien als bei den Dysarthrien vor. Auf der anderen Seite ist die dysarthrische Gruppe im wesentlichen durch Lautveränderungen ("distorsions") charakterisiert (vgl. Johns & Darley, 1970, S. 576). Weiterhin wird die Vorhersagbarkeit und Konsistenz der dysarthrischen Fehler gegenüber den inkonsistenten und unvorhersagbaren apraktischen Fehlern hervorgehoben. Wenngleich die Frage der Vorhersagbarkeit apraktischer Fehler differenziert behandelt werden sollte (z.B. ist ein an und für sich irregulärer phonologischer Prozeß wie "Backing" (Khan, 1985, S. 198) - z.B. wird /tyr/ zu [kyr] - dann erwartbar, wenn erkennbare dyspraktische Steuerungsprobleme im labiodentalen Bereich vorliegen), so ist das Problem der inkonsistenten Fehler, die u.U. nicht zu Vereinfachungen, sondern zu artikulatorischen Erschwernissen führen, von großer Bedeutung (vgl. Johns & Darley, 1970, S. 580 u. 582).

Schließlich gehört - um die terminologischen Fragen abzuschließen - auch die "afferent-motorische Aphasie" Lurias in den Rahmen der überwiegend die Lautstruktur betreffenden aphasischen Störungen. Nach Jakobson (1971, S. 299) ist die Kombination konkurrent auftretender distinktiver Merkmale zu Phonemen betroffen. Abschließend soll noch einmal hervorgehoben werden, daß Broca bei der Konstruktion seiner Aphemie keine reine Sprechstörung im Auge hatte. Vielmehr trennte er deutlich die "possibilité d'articuler" (Broca, 1863 (1888), S. 45) von der "faculté coordinatrice du langage articulé" (Broca, 1868 (1888), S. 114).

2. Carl Wernicke und Ludwig Lichtheim

Dreizehn Jahre nachdem Broca seinen ersten Fall von Aphemie beschrieben hatte, veröffentlichte Carl Wernicke seine Studie über den "aphasischen Symptomencomplex" (Wernicke, 1874 (1974)). Nachfolgend soll die Ausarbeitung der klassischen Lehre durch Wernicke und Lichtheim skizziert werden.

5 Gegenüber Johns und Darley (1970, S. 582) erscheint mir die gestörte Koordination der Sprechmuskulatur, wie sie in der Sprechapraxie deutlich wird, sehr wesentlich. Vgl. z.B. koartikulatorische Phänomene im Wort wie antizipatorische Lippenrundung etc.

2.1 Die ursprüngliche Konzeption Wernickes

Gemäß Wernickes Theorie, die auf seinen Lehrer Meynert zurückgeht, werden die unzähligen, von der Außenwelt stammenden Sinneseindrücke in der Form von "Erinnerungsbildern" im Gehirn gespeichert. Diese "Erinnerungsbilder", die Wernicke von den Sinneseindrücken trennt, werden von ihm als "Residuen abgelaufener Erregungen" (Wernicke, 1874 (1974), S. 5) interpretiert. Die ersten unbewußten Sprachbewegungen des Kindes sind nach Wernicke "reflectorischer - nachahmender Natur" (ebd., S. 13). Bei diesem Vorgang gelangt "ein Klangbild des Wortes oder der Silbe in einen sensorischen Theil des Gehirnes, das Innervationsgefühl der ausgeführten Bewegung als Sprachbewegungsvorstellung in das motorische Stirnhirn" (ebd., S. 14). Klangbild und Bewegungsvorstellung sind durch Markfasern assoziiert. Bei den später bewußt ausgesprochenen Wörtern wird, von dem Erinnerungsbild des Klanges ausgehend, die assoziierte Bewegungsvorstellung innerviert (vgl. ebd.).

Zerstörung in (a) bewirkt sensorische Aphasie. Da die Bewegungsvorstellungen der Wörter nicht betroffen sind, kann der Patient spontan sprechen. Bei Ausfall der Klangbilder besteht jedoch keine ausreichende Eigenkontrolle, und es kommt zu Paraphasien. Wernicke hebt als wesentlichstes Moment der Diagnose die Störung des Sprachverständnisses sowie den großen Sprachumsatz der Patienten hervor (vgl. Wernicke, 1874 (1974), S. 21ff.).

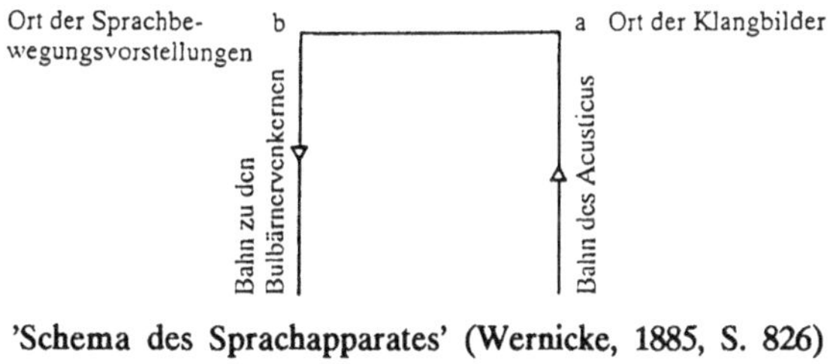

Abb. 1: Das 'Schema des Sprachapparates' (Wernicke, 1885, S. 826) wurde von Wernicke schon 1874 aufgestellt. Es wurde hier mit zusätzlichen, aus dem Text abgeleiteten Erklärungen versehen und seitengleich mit den weiteren Schemata abgedruckt.

Bei Zerstörung der Wortbewegungsvorstellungen in (b) entsteht motorische Aphasie. Der Kranke versteht Sprache, seine Äußerungsmöglichkeiten sind jedoch auf wenige Wörter reduziert (vgl. ebd., S. 29). Neben diesen beiden "Centrumsaphasien" kennt Wernicke eine Leitungsaphasie, bei der die assoziativen Beziehungen zwischen beiden, an sich erhaltenen Zentren unterbrochen sind, wodurch es zu Paraphasien kommt (vgl. ebd., S. 26). Freud (1891) und vor ihm Lichtheim (1885) hatten darauf hingewiesen, daß sich aus Wernickes Modell eine Störung des Nachsprechens ableiten lassen müßte (vgl. Freud, 1891, S. 11f.). In neuerer Zeit hat Geschwind (1969 (1974), S. 434f.) noch einmal unterstrichen, daß die Verbindungsbahn zwischen den beiden Sprachgebieten nicht durch die Insel, sondern durch das Bogenbündel (Fasciculus arcuatus) verläuft.

Zwei weitere Krankheitsbilder werden in Wernickes erster Einteilung berücksichtigt. Die Zerstörung des Hörnerven in seinem zentralen Verlauf bewirkt "einfache Taubheit, ohne jede Spur von Aphasie" (Wernicke, 1874 (1974), S. 19). Bei dem letzten Störungsbild ist die Bahn vom motorischen Sprachzentrum zu den Sprechwerkzeugen unterbrochen (vgl. ebd., S. 31f.).

Wernicke beschreibt hier in unserer heutigen Terminologie eine zentralnervöse Störung der Artikulation, also eine Dysarthrie. Neben diesen reinen Fällen berücksichtigt Wernicke auch Erkrankungen, bei denen die genannten Symptomkomplexe miteinander verschmolzen sind, wie z.B. die absolute Sprachlosigkeit (vgl. ebd., S. 32). Seine grundsätzliche Haltung zur Lokalisation soll an dieser Stelle hervorgehoben werden. Wernicke verweist darauf, daß "nur die elementarsten psychischen Funktionen" mit bestimmten Gebieten der Großhirnrinde in Beziehung gesetzt werden können. Alles, was darüber hinausgeht, "die Verknüpfung verschiedener Eindrücke zu einem Begriffe, das Denken, das Bewußtsein, ist eine Leistung der Fasermassen, welche die verschiedenen Stellen der Großhirnrinde untereinander verknüpfen" (ebd., S. 4).

2.2 *Die Weiterentwicklung des Modells durch Lichtheim*

Die Weiterentwicklung des ursprünglichen Aphasie-Schemas wurde deshalb zwingend, weil Wernickes Modell zunächst nur den Vorgang des Nachsprechens erklären konnte (vgl. Freud, 1891, S. 5f.). Es wurde somit notwendig, neben dem rein reaktiven Sprechen auch das Spontansprechen bzw. das "willkürliche oder begriffliche Sprechen" (Lichtheim, 1885, S. 207) mit in die Überlegungen einzubeziehen. Der "Begriff" wird somit die Grundlage des verständigen Sprechens. Ich werde im folgenden die Arbeit Ludwig Lichtheims in den Vordergrund stellen, da sie in ihren Einzelheiten in heutigen

Darstellungen zu Unrecht kaum noch Erwähnung findet. Das bekannte Lichtheimsche Schema der Aphasien berücksichtigt die folgenden Punkte (Lichtheim, 1885, S. 207; vgl. Abb. 2). Was den "Begriff" angeht, so muß hier am ehesten von Vorstellungen oder Denkeinheiten ausgegangen werden (vgl. Austeda, 1981, S. 31). Wenn Wernicke (1886, S. 371) ausführt, der "Begriff", den man sich von einer "Glocke" macht, sei mit akustischen, optischen, vielleicht auch mit taktilen und motorischen Vorstellungen verbunden, dann klingen Gedanken an, die wir heute in Überlegungen zum "Netzwerkmodell" (vgl. Peuser, 1978, S. 123) wiederfinden.

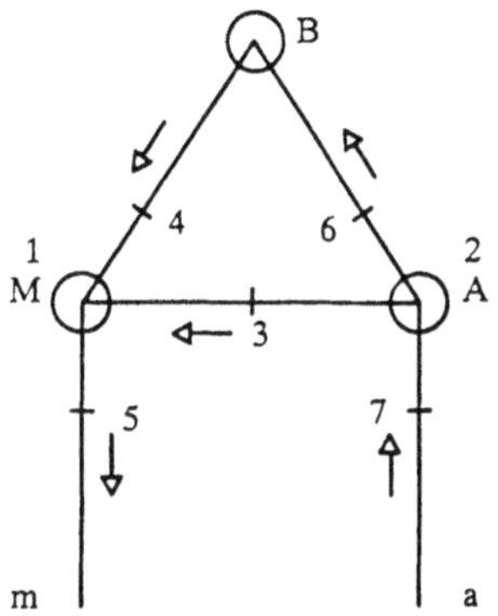

Abb. 2: In diesem Schema ist B die 'Bildungsstätte der Begriffe'; A bezeichnet das 'Klangbildzentrum' und M das 'Bewegungsbildzentrum'; aA ist die impressive Bahn, die vom Ohr ausgehend A erreicht; Mm ist die expressive Bahn, die zu den Sprechwerkzeugen führt. Die Zahlen kennzeichnen die Orte möglicher Zerstörungen von Leitungsbahnen oder Zentren. Ein weiteres Schema berücksichtigt zusätzlich die Funktionen des Schreibens und des Lesens (vgl. ebd., S. 214).

Deutlich wird in Lichtheims Aphasie-Schema, daß das angenommene Begriffszentrum B einen ganz anderen theoretischen Status hat als die Wernicke- und die Broca-Region. Der Autor ist nämlich der Ansicht, "daß die Begriffsbildung nicht an eine Stelle des Hirns gebunden, sondern eine gemeinsame Function der gesamten Sinnesgebiete ist" (Lichtheim, 1885, S. 257). Der ganzheitliche Gedanke, der hier ausgedrückt wird, kann auch heute noch Geltung beanspruchen.

Lichtheims Terminologie der aus dem Schema abgeleiteten Sprachstörungen ist heute nur noch von historischem Interesse. Man beachte, daß die Bezeichnung "Aphasie" für Unterbrechungen der Bahn B M m vorbehalten bleibt. Eine Ausnahme bildet die "Inselaphasie", deren lokalisatorischen Status Lichtheim jedoch nicht für gesichert erachtet (vgl. ebd., S. 255f.).

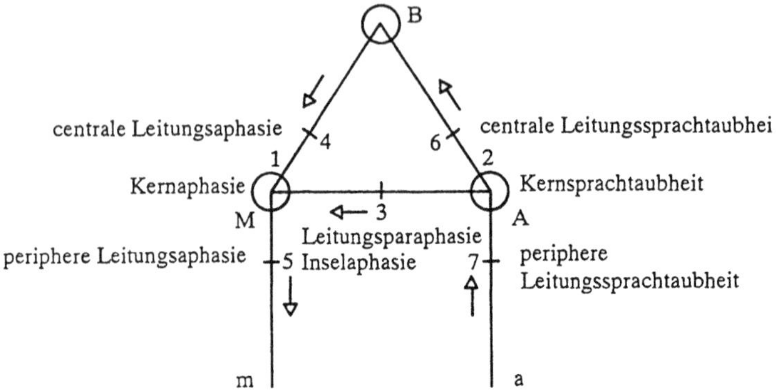

Abb. 3: Das Lichtheimsche Schema und die 'Frage der Nomenklatur' (vgl. Lichtheim, 1885, S. 255f). Die Bezeichnung der jeweiligen Störung wurde an der entsprechenden Stelle im Modell hinzugefügt.

Die Diskussion des Lichtheimschen Schemas endet in der Regel an dieser Stelle. Ein Modell dieser Art konnte auch in der damaligen Zeit nur als Versuch gelten, die Menge der beobachtbaren Fakten zu ordnen, und wurde variabler gehandhabt, als Lichtheims Kritiker damals und heute sehen wollen. So verweist Lichtheim darauf, daß die sieben, von ihm beobachteten Formen von Sprachstörungen nur die einfachen Unterbrechungen und Störungen des Sprachsystems darstellen. Die "Totalaphasie" ist der Beweis dafür, daß auch mehrere Bahnen des Sprachgebietes gleichzeitig unterbrochen sein können (vgl. ebd., S. 243).

Sehr differenziert wird weiterhin die "Amnesie" beurteilt. Die Wortamnesie, die sowohl bei senilen als auch bei aphasischen Störungen beobachtet wird, trägt in wesentlichen Zügen ähnliche Charakteristika. Sie betrifft zunächst die Eigennamen, dann die Substantive und viel seltener Verben und Adjektive (vgl. ebd., S. 254, Anm. 1). Die Amnesie - Lichtheim meint hier immer die Amnesie für Sprache - tritt in verschiedenen Krankheitszusammenhängen auf. Sie ist nicht an eine Herdaffektion gebunden; sie zeigt sich bei diffusen Erkrankungen des Gehirns, bei Störungen des Blutkreislaufes, und sie ist die früheste Erscheinung des normalen Involutionsprozesses des Gehirns (vgl. ebd., S. 253f.). Es ist sehr interessant zu sehen, daß diese Ansicht in der modernen Literatur weiter besteht (vgl. Poeck, 1981, S. 102).

Noch wichtiger ist die Rolle der Wortfindungsstörungen innerhalb der einzelnen Aphasien. Lichtheim beobachtet Wortamnesie bei sensorischer Aphasie und bei Leitungsaphasie (Lichtheim, 1885, S. 252). Aber auch die motorische Aphasie zeigt in ihrem Rückbildungsverlauf Wortfindungsstörungen (vgl. ebd., S. 253).[6]

Lichtheim deutet auch bereits Rückbildungsverläufe der Aphasien an. So beschreibt er eine mögliche Entwicklung von der Totalaphasie in Richtung auf eine motorische Aphasie (vgl. ebd., S. 245f.), was heute als anerkannte Tatsache gelten darf (vgl. Leischner, 1987, S. 76). Gleichermaßen erwiesen ist Lichtheims Beobachtung, nach der sich zuerst die "Sprachtaubheit" bessert (vgl. Lichtheim, 1885, S. 245).

"[...] es unterliegt wohl keinem Zweifel, daß die Reihenfolge, in welcher sich die Einzelsymptome zurückbilden [...] gewissen Gesetzen folgt, deren Feststellung gelingen muss, wenn wir über genügendes Beobachtungsmaterial verfügen" (Lichtheim, 1885, S. 245). Als Brücke zur heutigen Aphasieforschung sei daran erinnert, daß Leischner seine Aphasie-Einteilung auf der Kenntnis der Syndromverläufe bzw. des Syndromwandels aufbaut (vgl. Leischner, 1987, S. 64).

2.3 Das Wernicke-Lichtheimsche Schema der Aphasien

Wernicke akzeptierte die Erweiterung des Modells durch Lichtheim, folgte in der Bezeichnung der Krankheitsbilder, die sich aus dem Modell ableiten lassen, allerdings eigenen Vorstellungen. Die hier geprägten Termini bestehen z.T. auch in der heutigen Aphasieforschung weiter (vgl. z.B. die "Sonderformen" im AAT).

1. Die *corticale sensorische Aphasie*: Bei dieser Zentrumaphasie ist das Sprachverständnis aufgehoben. Auch ein Nachsprechen ist nicht möglich, da dem Patienten die Klangbilder nichts sagen. In der Spontansprache treten Paraphasien auf (vgl. Lichtheim, 1885, S. 211). Historisch bedeutsam ist, daß die Beschreibung des Paragrammatismus durch Kleist im Jahr 1914 erfolgte.

6 Ich erinnere hier an die Aphasie-Einteilung Leischners, die eine motorisch-amnestische und eine sensorisch-amnestische Form kennt (vgl. Leischner, 1987).

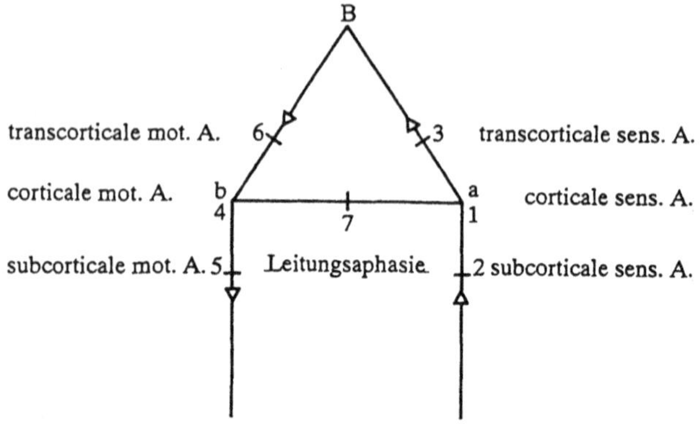

Abb. 4: Das Wernicke-Lichtheimsche Schema der Aphasien. Das Schema wurde seitengleich mit dem vorhergehenden Schema Lichtheims abgedruckt. Die Bezeichnung der jeweiligen Aphasien wurde zusätzlich eingefügt (vgl. Wernicke, 1886, S. 374).

2. Die *subcorticale sensorische Aphasie*: Sprache wird nicht verstanden, da die Hörbahn an einer Stelle ihres zentralen Verlaufes unterbrochen bzw. das Hörsystem vom Wernicke-Areal getrennt ist (vgl. Wernicke, 1886, S. 375). Linke sieht diesen Vorgang in Anlehnung an Geschwind als innerhemisphärisches Diskonnektionssyndrom (vgl. Linke, 1981, S. 83). Das spontane Sprechen ist bei dieser Störung erhalten, da Begriff und Wortklangbild verfügbar sind. Wernicke war mit Lichtheim der Ansicht, daß hier "streng genommen keine Aphasie" (Wernicke, 1886, S. 376) vorliegen kann, da die expressive Sprache intakt ist. Da das Sprachverständnis zur Sprache gehört, möchte Wernicke jedoch an der Bezeichnung "Aphasie" keinen Anstoß nehmen (vgl. Wernicke, 1886, S. 376; Lichtheim, 1885, S. 237). Ein Fall von 'isolierter Sprachtaubheit' wurde von Lichtheim (1885, S. 240) beschrieben. Aus seiner Schilderung geht hervor, daß der Patient zwar hörte, jedoch die Aufmerksamkeit für Schalleindrücke und deren Interpretation gestört waren. Somit entspricht die subcorticale sensorische Aphasie der klassischen Forschung der "verbalen Dysgnosie" unserer heutigen Terminologie (vgl. Wurst, 1973, S. 117; für einen Fallbericht vgl. v. Stockert, 1980).

3. Die *transcorticale sensorische Aphasie*: Das Nachsprechen ist hier ungestört; Lichtheim berichtet sogar über Echolalie (vgl. Lichtheim, 1885, S. 235). Da die Verbindung zwischen Klangbild und Begriff gestört ist, bestehen Sprachverständnisstörungen. In der Spontansprache entsteht Paraphasie. Da die Begriffsbildung eine Funktion des gesamten Sinnesgebietes ist und der Punkt B daher in eine Unzahl von Punkten zerfällt, ist eine Zerstörung der

Bahn BA und BM nur in unmittelbarer Nähe der beiden Sprachzentren möglich (vgl. ebd., S. 258). Die transcorticalen Aphasien wurden später ausführlich von Goldstein (1917, 1948) behandelt. Im Zusammenhang mit den gemischt-transkortikalen Aphasien verwendet er den Begriff der "isolation of the speech area", der später von Geschwind (1968 (1974), S. 342) wieder aufgenommen wird. Um den Bezug zur heutigen Aphasieforschung herzustellen, soll auf eine Studie von Appell et al. (1982) verwiesen werden, in der über die Sprache von Alzheimer-Kranken und speziell über die Art der bei dieser Gruppe diagnostizierten Aphasie berichtet wird. Hier soll nur festgehalten werden, daß Wernicke- und transkortikal-sensorische Aphasien wesentlich häufiger diagnostiziert wurden als in einer Vergleichsgruppe von Schlaganfall-Patienten (vgl. ebd., S. 85f.).

4. Die *corticale motorische Aphasie*: Hier ist das Sprachverständnis erhalten, die Spontansprache und das Nachsprechen sind bis auf wenige Leistungsreste aufgehoben (vgl. Wernicke, 1886, S. 376; Lichtheim, 1885, S. 209). Die syntaktische Störung, die bei der motorischen Aphasie auftritt, wurde zuerst von Steinthal (1871, S. 478) als "Akataphasie" beschrieben.

5. Die *subcorticale motorische Aphasie*: Gestört ist die Innervation der Sprache bei Erhaltung der gesamten inneren Sprache. Bay (1952) hat zutreffend den Status dieser Störung beschrieben: "In reiner Form deckt sich die kortikale Dysarthrie völlig mit dem Krankheitsbild der subkortikalen motorischen Aphasie oder der reinen Wortstummheit der klassischen Terminologie" (Bay, 1952, S. 23).

6. Die *transcorticale motorische Aphasie*: Hier kommt es zur eigenartigsten Dissoziation der Sprache, denn ein Nachsprechen ist bei erhaltenem Sprachverständnis möglich, lediglich die Spontansprache ist aufgehoben. Auch das laute Lesen ist erhalten (vgl. Lichtheim, 1885, S. 222).

7. Die *Leitungsaphasie*: Im Vordergrund stehendes Symptom ist die Nachsprech-Störung. Kainz (1960, S. 283) hebt hervor, daß ein Nachsprechen "über den Begriff" prinzipiell möglich sein müßte. Der Inhalt des Nachzusprechenden muß also verstanden sein.

2.4 Die Wernicke-Region

Die Kritik an dem Wernicke-Lichtheimschen Schema der Aphasien ist heute bekannt. Der Vorwurf des theoretisch-spekulativen Vorgehens (vgl. Bay, 1952, S. 13) ist meiner Ansicht nach kaum berechtigt. Obwohl das Schema auf deduktivem Weg entstand, haben klinische Beobachtungen diese Deduktion im nachhinein bestätigt (vgl. Lichtheim, 1885, S. 206). Dies gilt für die beobachteten Aphasieformen, nicht jedoch für die diesen Beobachtungen zugrundeliegende, der Assoziationspsychologie verhafteten Denkweise, nach der Sprache summativ aus verschiedenen Komponenten zusammengesetzt wird. Die Vertreter einer nach ganzheitlichen Gesichtspunkten ausgerichteten Aphasieforschung setzten an die Stelle des Wernickeschen "Reflexbogens" den "Gestaltkreis", "an die Stelle der summativen Empfindungskomplexe trat die Lehre von der psychischen Ganzheit" (Conrad, 1948, S. 188).

Ich möchte diese bekannte Kritik des Wernicke-Lichtheimschen Schemas und seine Weiterentwicklung aus der Sicht der Gestaltpsychologie hier nur andeuten. Interessant ist, daß Conrad (vgl. ebd., S. 226) zwischen den Auffassungen der Klassiker und der Gestaltpsychologie eine "Brücke" schlagen wollte. In neuerer Zeit stellen Geschwinds (1974) Arbeiten eine Verbindung zwischen der klassischen und der modernen Aphasieforschung her.

Die Bedeutung des Wernicke-Areals in der ersten linken Temporalwindung ist unbestritten und durch computertomographische Studien bestätigt (vgl. Hayward, 1977, S. 658; Blunk et al., 1981, S. 74). Als Gefäßsyndrom ist die Wernicke-Aphasie eine Folge von Durchblutungsstörungen in der Arteria temporalis posterior (vgl. Poeck, 1981, S. 101).

3. Schlußfolgerung: Was blieb von der klassischen Aphasieforschung?

Zunächst ist unbestritten, daß in dieser Epoche wesentliche neuropsychologische Störungen, einschließlich der aphasischen Syndrome in noch heute gültiger Form beschrieben wurden oder doch zumindest die aktuelle Diskussion beeinflussen.

Auch die Terminologie der klassischen Forschung wirkt fort und zeigt sich u.a. in den "transkortikalen Aphasien" und der "Leitungsaphasie", die als Sonderformen im Aachener Aphasie-Test beschrieben werden (vgl. Huber et al., 1983).

Die genauere Lektüre zeigt, daß die alten Schemata nicht so starr gehandhabt wurden, wie man heute vielfach denkt. Ich habe in diesem Zusammenhang Lichtheims Überlegungen zum Syndromverlauf referiert.

Weiterhin fallen Ähnlichkeiten zwischen den klassischen und den modernen Modellvorstellungen auf, die hin und wieder die Frage aufdrängen, was sich essentiell im Laufe der Zeit in der Aphasieforschung geändert hat. Auch Kelter (1990) schreibt in diesem Zusammenhang: "Auch heute werden verschiedene 'Zentren' mit unterschiedlichen 'Erinnerungsbildern' von Wörtern postuliert - das System für die semantischen Repräsentationen, das System für die phonologischen Repräsentationen usw." (Kelter, 1990, S. 37).

Es ist offensichtlich, daß in der Epoche der klassischen Aphasieforschung - eine Zeit, aus der hier nur die bedeutendsten Autoren zu Wort kamen - ein faszinierendes neurolinguistisches Wissen bezüglich der Zusammenhänge von Sprache und Gehirn zusammengetragen wurde. Bei der notwendigen Kritik an überzeichneten lokalisatorischen Bemühungen sollten diejenigen Autoren besondere Erwähnung finden, die sich in dieser Frage vorsichtig ausgedrückt haben. Zu ihnen gehört ganz sicher Wernicke. Auch Freuds Standpunkt, der wohl noch heute akzeptiert werden kann, soll hier erwähnt werden. Er sieht das Sprachgebiet der dominanten Hemisphäre durch das motorische Zentrum im Frontalbereich, das sensorische Zentrum im Temporalbereich und das visuelle Zentrum im Parietalbereich gleichsam begrenzt. Läsionen in diesem Bereich beeinflussen die Sprachfähigkeit, und sie tun dies um so mehr, als sie an eines dieser Gebiete anrühren. Den 'Zentren' selbst schreibt er mehr eine 'pathologische' als eine normalphysiologische Bedeutung zu, da die Vorgänge im Innern des Sprachgebietes von gleicher Bedeutung für die normal funktionierende Sprache sind. Das Wernicke- und das Broca-Areal wären dementsprechend eher Aphasie-Zentren als Sprachzentren (vgl. Freud, 1891, S. 64ff.).

Schließlich gibt es auch ein sehr subjektives Argument, um sich weiterhin mit der alten Original-Literatur zu beschäftigen, denn man findet kaum interessantere Beschreibungen gestörter Sprache, die eine integrative Sicht der Sprachpathologie - bestehend aus medizinischer und linguistischer Forschung - zumindest ansatzweise schon verwirklichen konnten.

Literatur

Alajouanine, Th., Ombredane, A. & Durand, M. (1939). *Le syndrome de désintégration phonétique dans l'aphasie*. Paris.

Appell, J., Kertesz, A. & Fisman, M. (1982). A Study of Language Functioning in Alzheimer Patients. *Brain and Language* 17, 1982, S. 73-91.

Austeda, F. (1981). *Wörterbuch der Philosophie*. Berlin.

Bay, E. (1949). Über die sogenannte motorische Aphasie. *Der Nervenarzt*, 20.Jg., H.11, S. 481-490.

Bay, E. (1952). Der gegenwärtige Stand der Aphasieforschung. *Folia Phoniatrica* 4, S. 9-29.

Blunk, R., De Bleser, R., Willmes, K. & Zeumer, H (1981). A Refined Method to Relate Morphological and Functional Aspects of Aphasia. *European Neurology*, 20, S. 69-79.

Bouillaud, M.J.B. (1825). Recherches cliniques propres à démontrer que la perte de la parole correspond à la lésion des lobules antérieurs du cerveau, et à confirmer l'opinion de M. Gall sur le siège de l'organe du langage articulé, par M.J.B. Bouillaud, docteur en médecine. *Archives générales de médecine* 8, Paris, S. 25-45.

Broca, P. (1888). *Mémoires sur le cerveau de l'homme et des primates*. Paris.

Broca, P. (1888). Siège de la faculté du langage articulé. Perte de la parole, 1861. *Broca*, S. 1-3.

Broca, P. (1888). Remarques sur le siège de la faculté du langage articulé, suivies d'une observation d'aphémie, 1861 a. *Broca*, S. 4-32.

Broca, P. (1888). Localisation des fonctions cérébrales. Siège du langage articulé, 1863. *Broca*, S. 43-46.

Broca, P. (1888). Remarques sur le siège, le diagnostic et la nature de l'aphémie, 1863 a. *Broca*, S. 47-60.

Broca, P. (1888). Deux cas d'aphémie traumatique. Produite par des lésions de la troisième circonvolution frontale gauche, 1864. *Broca*, S. 71-74.

Broca, P. (1888). Du siège de la faculté du langage articulé, 1865. *Broca*, S. 84-100.

Broca, P. (1888). Recherches sur la localisation de la faculté du langage articulé. Exposé travaux scientifiques de Paul Broca, 1868. *Broca*, S. 113-116.

Broca, P. (1888). Sur le siège de la faculté du langage articulé, 1869. *Broca*, S. 117-130.

Castaigne, P., Lhermitte, F., Signoret, J.L. & Abelanet, R. (1980). Description et étude scannographique du cerveau de Leborgne. La découverte de Broca. *Revue neurologique* 136, 10, S. 563-583.

Conrad, K. (1948). Strukturanalysen hirnpathologischer Fälle. VI. Mitteilung. Zum Problem der Leitungsaphasie. *Zeitschrift für Nervenheilkunde* 159, S. 188-228.

v. Cramon, D. & Zihl, J. (1988)(Hrsg.). *Neuropsychologische Rehabilitation. Grundlagen - Diagnostik - Behandlungsverfahren*. Berlin, Heidelberg, New York.

Critchley, M. (1973). Articulatory Defects in Aphasia. The Problem of Broca's Aphemia. In: H. Goodglass & S. Blumenstein (eds.), *Psycholinguistics and Aphasia*. Baltimore, London S. 52-68.

Dax, M. (1865). Lésions de la moitié gauche de l'encéphale coïncidant avec l'oubli des signes de la pensée. Lu au congrès méridional tenue à Montpellier en 1836. *Gazette hebdomadaire de médecine et de chirurgie* 17, S. 259f.

Freud, S. (1891). *Zur Auffassung der Aphasien. Eine kritische Studie*. Leipzig und Wien.

Galaburda, A.M. (1980). La région de Broca: Observations anatomiques faites un siècle après la mort de son découvreur. *Revue Neurologique* 136, 10., Paris, S. 609-616.

Geschwind, N. (1974). Selected Papers on Language and the Brain. Dordrecht.

Geschwind, N. (1974). Isolation of the Speech Area 1968. *Geschwind*, S. 340-363.

Geschwind, N. (1974). Human Brain: Left-Right Asymmetries in Temporal Speech Region, 1968. *Geschwind*, S. 366-369.

Geschwind N. (1974). Problems in the Anatomical Understanding of the Aphasias, 1969. *Geschwind*, S. 433-451.

Geschwind, N. & Putnam, J.J. (1980). L'aphasia de Broca. Le phénix neurologique. *Revue neurologique* 136, 10, S. 585-589.

Goldstein, K. (1917). Die transkortikalen Aphasien. *Ergebnisse der Neurologie und Psychiatrie* 2, Jena. Goldstein, K. (1948). *Language and Language Disturbances. Aphasic Symptom Complexes and their Significance for* Medicine and Theory of Language. New York.

Goodglass, H. & Blumstein, S. (1973)(eds.). *Psycholinguistics and Aphasia*. Baltimore, London.

Hayward, R.W., Naeser, M.A. & Zatz, L.M. (1977). Cranial Computed Tomography in Aphasia. Correlation of Anatomical Lesions with Functional Deficits. *Radiology* 123, S. 653-660.

Heeschen, C. & Reischies, F. (1981). Zur Lateralisierung von Sprache. In: H. Schnelle (Hrsg.), *Sprache und Gehirn*. Roman Jakobson zu Ehren. Frankfurt a.M. S. 41-58.

Huber, W., Poeck, K., Weniger, D. & Willmes, K. (1983). *Aachener Aphasie Test (AAT)*. Göttingen.

Huber, W., Poeck, K. & Weniger, D. (1989). Aphasie. In: K. Poeck (Hrsg.), *Klinische Neuropsychologie*. Stuttgart, New York, 2. Aufl., S. 89-137.

Jackson, H. (1915). On Affections of Speech from Disease of the Brain, 1879/80. *Brain* 38, S. 107-174.

Jakobson, R. (1971). Toward a Linguistic Classification of Aphasic Impairments. In: R. Jakobson, *Selected Writings II. Word and Language*. Mouton, S. 289-305.

Johns, D.F. & Darley, F.L. (1970). Phonemic Variability in Apraxia of Speech. *Journal of Speech and Hearing Research* 13, Nr. 1, S. 556-583.

Kainz, F. (1960). *Psychologie der Sprache*, 2. Band.-Vergleichend-genetische Sprachpsychologie. Stuttgart, 2 Aufl.

Kelter, St. (1990). *Aphasien. Hirnorganisch bedingte Sprachstörungen und kognitive Wissenschaft*. Stuttgart, Berlin, Köln.

Kerschensteiner, M. & Poeck, K. (1974). Bewegungsanalyse bei buccofacialer Apraxie. *Der Nervenarzt* 45, S. 9-15.

Khan, L.M.L. (1985). *Basics of Phonological Analysis. A Programmed Learning Text*. San Diego.

Kleist, K. (1914). Aphasie und Geisteskrankheit. *Münchner Medizinische Wochenschrift*, S. 8-12.

Kussmaul, A. (1910). *Die Störungen der Sprache. Versuch einer Pathologie der Sprache*. 4. Aufl. Herausgegeben und mit Kommentaren versehen von Hermann Gutzmann. Leipzig.

Leischner, A. (1987). *Aphasien und Sprachentwicklungsstörungen. Klinik und Behandlung*. Stuttgart, 2.Aufl.

Lenneberg, E.H. (1977). *Biologische Grundlagen der Sprache*. Frankfurt a.M.

Lesser, R. (1978). *Linguistic Investigations of Aphasia*. London.
Lichtheim, L. (1885). Über Aphasie. *Deutsches Archiv für klinische Medizin*. 36, S. 204-268.
Liepmann, H. (1908). Die linke Hemisphäre und das Handeln, 1905. *Liepmann*, S. 17-50.
Liepmann, H. (1908). *Drei Aufsätze aus dem Apraxiegebiet*. Neu durchgesehen und mit Zusätzen versehen. Berlin.
Linke, D. (1981). Ganzheit und Teilbarkeit des Gehirns. Aphasie ist keine Störung des Kommunikationsvermögens. In: H. Schnelle (Hrsg.), *Sprache und Gehirn*. Roman Jakobson zu Ehren. Frankfurt a.M., S. 81-96.
Marie, P. (1906). Révision de la question de l'aphasie: la troisième circonvolution frontale gauche ne joue aucun rôle special dans la fonction du langage. *La semaine médicale* 26, S. 241-247.
Moutier, F. (1908). *L'aphasie de Broca*. Paris.
Peuser, G. (1978). *Aphasie. Eine Einführung in die Patholinguistik*. München.
Pilch, H. & Hemmer, R. (1970). Phonematische Aphasie. Ein Sonderfall motorischer Aphasie. *Phonetica* 22, S. 231-239.
Poeck, K. (1981). Was verstehen wir unter aphasischen Syndromen? In: H. Schnelle (Hrsg.), *Sprache und Gehirn*. Roman Jakobson zu Ehren. Frankfurt a.M. S. 97-109.
Poeck. K. (1989) (Hrsg.). *Klinische Neuropsychologie*. Stuttgart, New York, 2.Aufl.
Ritchie, W.C. (1979) (ed.). *Second Language Acquisition Research. Issues and Implications*. New York, San Francisco, London.
Roch Lecours, A. & Lhermitte, F. (1976).The "Pure Form" of the Phonetic Disintegration Syndrome.Anatomo-Clinical Report of an Historical Case. *Brain and Language* 3, S. 88-113.
Schiff, H.B., Alexander, M.P., Naeser, M.A. & Galaburda, M. (1983). Aphemia. Clinical-Anatomic Correlations. *Arch. Neurol.* 40, S. 720-727.
Schnelle, H. (1981) (Hrsg.). *Sprache und Gehirn*. Roman Jakobson zu Ehren. Frankfurt a.M.
Shankweiler, D. & Harris, K.S. (1973). An Experimental Approach to the Problem of Articulation in Aphasia. In: H. Goodglass & S. Blumstein (eds.), *Psycholinguistics and Aphasia*. Baltimore, London, S. 106-122.
Signoret, J.-L., Castaigne, P., Lhermitte, F., Abelanet, R. & Lavorel, P. (1984). Rediscovery of Leborgne's Brain: Anatomical Description with CT Scan. *Brain and Language* 22, S. 303-319.
Steinthal, H (1871). *Einleitung in die Psychologie und Sprachwissenschaft*. Berlin.
v. Stockert, Th. (1980). Worttaubheit. Aspekte einer funktionellen Kompensation bei cerebralbedingter akustischer Perzeptionsstörung. *Der Nervenarzt* 51, S. 411-416.
Vogel, M., Ziegler, W. & Morasch, H. (1988). Sprechen. In: D. v. Cramon & J. Zihl (Hrsg.), *Neuropsychologische Rehabilitation. Grundlagen-Diagnostik-Behandlungsverfahren*. Berlin, Heidelberg, New York, S. 319-359.
Wernicke, C. (1974). *Der aphasische Symptomencomplex. Eine psychologische Studie auf anatomischer Basis*, 1874. Reprint, Berlin, Heidelberg, New York.
Wernicke, M. (1885/1886). Nervenheilkunde.- Die neueren Arbeiten über Aphasie, besprochen von C. Wernicke. *Fortschritte der Medizin*, 3, 1885, S. 824-830; 4, 1886, S. 371-377 und S. 463-482.
Whitaker, H.A. (1979). Bilingualism.- A Neurolinguistic Perspective. In: W.C. Ritchie (ed.), *Second Language Acquisition Research. Issues and Implications*. New York, San Francisco, London, S. 21-33. Wurst, F. (1973). *Sprachentwicklungsstörungen und ihre Behandlung*. Wien.

Teil II

Empirische Untersuchungen

Die Bedeutung der semantisch evozierten Potentiale für die Diagnose und Therapie der Aphasie

Rüdiger Maier

1. Theoretische Grundlagen

Der physiologische Ablauf von Sprachverstehen und Sprachproduktion setzt neben dem intakten auditiven System die Funktionsfähigkeit einer Vielzahl zentralnervöser Prozesse voraus. Unter diesem Gesichtspunkt kann kognitive Leistung als Basis für das sprachliche Verstehen gedeutet werden. Störungen einzelner (sprachrelevanter) kognitiver Teilleistungen führen zu sprachpathologischen Erscheinungsformen, die unter dem Sammelbegriff der zentralnervös bedingten Sprachstörungen zusammengefaßt sind.

Zur Klasse der zentralen Sprachstörungen zählen sprachpathologische Erscheinungsformen ganz unterschiedlicher Ätiologie. In den nachfolgenden Ausführungen soll die Fragestellung auf die Aphasie eingegrenzt werden. Im deutschen Sprachraum hat sich die Aphasie-Klassifikation nach Poeck (1982) durchgesetzt; die Einteilung der Aphasie-Untergruppen in Broca-, Wernikke-, amnestische und globale Aphasie soll im weiteren hier verwendet werden.

Zur Definition der Aphasie zählt, daß die Störung des Sprachverarbeitungsprozesses nach Erlernen der Sprache bei erhaltener Intelligenz und intakten Sprechwerkzeugen erfolgt ist. Was sind nun die Ursachen des gestörten Sprachverarbeitungsprozesses im einzelnen?

- Zerstörte neuronale Verbindungen zwischen den unterschiedlichen sprachverarbeitenden Kernbereichen,
- die Synchronizitätsstörungen beim Ablauf der kognitiven Elementarprozesse,
- Phasenverschiebungen von Verarbeitungsprozessen, die eigentlich streng koenzident verlaufen sollten. Als Beispiel seien definierte Verarbeitungsschritte und die ihnen überlagerten kognitiven Kontrollmechanismen genannt,
- eine fehlende Lateralisation der sprachverarbeitenden Areale, eine Problematik, auf die später noch eingegangen werden soll.

Unter dieser Voraussetzung, dem Verständnis der pathophysiologischen Ausgangssituationen, kann eine Sprachtherapie als neuronaler Lernprozeß mit folgenden Zielstellungen gedeutet werden:
- Synchronisationstraining. Identische kognitive Elementarprozesse führen zur Ausbildung vergleichbarer neuronaler Erregungen; die zeitliche Abfolge der Erregungspotentiale der unterschiedlich verrechnenden Kerngebiete weist einen stationären Bezug auf,
- Bildung von Bahnungen zwischen den sprachverarbeitenden neuronalen Strukturen,
- Aufbau spezieller Prozeduren bei der Verrechnung kognitiver Teilleistungen in den sprachverarbeitenden Kerngebieten,
- Optimierung der Prozeßabläufe. Delegierung von Prozeßkomponenten auf (auch kontralateral liegende) Verarbeitungsstrukturen im Vollzuge einer Sprachrehabilitation.

Gelingt es, Einblick in den strukturellen Ablauf dieser kortikalen Verarbeitungsvorgänge zu gewinnen, so muß sich theoretisch auch ein Zugang zur *gezielten Beeinflussung* ausgewählter Lernprozeduren eröffnen; eine Neuausbildung elementarer sprachverarbeitender Schritte sollte unter diesen Voraussetzungen zu beeinflussen sein.

Norman und Rumelhart (1978) beschreiben ein Gedächtnismodell, das sich durch besondere Merkmale ausweist. Das im Rahmen der künstlichen Intelligenz entwickelte Modell weist Eigenschaften auf, die auch als Erklärung für viele der *natürlichen* kognitiven Leistungen dienen können. Nach diesen Vorstellungen gilt: *Wissen* im menschlichen Gedächtnis ist in *aktiven strukturellen Netzebenen repräsentiert.* Unter "aktiv" wird hier der Umstand verstanden, daß neben der eigentlichen Wissensspeicherung auch aktive Verrechnungsprozesse über den Netzebenen als Bestandteil des Gedächtnisses angenommen werden. Die Struktur des so definierten Gedächtnisses verfügt über zwei voneinander zu trennende Funktionen, einerseits wirkt sie als Datenspeicher, andererseits auch als Prozeß.

Nach diesen Überlegungen befinden sich in den Knoten der semantischen Netzebenen die *Wissensinhalte*, die Begriffe. Die Kanten dieser Netzstrukturen, die Verbindungen zwischen den Knoten, repräsentieren die jeweiligen Bezüge zwischen den Wissensinhalten.

Wissensstrukturen können also als Graph verstanden werden, in dem eine Anzahl von Knoten durch eine Anzahl von Relationen verknüpft sind. Diese Relationen weisen zwei wichtige Eigenschaften auf, sie sind *bezeichnet*, und sie sind *gerichtet*.

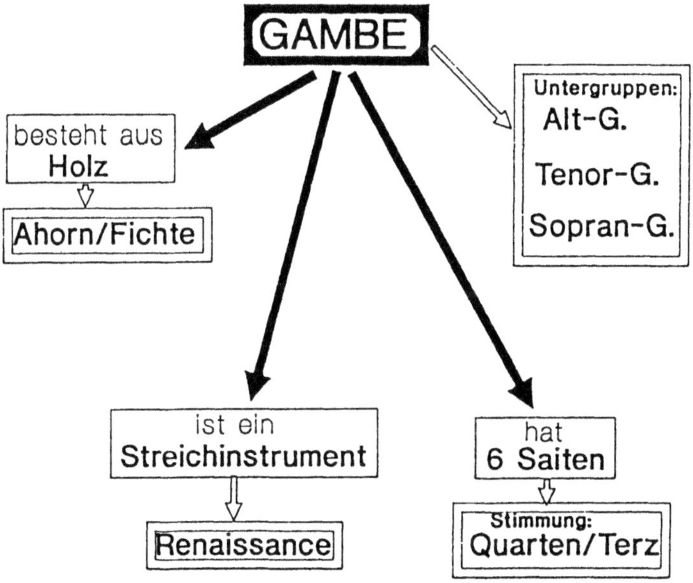

Abb. 1: Begriffsbezüge in der semantischen Netzebene "GAMBE". Die Eindeutigkeit der Begriffsbeschreibung steigt mit der Anzahl der Merkmalskomponenten und der Bezüge innerhalb der Netzstruktur. Durch Erweiterung der Begriffs-Merkmalssätze kann die Begriffsbeschreibung beliebig verfeinert werden: Baß-Gambe, historische Form des Kontrabaß.

Das Beispiel (vgl. Abb. 1) zeigt einen Begriff aus der semantischen Begriffsebene der Musikinstrumente. Wegen der postulierten Beziehungen zwischen den Begriffs-Merkmalssätzen (das Postulat lautet: ... ist ein Streichinstrument) erfolgt die Begriffsdefinition; die Richtung erklärt sich aus den unterschiedlichen Begriffshierarchien. Die Unidirektionalität beim Abarbeiten von Begriffsbezügen wird deutlich in Erweiterung des Beispielsatzes:

> *Die Gambe ist ein Element aus der Klasse der Saiteninstrumente.*
> Nicht zutreffend ist die Umkehr-Aussage:
> *Das Saiteninstrument ist ein Element aus der Klasse der Gamben*;
> das Cembalo (z.B.) zählt nicht zur Klasse der Gamben ... .

Bei diesem Konstrukt der semantischen Netzebenen muß es sich um eine hierarchisch strukturierte Anordnung von Begriffsebenen handeln: Einige experimental-psychologisch gut untersuchte zwischenbegriffliche Bezüge sprechen dafür, daß Wissen im semantischen Gedächtnis in räumlicher oder auch in einer mehrdimensionalen Struktur (mit $R>3$) vorliegt. Collins und Quilliams (1969) untersuchten an ihren Probanden die Ober-/Unterbegriffsbeziehung und Eigenschaftsbeziehungen. Die Probanden hatten die Aufgabe, den jeweils vorgegebenen Satz bei minimaler Zeit durch Tastendruck zu verifizieren. Den Reaktionszeitmessungen konnte entnommen werden, daß ein kognitiver Suchprozeß *zwischen* bzw. *in* hierarchisch unterschiedlichen Ebenen wesentlich zeitaufwendiger verläuft als der Suchprozeß *innerhalb* derselben Ebene.

Was bedeutet dies aus neurophysiologischer Sicht? Die kognitive Akzeptanz, d.h. die inhaltliche Einbindung eines Begriffs in den vorgegebenen Kontext, erfolgt offensichtlich durch Verrechnung in ganz unterschiedlichen kortikalen Kernbereichen. Ein Wechsel der Begriffsebene wird psychophysiologisch erst durch zusätzliche kognitive Elementarschritte ermöglicht, was aus der Sicht der Neurophysiologie bedeutet, daß zusätzliche neuronale Felder in den Verrechnungsprozeß mit einbezogen werden. Neuronale Erregung kann aber als elektro-dynamische Potentialschwankung (im Prinzip trifft das auch für elektrostatische Felder zu) gemessen werden, und zwar unter zwei entscheidenden Voraussetzungen, die zumindest alternativ gefordert sind:

1. die ereignisbezogenen Potentialschwankungen heben sich deutlich aus dem (biologischen) Rauschen hervor,
2. die verrechnenden Kerngebiete in den unterschiedlichen Bereichen weisen einen hohen Kopplungsgrad auf, d.h. die an der Schädeloberfläche gemessenen Potentiale (das elektrische Korrelat der verrechnenden neuronalen Einheiten) zeichnet sich durch ein hohes Maß an *Synchronisation* aus. Diese Synchronisation zwischen dem ausgelösten semantischen Reiz einerseits und der evozierten elektrischen Erregung andererseits ist aber meßtechnisch die Voraussetzung für die Ermittlung eines aussagefähigen Potentials. Unter diesen Gegebenheiten können elementare kognitive Prozeßkomponenten separiert und über die elektrische Potentialausprägung einer Analyse unterworfen werden.

Elektrophysiologische Untersuchungen zu den sprachverarbeitenden Prozessen sind in der Literatur beschrieben. Auf Arbeiten von Rothenberger, Szirtes und Jürgens (1982), Hillyard und Kutas (1983), Neville (1985) sowie Heinze, Luck, Mangum und Hillyard (1990) sei hier verwiesen.

Geht man von der Möglichkeit einer Separierbarkeit elementarer kognitiver Verarbeitungsschritte aus, und unter Separierbarkeit von kognitiven Prozeßkomponenten soll dabei der objektive (*meßtechnische*) Nachweis von einzelnen Verrechnungsschritten über separierbare elektrische Potentialkomponenten verstanden werden, dann sollten auch pathokognitive Prozesse in der Sprachverarbeitung anhand von speziellen Potentialausprägungen über den verrechnenden kortikalen Arealen nachzuweisen sein.

Untersuchungsansätze zur Klärung der Zusammenhänge von zentralnervös bedingten Sprachstörungen und den elektrischen Potentialveränderungen sind in der Literatur beschrieben.

McNeill et al. (1983) berichten von Untersuchungen mit non-verbalen auditiven Reizen an Aphasie-Patienten. Eindeutige Unterschiede bei definierter Reizstärkeänderung hinsichtlich der Potentialausprägung zwischen Aphasikern und Gesunden konnten nicht nachgewiesen werden. Das ist nach unserer Hypothese auch zu erwarten, da aphasische Störungen auf gestörte semantische Verarbeitungsprozesse rückgeführt werden können, sprachverarbeitende Anforderungen im Sinne einer kortikalen semantischen Erregung bei diesen Untersuchungen aber nicht eingesetzt wurden.

Kraus et al. (1982) untersuchten an Patienten mit Hirnläsion die Beeinflussung der akustisch ausgelösten Mittleren Potentiale (Auditive Middle Late Responses) und fanden bei Läsion des Temporallappens bei einigen Patienten eine Beeinflussung der Pa-Komponente. Eine eindeutige Korrelation zwischen einer Potentialbeeinflussung dieser Komponente und dem expressiven und rezeptiven Sprachverhalten der Patienten konnte nicht nachgewiesen werden.

Rothenberger et al. (1982) machten auch Vergleichsuntersuchungen an Gesunden, Aphasikern und rechtshemisphärisch geschädigten Patienten. Als potentialauslösenden Reiz wählten die Autoren eine über Kopfhörer erfolgende Darbietung von ein- oder zweisilbigen Worten: Die Vorgabe erfolgte monaural bzw. auch binaural. Es wurde der Nachweis erbracht, daß - im Vergleich zu Gesunden - alle Potential-Komponenten innerhalb der ersten 250 ms, insbesondere des N_1-P_2=Komplexes, in Latenz und Amplitude bei Aphasikern deutliche Veränderungen aufwiesen, dagegen eine (bei Gesunden registrierte) späte Potentialkomponente bei Aphasikern nicht auftrat.

Auch Burian et al. (1972) berichten von Untersuchungen zum Wortverständnis und der Begriffsunterscheidung bei Aphasikern. In diesem Zusammenhang seien auch die Arbeiten von Altenmüller et al. (1989), Kittel (1981) und Beagley (1971) genannt.

All diesen Befunden ist gemeinsam, daß bei den vorgegebenen Anforderungen kortikale Potentialänderungen nur in den frühen und mittleren Potentialkomponenten gefunden wurden. Nach unserer Hypothese gilt für die unterschiedlichen zentralnervös bedingten Sprachstörungen:

- die voneinander unterscheidbaren sprachpathologischen Erscheinungen, insbesondere aphasische Krankheitsbilder, finden ihre Erklärung in der gestörten Informationsverarbeitung auf den unterschiedlichen semantisch-kognitiven und motorischen Verarbeitungsebenen,
- es besteht ein enger Zusammenhang zwischen dem Sprachverständnis (der Sprachverarbeitung) und der Ausprägung sehr später kortikaler elektrischer Erregungen über den sprachverarbeitenden Arealen,
- Störungen in den unterschiedlichen Ebenen der Sprachverarbeitung führen zu charakteristischen räumlich-zeitlichen Potentialverteilungen; unter speziellen Randbedingungen, so der Auslösung elementarer kognitiver Prozesse, sollte ein Rückschluß von den Potentialbefunden auf eine der Aphasie-Unterformen möglich sein.

2. Empirische Untersuchung

Unser methodischer Ansatz hat zum Inhalt, durch *endogene* Reizung im Rahmen der Sprachverarbeitung solche signalverrechnende Kerngebiete zu stimulieren, die überprüfbare (wohldefinierte) neuronale Teilleistungen erstellen. Die Sprachverarbeitung sollte dabei als überprüfbarer kognitiver Prozeß genutzt werden.

Um zwischen unterschiedlichen kognitiven Leistungen differenzieren zu können, muß ein experimenteller Ansatz gefunden werden, der es gestattet, im Sinne einer Skalierung *graduelle Unterschiede bei der Problemlösungsbewältigung* in irgendeiner Form auszuweisen.

Das Ziel sollte sein, eine *differenzierte* Ausprägung der kognitiven Leistungen auf unterscheidbare kortikale Komponenten zu projizieren. Die Bewertung der internen Prozesse sollte dabei aus möglichst deutlichen Potentialausprägungen abgeleitet werden können.

In Anlehnung an anatomisch-morphologische Erkenntnisse sowie auch psycholinguistische Überlegungen wird dabei von nachfolgenden Hypothesen ausgegangen.

2.1 Arbeitshypothesen

1. Sprachverarbeitung erfolgt in unterschiedlichen Kerngebieten. Neben den Wernicke- und Broca-Zentren sind weitere Verrechnungszentren im Prozeßablauf des Sprachverständnisses von Bedeutung (Geschwind, 1985).
2. Wesentliche Operationen bei der Sprachverarbeitung erfolgen aufgrund der spezifischen Struktur *unserer* Grammatik - ein Selektionsergebnis der Sprachevolution - (in unserem Kulturkreis, bei Rechtshändern) temporal bzw. fronto-temporal links.
3. Morphologische und funktionelle Voraussetzungen für eine Delegierung sprachverarbeitender Prozesse in andere (auch kontralateral gelegene) Kerngebiete sind a priori gegeben, werden im Normfall wegen der höheren Effizienz einer Hemisphären-Spezialisierung aber nicht genutzt.
4. Die in den semantischen Netzebenen eingelagerten Begriffe und die sie beschreibenden Merkmalsvektoren werden von Operatoren verwaltet,

deren funktionelles Substrat sich im Wernicke-Sprachverarbeitungszentrum befindet. *Operator* wird hier definiert als komplexes neuronales selbstoptimierendes (intelligentes) Netzwerk, ausgestattet mit autarkfunktionellen Eigenschaften.

5. Eine herausragende Leistung des vom Wernicke-Zentrum gesteuerten Operators ist die Begriffsbildung und somit die Merkmalsverwaltung in den semantischen Netzebenen: Merkmale eines Begriffs werden im Sinne einer Merkmalsgrammatik unter semantischem Aspekt verrechnet. Eine kontextabhängige Bewertung des Begriffs ist als weitere Leistung hervorzuheben.
6. Separierbare Leistung des Broca-sprachverarbeitenden Zentrums ist die Umsetzung der in Form von Merkmalssätzen vorliegenden sprachlichen Inhalte in gesprochene Begriffe. Unter Umsetzung wird im erweiterten Sinne dabei neben der Steuerung der motorischen Zentren auch eine gezielte Strukturierung der Begriffssequenz unter syntaktisch-grammatikalischen Gesichtspunkten verstanden.
7. Die bekannten, voneinander unterscheidbaren aphasischen Krankheitsbilder, Folgewirkung funktioneller Ausfallserscheinungen, sind durch gestörtes Verrechnen elementarer kognitiver Prozesse in unterschiedlichen neuronalen Kerngebieten zu erklären.
8. Störungen bei der Verrechnung kognitiver Teilleistungen müssen sich in der Beeinflussung der Funktion der Kerngebiete und damit auch in unterscheidbaren Signalkomponenten des hirnelektrischen Korrelats widerspiegeln.

Ausgehend von den in Thesen vorgestellten Überlegungen kann man erwarten, daß bei einem Vergleich zweier erstellter unterschiedlicher kognitiver Leistungen, so bei der Bewältigung des Problemlösungsanforderungspaares

a) Bewältigung einer Aufgabe und
b) Bewältigung derselben Aufgabe mit Zusatzanforderung,

unterscheidbare Potentialkomponenten im räumlich-zeitlichen Potentialmuster nachzuweisen sind.

2.2 Begründung

Eine Problemlösung in ihrer *gesteigerten* Form (Fall b) setzt - verglichen mit dem einfacheren Fall a) - die Aktivierung zusätzlicher Kerngebiete voraus, um die Realisierung der Zusatzaufgabe zu ermöglichen. Die Superposition der in den verrechnenden Kerngebieten aufgebauten Potentialkomponenten muß unter diesen Voraussetzungen zu einem Ergebnis führen, das sich deutlich von der Potentialausprägung in Fall a) unterscheidet. Das gilt umso mehr, wenn das Paradigma so gewählt wird, daß die Verrechnung von "Aufgabe mit Zusatzleistung" *quasi-simultan* erfolgt; die Phasenbezüge der elektrischen Komponenten der unterschiedlichen verrechnenden Kerngebiete verlaufen synchron und vermitteln aufgrund der Potentialüberlagerungen deutliche, von anderen Bedingungen unterscheidbare Signalformen.

Einschränkend muß auf folgendes Problem verwiesen werden: Die Voraussetzung für den Aufbau eines aussagefähigen Signals bei der Superposition ist, daß eindeutige Phasenbeziehungen bei der Aktivierung der Kerngebiete vorliegen; auf Aktivierungssteigerung sollte einheitlich eine Positivierung (oder auch Negativierung) der Potentiale resultieren. Das aber kann a priori nicht vorausgesetzt werden, weil bei dem hohen Grad der funktionellen Vernetzung im ZNS hinsichtlich einer Systemstabilisierung exitatorische und inhibitorische Prozesse eng ineinander greifen müssen.

Liegt aber der Fall einer einheitlichen Ausrichtung des elektrischen Feldes vor, so kann davon ausgegangen werden, daß zum Zeitpunkt der Beobachtung eine *starke Kopplung* zwischen den verarbeitenden neuronalen Strukturen vorherrscht und die Systemstabilisierung zugunsten der Informationsübertragung beeinflußt ist. Diese Kopplung als Regulativum ist aber nach einem zentralen Ereignis wie einem vasculären Insult gestört.

Wenn also, wie aus neurologisch-klinischer Beobachtung bekannt, Broca- und Wernike-Aphasiker aufgrund ihrer unterschiedlichen Läsionen morphologisch unterscheidbare Ausfälle bei der kortikalen Verarbeitung aufweisen, so kann auch erwartet werden, daß die beobachteten Störungen auf fehlerhafte Verrechnungen in den unterschiedlichen Ebenen der Sprachverarbeitung zurückzuführen sind.

Aufbauend auf die vorgestellten Überlegungen wurde nachfolgender Versuchsansatz entwickelt: Über ein Rechnerprogramm wurden in Modifikation des TOKEN-Tests (de Renzi & Vignolo, 1962) Informationen auditiv über

Lautsprecher und visuell via Farbmonitor dem Probanden dargeboten. Dabei waren vier Klassen von Merkmalen zugelassen (Größenmerkmale, Farbmerkmale, Figuralmerkmal und Präpositionen).

Ein Computerprogramm wurde entwickelt, das es gestattet, in zyklischer Abfolge nach vorgegebenen Regeln die auditive Information über Lautsprecher auszugeben und eine visuelle Darbietung auf Farbmonitor nach definierter Verzögerungszeit erfolgen zu lassen. Vom Programm war vorgesehen, daß die beiden sukzessiv dargebotenen Informationen sich in einem Merkmal unterscheiden konnten. Aufgabe der Versuchspersonen war es, die Identität bzw. Nicht-Identität beider Informationen zu bestätigen.

Um bei der Bewältigung der Anforderungen eine Chancengleichheit von Broca- und Wernicke-Aphasikern zu sichern, erfolgte die Bestätigung nonverbal; über Mikro-Tips sollte die Versuchsperson die jeweilige Entscheidung signalisieren. Die Untersuchungen erfolgten in einem abgedunkelten, geräuscharmen und elektrisch abgeschirmten Raum. Der Proband/Patient saß in entspannter Haltung in einem Sessel mit Armstützen, in denen in Höhe der Mittelfinger die Mikro-Tips eingebaut waren. Damit war es möglich, durch die Patientenentscheidung (Identität/Nicht-Identität) den weiteren Ablauf des Programms zu beeinflussen.

Nach einer Trainingsphase, in der der Patient das Schema der Anforderung erlernen sollte, erfolgte die Untersuchung. Dabei wurde berücksichtigt, daß die Problemlösungsanforderung hinsichtlich ihres Schwierigkeitsgrades von den Probanden bzw. Patienten subjektiv unterschiedlich bewertet wird. Entsprechend dem kognitiven Leistungsvermögen des Patienten konnte das Schwierigkeitsmaß der Anforderung durch Menüwechsel in der Software graduell verändert werden. Ziel der Lernphase war es, das fehlerfreie Erkennen der Identität/Nicht-Identität bei minimalem Zeitaufwand zu trainieren. In der darauffolgenden Untersuchungsphase wurden die als *semantisch evozierten Potentiale* auftretenden elektrischen Erregungen der sprachverarbeitenden Areale in einem Zeitfenster von 2000 ms nach Reizdarbietung erfaßt. Die Potentialableitung der kortikalen Erregung erfolgte nach dem modifizierten 10-20-System (beidseitig temporal und fronto-temporal). Die Potentialerrechnung nach dem Average-Prinzip wurde über 16 bzw. 32 Einzeldarbietungen je Anforderungsklasse durchgeführt.

Die Ergebnispotentiale wurden als Datenfiles auf der Festplatte des Rechners abgelegt und als Plots ausgegeben.

2.3 Ergebnisse

An gesunden Vergleichspersonen konnte bei früheren Untersuchungen nachgewiesen werden, daß - bei Rechtshändern - sprachverarbeitende Prozesse deutliche Potentialsynchronisationen auf der *linken* Hemisphäre auslösen. Dieser Synchronisationseffekt scheint dabei mit dem *subjektiven* kognitiven Aufwand zu korrelieren (vgl. Maier, 1990).

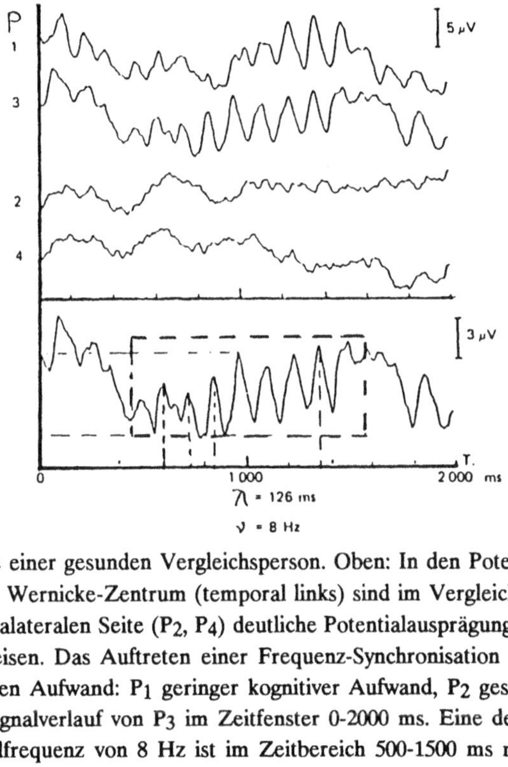

Abb. 2: Potentiale einer gesunden Vergleichsperson. Oben: In den Potentialen P_1 und P_3 , abgeleitet über dem Wernicke-Zentrum (temporal links) sind im Vergleich zu den Signalverläufen auf der kontralateralen Seite (P_2, P_4) deutliche Potentialausprägungen unter kognitiver Belastung nachzuweisen. Das Auftreten einer Frequenz-Synchronisation korreliert mit dem subjektiven kognitiven Aufwand: P_1 geringer kognitiver Aufwand, P_2 gesteigerter kognitiver Aufwand. Unten: Signalverlauf von P_3 im Zeitfenster 0-2000 ms. Eine deutliche Generator-Aktivität der Grundfrequenz von 8 Hz ist im Zeitbereich 500-1500 ms nach Reizauslösung (T_0) nachzuweisen.

Im Gegensatz dazu wird die kognitive Verrechnung einer raumorientierten Wahrnehmung oder auch der räumlichen Zuordnung von geometrischen Gebilden als Leistung der rechten Hemisphäre gedeutet. Unsere Untersuchungen zu den kognitiven Transformationen von Musterbezügen belegen dabei zumindest die Hypothese, daß der Schwierigkeitsgrad, also der (individuelle) subjektive kognitive Aufwand im Problemlösungsprozeß, die Potentialausprägung entscheidend beeinflußt. Aus diesen Befunden kann die Hypothese abgeleitet werden, daß trotz der morphologisch-anatomischen Gegebenheiten eine leistungsspezifische Lateralisation der unterschiedlichen kognitiven Prozesse sich als effizient bewährt hat und im Verlaufe einer *Sprachevolution* zunehmend an Bedeutung gewonnen hat. Diese funktionelle Lateralisation der Sprachverarbeitung scheint dabei eine Spezifik *unseres* Kulturraumes zu sein; die Sprachverarbeitung im ostasiatischen Kulturkreis unterliegt anderen Regeln, was mit der Struktur des Sprachaufbaus erklärt wird.

Untersuchungen an Aphasie-Patienten, die nach der AAT-Klassifikation unterschiedlichen Aphasie-Untergruppen zuzuordnen sind, erbrachten Potentialverläufe, die sich deutlich von den oben vorgestellten Signalverläufen der Vergleichsgruppe unterschieden.

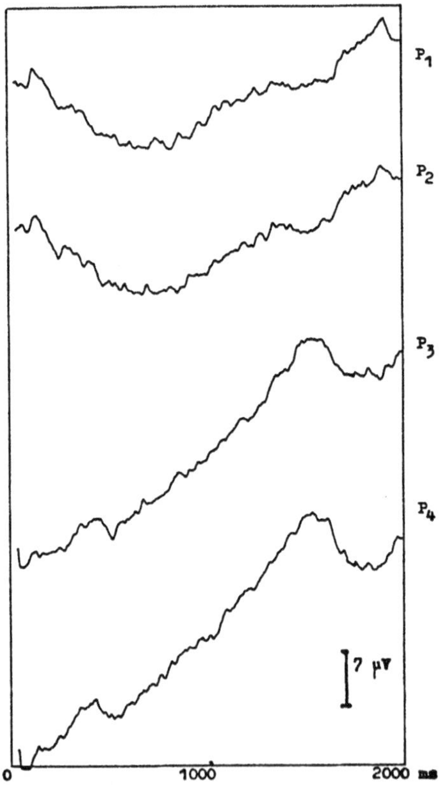

Abb. 3a: Potentialverläufe bei Wernicke-Aphasie. In den Potentialen P1 (temporal/links) und P2 (temporal/rechts) bei geringer kognitiver Belastung sowie auch in P3 (temporal/ links) und P4 (temporal/rechts) bei erhöhter kognitiver Anforderung lassen sich keine Ausprägun-

gen von Frequenz-Dominanzen nachweisen; die Synchronisation der Verrechnung in den sprachverarbeitenden Kerngebieten, Voraussetzung für eine Begriffsbildung, ist gestört. Auffallend in allen vier Ableitungen ist der starke DC-Shift bzw. die Überlagerung von slow potentials sehr niedriger Frequenz.

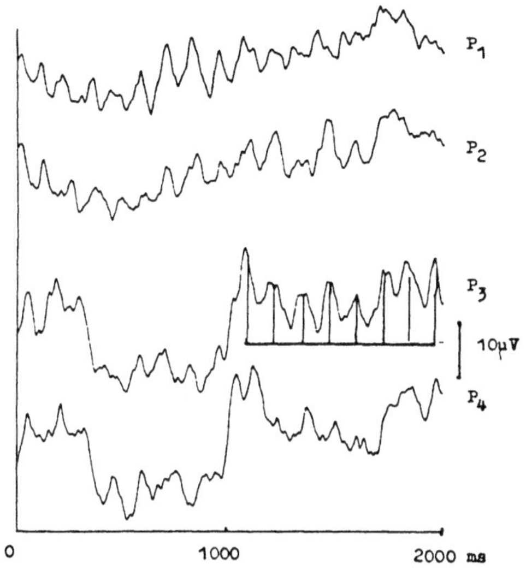

Abb. 3b: Potentialverläufe bei Broca-Aphasie. Synchronisatiosprozesse zwischen den verrechnenden Arealen sind relativ stabil, eine Frequenz-Dominante (von Störpotentialen überlagert) liegt vor. Eine eindeutige Links-Lateralisation ist noch nicht ausgebildet.

Während bei Wernicke-Aphasikern zum Zeitpunkt der Problemlösung die für die Begriffsbildung notwendigen kognitiven Leistungen, Verrechnungsprozeduren auf semantischer Ebene, gestört sind und im hirnelektrischen Korrelat charakteristische (frequenzdominante) Potentialverläufe nicht zu finden sind, deuten sich in den Potentialbildern von Broca-Aphasikern die für eine Begriffsbildung erwarteten Synchronisationen an. Dabei war bei vielen der im Seitenvergleich abgeleiteten Potentiale auffallend, daß gerade auf der *rechten Hemisphäre* im Vollzuge einer Sprachrehabilitation sich semantisch evozierte Potentiale nachweisen ließen; bei den Patienten handelte es sich um ehemalige Rechtshänder. Dieser Befund stützt die eingangs erwähnte Hypothese, wonach zumindest phylogenetisch sprachverarbeitende Zentren bi-hemisphärisch konzipiert sind; die uns bekannte Links-Lateralisierung sprachverarbeitender Prozesse, das Ergebnis einer Sprachevolution, kann somit als *Spezialfall* gedeutet werden. Dank einer neuronalen und auch funktionellen Plastizität können lebensnotwendige Funktionen in intakte kortikale Areale - auch kontralateral - delegiert werden. Um aber im Sinne der Effizienz diesen organisatorischen Ablauf auch verwalten zu können, muß von einer Metaebene über Rückinformationen eine Koordination der verrechnenden Einheiten erfolgen. Aus diesen Überlegungen kann abgeleitet werden: Das kognitive System ist hinsichtlich sprachverarbeitender Leistungen hierarchisch strukturiert. Anders sind einige unserer Befunde nicht zu erklären.

1. Bei einigen Patienten war es uns möglich, den Verlauf der Rehabilitation über längere Zeiträume zu beobachten. Wiederholungsuntersuchungen, durchgeführt in größerem Abstand von 9-12 Monaten, erbrachte eine gute Übereinstimmung von AAT-Bewertung, Potentialausprägung und subjektiver Einschätzung seitens der therapierenden Logopädin. Dabei konnten Verschiebungen der Kriterien von einer Wernicke-Aphasie zur Broca-Aphasie beobachtet werden.
2. Auch der erwähnte Befund einer transhemisphäralen Lateralisation sprachverarbeitender Strukturen bei Links-Insult-Patienten kann so eine Erklärung finden. Durch eine Systemoptimierung werden im neuronalen Lernprozeß (s.o.) die Voraussetzungen für den funktionellen (störungsfreien) Ablauf der Sprachverarbeitung im Vollzuge der Sprachrehabilitation geschaffen.

In einer Modelldarstellung sollen die beobachteten Prozeßabläufe abstrahiert und Zusammenhänge aus den erhobenen Daten abgeleitet werden:

- Die Leistung des aktiven semantischen Gedächtnisses für die Begriffsbildung, die Merkmalsgenerierung über den semantischen Netzebenen,
- die motorische Umsetzung der bereits erstellten *Begriffsvektoren* unter Berücksichtigung grammatikalischer und syntaktischer Randbedingungen bis zum phonatorischen Feedback der Begriffsverbalisation,
- die kognitive Rückkontrolle als Korrektivum im Sprachverarbeitungsprozeß

können als Komponenten zur Modellbildung eines Kubus der Kantenlänge "1" verwendet werden.

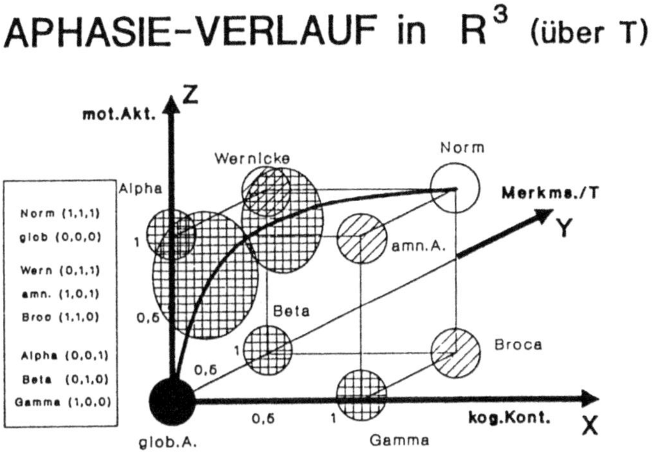

Abb. 4: Modell (Aphasie-Einheits-Kubus). Die drei Koordinaten (kognitive Rückkontrolle, Generierung der Merkmalssätze pro Zeiteinheit und motorische Aktivität) spannen einen Kubus der Kantenlänge "1" auf. Eingetragen der Verlauf eines sich ändernden Aphasie-Erscheinungsbildes über der Zeit im Vollzuge der Sprachrekonvalenszenz.

Im Normfall liegt ein stabiles ungestörtes System vor, alle Komponenten erreichen den Wert "1".

Wenn alle drei Komponenten gestört sind, d.h. wenn $X=Y=Z=0$ ist, liegt eine globale Aphasie vor.

Bei Störungen *einer* Komponente,
z.B. motorische Aktivität $=1$ (also ungestört),
Generierung von Merkmalssätzen/Zeiteinheit ebenfalls $=1$,
jedoch einer gestörten Rückkontrolle, also $X < 1$,
liegt die Erscheinungsform einer Wernicke-Aphasie vor. Anhand der Komponentenstrukturen können so die bekannten drei klassischen Aphasie-Untergruppen in den Eckpunkten des Kubus positioniert werden.

Für die Broca-Aphasie gilt: gestörte motorische Aktivität, jedoch Merkmalsgenerierung und kognitiver Kontrollmechanismus sind voll funktionsfähig. Nach dieser Überlegung liegt das Defizit einer *echten amnestischen Aphasie* in der fehlerhaften Generierung der Begriffsmerkmalssätze.

Betrachtet man den Fall, daß *zwei Größen* < "1", lassen sich anhand der Komponentenstruktur drei weitere Aphasie-Unterklassen separieren, die bislang dem Pool der nichtklassifizierbaren Aphasien zugeordnet wurden. Diese vorerst hypothetischen Aphasie-Unterformen sollen mit Alpha-, Beta- und Gamma-Aphasie bezeichnet werden.

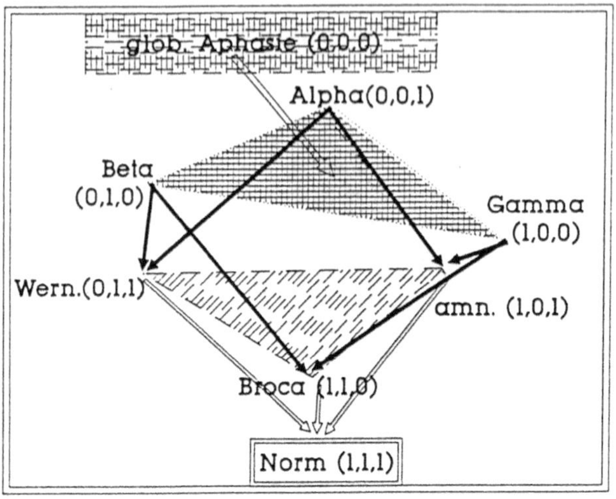

Abb. 5: **Schnitte durch den Einheits-Kubus bilden die Flächen des Drei-Ebenen-Modells. Übergänge von der Alpha-Beta-Gamma-Ebene zur A-B-W-Ebene erfolgen nach Gesetzmäßigkeiten, die aus den Komponentenstrukturen der Aphasie-Unterformen abgeleitet werden können.**

Schnitte durch die Alpha-, Beta-, Gamma-Eckpunkte sowie die Eckpunkte für die amnestische, Broca- und Wernicke- (A-B-W-)Aphasien führen zum Drei-Ebenen-Modell: die globale Aphasie (oben) mit Störungen in allen drei Parametern, darunter die Alpha-Beta-Gamma-Ebene mit Defiziten in zwei der drei Komponenten. Die *dritte* Ebene bildet dann die A-B-W-Ebene mit jeweils einer Komponente <"1".

Gehen wir davon aus, daß ein Patient mit schwerer Sprachverständnisstörung z.B. nach einem traumatischen Ereignis im Vollzuge seiner Sprachverständnis-Rehabilitation die Zwischenebene erreicht, so kann bereits zu diesem frühen Stadium aus der vorliegenden Komponentenstruktur eine Prognose abgeleitet werden: Wegen der Auswahlkriterien kann sich eine Beta-Aphasie nur in Richtung einer Broca- oder Wernicke-Aphasie entwikkeln. Die Ausbildung einer amnestischen Aphasie ist bei diesem Modell-Fall eines Patienten nicht möglich. Ähnliches gilt für die beiden anderen Aphasie-Unterformen: Die Zwischenform einer Alpha-Aphasie kann sich nach diesen Überlegungen im Vollzuge der Sprachregenerierung nicht in eine Broca-Aphasie entwickeln.

Wenn aber bereits in der Aphasie-Akut-Phase Prognosen dieser Art gemacht werden können, dann sollte auch durch Auswahl des geeigneten

Therapiekonzeptes die Effizienz der therapeutischen Maßnahmen beeinflußbar sein.

Der eingangs erwähnte Bezug zwischen den kortikalen elektrischen Erregungen einerseits sowie der diagnostischen Aussage und den therapeutischen Maßnahmen anderseits bei der Sprach-Rehabilitation wird damit verständlich.

Über den psychophysiologischen Ansatz ist einerseits eine Verfeinerung und andererseits die Objektivierung der Diagnose denkbar. Generell sollte dabei berücksichtigt werden, daß die psychometrische Aphasie-Diagnose hinsichtlich ihrer Trennschärfe immer noch als problematisch gilt (Hofmann, 1987) und die Güte einer Diagnose auch den Erfolg einer Therapie beeinflußt. Da aber bei einer Aussageverschärfung der Aphasie-Diagnose schon zu einem frühen Zeitpunkt (Akut-Phase) Prognosen möglich werden, ergeben sich hieraus auch Konsequenzen für das Konzept der Sprachtherapie.

Literatur

Altenmüller E., Baumgärtner, R., Moini, S. & Kriechbaum, W. (1989). Kortikale DC-Potentiale als elektrophysiologisches Korrelat höherer Hirnleistungen: Ergebnisse bei Patienten mit neurophysiologischen Ausfällen. In: *Verhandlungen der Deutschen Gesellschaft für Neurologie*, Bd.5 (pp. 927-930). Berlin, Heidelberg, New York: Springer.

Beagley, H.A. (1971). The role of ERA in the diagnoses of receptive aphasie. *Arch. klin. exp. Ohr.-, Nas.-u. Kehlk. Heilk.* 1988, 152-153.

Burian K., Gestring, G.F., Gloning, K. & Haider, M. (1972). Objective examination of verbal discrimination and comprehension in aphasia using contigent negative variation. *Audiology 11.* 310-316.

Collins A.M. & Quilliams, M.R. (1969). Retrieval from semantic memory. *J. Verb. Learn Verb. Behav. 8.* 240-247.

de Renzi, E.H., & Vignolo, L.A. (1962). The token test: a sensitive test to detect receptive disturbances in aphasics. *Brain 85.* 665-678.

Geschwind, N. (1985). Die Großhirnrinde. *Gehirn und Nervensystem.* (112-120) Heidelberg: Spektrum der Wissenschaft.

Heinze, H.J., Luck, S.J., Mangun, G.R. & Hillyard, S.A. (1990). Visual event-related potentials index focused attention within bilateral stimulus arrays. I. Evidence for early selection. *Electroenceph. clin. Neurophyslol.* 75. 511-527.

Hillyard, S.A. & Kutas, M. (1983). Electrophysiology of cognitive processing. *Ann. Rev. Psychol.* 34. 33-61.

Hofmann, E. (1987). Der AAT als therapierelevantes Abklärungsverfahren? *Neurolinguistik 1*, 29-91.

Kittel, G. (1981). Erste Ergebnisse mehrkanaliger monopolarer ERA bei Aphasikern. *HNO-Praxis Leipzig* 6. 199-205.

Kraus, N., Ozdamar, O., Hier, L. & Stein, L. (1982). Auditory middle latency responses (MLRs) in patients with cortical lesions. Electroenceph. clin. *Neurophysiol.* 54. 275-287.

Maier R. (1990). Zur Analyse der semantisch evozierten Potentiale von kognitiven und pathokognitiven Prozessen. In: M. Heinemann (Hrsg.): *Subjektive Audiometrie bei Kindern und akustisch evozierte Potentiale*. Verlag, Bingen: Gross.

McNeil, M.R., Darley, F.L., Rose, D.E. & Olsen, W.O. (1983). Effects of intensity variations on auditory processing in aphasia. *Audiology* 22. 582-615.

Neville, H.J. (1985). Biological constraints on semantic processing: acomparison of spoken and signed languages. *Psychophysiology* 22. 576.

Norman, D.A. & Rumelhart, (1978). *Strukturen des Wissens*. Stuttgart: Klett-Cotta.

Poeck, K. (1982). *Klinische Neuropsychologie*. Stuttgart, New York: Thieme.

Rothenberger, A., Szirtes, J. & Juergens, R. (1982). Auditory evoked potentials to verbal stimuli in healthy, aphasic and right hemisphere damaged subjects. *Arch Psychiat. Nervenkrankh*. 231 155-170.

Zum Verhältnis von Kohärenz und Kohäsion bei Aphasie*

Frank Regenbrecht / Walter Huber / Ralf Glindemann

1. Einleitung

Seit einigen Jahren wird zunehmend die Frage diskutiert, welche Schwierigkeiten aphasische Patienten bei der Textproduktion haben (z.B. Ulatowska et al., 1983; Chapman & Ulatowska, 1989; Dressler & Pléh, 1984). Häufig wird bei Untersuchungen zu diesem Thema auf das Problem hingewiesen, daß auf der Ebene des Textes und innerhalb komplexer Kommunikationssituationen eine schwer zu kontrollierende Anzahl sprachlicher und nichtsprachlicher Leistungen zusammenspielen (z.B. Huber, 1990; Kahn, 1991). So interagieren bei der Textproduktion verschiedene Teilleistungen, insbesondere solche des Problemlösens, des Gedächtnisses sowie des lexikalischen und grammatischen Wissens. Weiterhin erfordert die Auswahl und Anordnung textrelevanter Informationen neben der Aktivierung von sprachlichem Wissen immer auch eine adäquate Berücksichtigung von Weltwissen und situativem Kontext (vgl. Rickheit, 1991). Im Hinblick auf eine zielorientierte Therapieplanung ist deshalb zu fragen: Müssen die Schwierigkeiten, die Aphasiker mit der Textproduktion haben, vorwiegend sprachsystematisch erklärt werden, oder lassen sich auch vorsprachliche Planungsbeeinträchtigungen beschreiben, die gerade bei der Textproduktion besonders stark zum Tragen kommen?

* Diese Untersuchung erfolgte in dem von der Deutschen Forschungsgemeinschaft (DFG)

Zwei Begriffe, mit denen man sich der Beschreibung von Textstrukturen und Textleistungen nähern kann, sind Kohärenz und Kohäsion. Mit Hilfe dieser Kategorien soll die Erprobung eines Untersuchungsverfahrens vorgestellt werden, das danach fragt, wie gut Aphasiker in der Lage sind, eine zusammengehörende Sequenz von Ereignissen einerseits vorsprachlich zu planen und andererseits sprachlich zu realisieren. Zu diesem Zweck wird anhand der Textproduktion von vier aphasischen Patienten der Versuch unternommen, vorsprachliche und sprachliche Teilleistungen zu beschreiben, um eventuell auftretende Textstörungen anhand eines Sprachproduktionsmodells möglichst gezielt zu erfassen. Dieses Verfahren soll im Rahmen eines Forschungsprojektes zur kommunikativ-pragmatisch orientierten Aphasietherapie (PACE, vgl. Davis & Wilcox, 1981, 1985; Glindemann & Springer, 1989) für die Analyse der sprachlichen Äußerungen einer größeren Patientengruppe angewendet werden.

2. Die Beschreibungskategorien Kohärenz und Kohäsion

Ein Text bedeutet mehr als die Summe seiner Sätze. So ist zum Beispiel gezeigt worden, daß durch eine variierte Anordnung von Sätzen in Texten unterschiedliche Verstehens- und Behaltenseffekte hervorgerufen werden können (vgl. Drinkmann & Groeben, 1981). Die Beziehungen, die dabei zwischen Sätzen bzw. zwischen den in Sätzen vermittelten Sachverhalten bestehen, sollen im folgenden als implizite und explizite Verknüpfungen beschrieben werden.

Mit dem Begriff der *Kohärenz* versucht man, die *logisch-situativen* Textbeziehungen zu erfassen. Kohärenz ist damit auf der Beschreibungsebene der Propositionen angesiedelt (Biere, 1989, S. 94).

Der Begriff bezeichnet die inhaltlichen Zusammenhänge von Sätzen und Teilsätzen und somit die folgerichtigen Abläufe innerhalb der Textwelt. Eine erste notwendige Bedingung für die Kohärenz eines Textes ist zunächst das

---

Forts. von letzter Seite

geförderten Projekt (PO 41 / 16-5). Für die methodische Beratung möchten wir uns bei Dr. Klaus Willmes vielmals bedanken. Wir danken auch Irene Blume, die die Bildergeschichten gezeichnet hat.

Vorhandensein eines zugrundegelegten Themas. Van Dijk und Kintsch (1983, S. 189) bezeichnen dies als *globale Kohärenz*. Jedes Thema wird wiederum durch Sequenzen von Propositionen nach und nach inhaltlich entwickelt. Diejenigen Beziehungen, die zwischen aufeinanderfolgenden Propositionen bestehen, werden dagegen als *lokale Kohärenz* bezeichnet. Eine grundlegende Frage ist in diesem Zusammenhang, wie es einem Sprecher gelingt, einen komplexen Sachverhalt thematisch und sequentiell zu planen, um letztlich eine satzübergreifende Textstruktur aufzubauen.

Demgegenüber bezieht man sich mit dem Begriff der *Kohäsion* auf die *sprachliche Realisierung*, die 'Textoberfäche' (de Beaugrande & Dressler, 1981, S. 50). Hier stellt sich die Frage, welche verbalen Möglichkeiten ein Sprachbenutzer hat, um Sätze oder Teilsätze lexikalisch-semantisch und syntaktisch-morphologisch miteinander zu verknüpfen, um so die propositionalen Beziehungen hinreichend deutlich zu machen. Die verschiedenen sprachlichen Techniken, mit denen dies geschieht, werden unter dem Begriff der Kohäsion zusammengefaßt (Halliday & Hasan, 1976, 1989). Kohäsive Verknüpfungsmuster können vielfältigster Art sein: Wörter können z.B. in einer koreferentiellen Beziehung zueinander stehen, indem sie wiederholt oder durch Pronomina ersetzt werden. Ebenso können semantische Verknüpfungen hergestellt werden, wie Teil-Ganzes-Beziehungen, Synonymiebeziehungen oder ähnliches (vgl. Lyons, 1977, z.B. S. 622 ff.; Berko-Gleason et al., 1980). Ein weiteres Kohäsionsmittel sind Junktionen zwischen Sätzen und Teilsätzen. Das Verhältnis von Kohärenz und Kohäsion kann man an folgenden Beispielen verdeutlichen:

(1) Es regnet. Wir bleiben zu Haus.
(2) Weil es regnet, bleiben wir zu Haus.

In beiden Fällen soll ein kohärenter Zusammenhang zwischen zwei Propositionen dargestellt werden (Ursache-Wirkung). Der Unterschied besteht darin, daß im zweiten Beispiel die Kohärenzbeziehung auch lexikalisch und syntaktisch expliziert ist. Die Konjunktion "*weil*" ist in diesem Fall ein Indiz für Kohärenz und erleichtert für den Verstehenden die Aktivierung des Schemas Ursache-Wirkung. Dies wird noch durch die Wortordnung verstärkt. Denn der erste Teilsatz steht im Vorfeld des Verbs des zweiten Teilsatzes, wodurch die Unterordnung des ersten Teilsatzes gegenüber dem zweiten angezeigt wird.

Es wird jedoch ebenfalls deutlich, daß dieselbe Kohärenzbeziehung auch ohne lexikalisches Kohäsionsmerkmal verständlich ist. Die beiden Sätze in (1) können deshalb (je nach logisch-situativem Kontext) genauso kohärent wie das Satzgefüge im zweiten Beispiel sein. Allerdings werden im ersten Beispiel weniger Kohäsionsmittel eingesetzt.

Diese Feststellung ist für die Bewertung von aphasischen Texten bedeutsam. Denn so wie die Herstellung von Kohärenz nicht zwingend vom Vorhandensein kohäsiver Muster abhängig ist (vgl. Fritz, 1982), ist die Aktivierung von Kohärenz beim Hörer nicht nur vom Sprachproduzenten, sondern auch vom Sprachverstehenden und seinem Wissen abhängig. Man kann also sagen, daß Kohärenz diejenigen zugrundeliegenden Beziehungseigenschaften beschreibt, die einen Text zu einer thematischen Einheit machen und daß diese Kohärenz durch verschiedene sprachliche "Kohärenzträger" (Rath, 1981) erzeugt werden kann. Kohäsionsmuster wie die oben beschriebenen sind solche Kohärenzträger.

3. Zugrundegelegtes Sprachproduktionsmodell

Im folgenden soll ein Sprachproduktionsmodell skizziert werden, das die Kategorien Kohärenz und Kohäsion in einen prozessualen Zusammenhang stellt. Auf dieser Basis werden dann die aphasischen Textäußerungen betrachtet. Es wurde das Modell von Levelt (1989, S. 108 ff.) zugrundegelegt, in dem eine eindeutige Trennung zwischen makro- und mikropropositionalem Verarbeiten vorgenommen wird.

Das Modell besteht im wesentlichen aus drei autonomen Einheiten: einem vorsprachlichen konzeptuellen System ("*conceptualizer*"), einem Formulator ("*formulator*"), dem eigentlichen Sprachsystem, und einem Artikulationssystem ("*articulator*"). Auf der vorsprachlichen Ebene werden nach und nach Propositionen entwickelt und hochgradig spezifiziert. Diese können dann im Formulator syntaktisch, lexikalisch und phonologisch enkodiert werden, woraus ein phonetischer Plan resultiert, der zuletzt artikulatorisch realisiert wird.

Hinsichtlich der Frage, wie man vorsprachliche Planungsstörungen bei Aphasikern beschreiben könnte, sind vor allem die einzelnen Schritte innerhalb der ersten Verarbeitungseinheit, dem konzeptuellen System, interessant.

Sofern eine sprachliche Mitteilung angestrebt wird, ist nach Levelt (1989, S. 108) auch eine illokutionäre Intention notwendig vorhanden. Diese Intentionen erhalten durch die *Makroplanung* ihre spezifische 'Substanz'. Es wird zunächst darüber entschieden, welche und wieviel Informationen der eigentlichen Intention dienen. Für diesen Vorgang ist es notwendig, die einzelnen Ziele und Unterziele des globalen Sprechaktes festzulegen und zu hierarchisieren. Dadurch wird auch die Anzahl der jeweils notwendigen Sprechakte bestimmt. Ebenso fließen auf dieser Ebene pragmatisches Wissen und Weltwissen ein.

Bei dem nächsten Schritt innerhalb der Makroplanung wird darüber entschieden, welche Informationen den angestrebten Zielen dienen, welche Einheiten zentral sind und welche für die angestrebte Äußerungssequenz eine nebengeordnete Funktion haben. Diese Festlegung ist vor allem für den letzten Schritt innerhalb der Makroplanung wichtig, der ersten *Linearisierung* einzelner Informationseinheiten. Denn hier wird die Entscheidung darüber getroffen, welche Sachverhalte zuerst realisiert werden sollen und welche inhaltlich weiterführend oder untergeordnet sind. Dies setzt einerseits die oben erwähnte Festlegung von Zielen und Unterzielen voraus, andererseits die Berücksichtigung logischer und situativer Gegebenheiten.

Das Ergebnis der Makroplanung ist dann eine Sequenz von Intentionen für Sprechakte ("speech-act intentions"). Sie legen unter anderem dasjenige fest, was nach unserer Auffassung unter *globaler Kohärenz* zu verstehen ist. Diese Strukturen sind hinsichtlich des Modus (deklarativ, imperativ oder interrogativ), des Hauptthemas und der dafür notwendigen Hauptinformationen spezifiziert. Die anschließende *Mikroplanung* bringt nun nach Levelt die global entwickelten Sprechakte durch zusätzliche Spezifizierungen in ein propositionales Format. Dabei werden hauptsächlich die *lokalen Kohärenzbeziehungen* entwickelt. Es wird festgelegt, welche Elemente sich propositional aufeinander beziehen, welche dem Rezipienten bereits bekannt sind, so daß eine Wiederaufnahme durch Pronomina erfolgen kann, oder welche vollständig eingeführt werden müssen. Ebenso wird hier die Entscheidung darüber getroffen, welche Sachverhalte für den Kommunikationspartner inferierbar sind und welche explizit oder sogar prominent realisiert, also etwa topikalisiert oder emphatisch betont werden sollen. Für alle diese zusätzlichen Informationen werden die Mitteilungsstrukturen entsprechend markiert (Levelt, 1989, S. 145 ff.). Auf dieser Basis wird zuletzt das propositionale Format erstellt, in dem den einzelnen Prädikaten ihre Argumente zugeordnet werden. Die so entstandenen Propositionen sind hinsichtlich der ko- und kontextuellen Anforderungen hinreichend spezifiziert, um vom Sprachsystem entsprechend ihrer Kennzeichnungen grammatikalisch, lexikalisch und phonologisch enkodiert zu werden.

Die Entscheidung darüber, welche textverknüpfenden Kohäsionsmerkmale verwendet werden, wird nach diesem Modell bereits in der vorsprachlichen Mikroplanung festgelegt (z.B. Pronominalisierung, Rekurrenz und Topikalisierung). Es muß aber auch davon ausgegangen werden, daß mit der Einbindung der Propositionen in eine syntaktische Form gewisse Kohäsionsmerkmale implizit einhergehen. So ist es z. B. plausibel, daß für die reguläre Auslassung des Subjekts in einem Nebensatz keine entsprechende Markierung auf der propositionalen Ebene notwendig ist. Dieses Merkmal wird satzstrukturell determiniert und scheint somit Bestandteil des eigentlichen Sprachsystems zu sein (vgl. Abschn. 5.4).

4. Fragestellungen

Für die aphasische Textproduktion wurden aus diesem Modell die folgenden Fragestellungen abgeleitet:

Hinsichtlich der Kohärenz:

- Unterscheiden sich Aphasiker generell von Kontrollpersonen in der Auswahl und Anordnung von Informationen?
- Zeigen sich syndromspezifische oder schweregradabhängige Unterschiede?

Hinsichtlich der Kohäsion:

- Unterscheiden sich Aphasiker und Kontrollpersonen hinsichtlich der Anzahl kohäsiver Muster?
- Welche qualitativen Häufungen kohäsiver Muster ergeben sich hinsichtlich der Syndrome und Schweregrade?

Hinsichtlich des Verhältnisses zwischen Kohäsion und Kohärenz:

- Gibt es Struktur- oder Sprachauffälligkeiten, aufgrund derer man zwischen Sprachplanungsdefiziten (Kohärenzproblemen) und sprachsystematischen Beeinträchtigungen (Kohäsionsdefizite) unterscheiden kann?

5. Methode

5.1 Probanden

Insgesamt wurden die Textäußerungen von 20 Kontrollpersonen und 4 Aphasikern untersucht. Es wurden jeweils zwei Broca- und zwei Wernicke-Aphasiker ausgewählt, die hinsichtlich des Syndroms als prototypisch galten. Das Ausmaß der Störungen war nach der Bewertung des Aachener Aphasie Tests (AAT; Huber et al., 1983) leicht bzw. mittelschwer (s. Tab. 1). Mit schwer gestörten Patienten konnte die Untersuchung nicht durchgeführt werden.

Tab. 1: Patienten AAT-Daten (Punktwerte und Prozentränge)

Spontansprache 0 = schwerste, 5 = keine Störung	Pat.H.T. (Broca) (40 J.)	Pat.H.G. (Broca) (48 J.)	Pat.A.P. (Wernicke) (30 J.)	Pat.L.S. (Wernicke) (65 J.)
- Kommunikationsverhalten	3	2	2	3
- Artikulation und Prosodie	4	4	5	5
- Automatisierte Sprache	5	3	2	3
- Semantische Struktur	4	3	2	3
- Phonematische Struktur	4	3	4	3
- Syntaktische Struktur	1	1	3	3
Untertests (Prozentränge)				
- Token Test	95	46	33	24
- Nachsprechen	58	41	64	19
- Schriftsprache	89	42	48	45
- Benennen	87	56	68	49
- Sprachverständnis (Gesamt)	98	62	68	36
- Auditiv	87	81	57	32
- Lesesinn	95	49	76	40
Dauer der Erkrankung (Monate)	56	69	7	26

5.2 Material

Insgesamt wurden den Kontrollpersonen und den Patienten jeweils 5 Bildergeschichten dargeboten, die von allen Personen nach einer festgelegten Instruktion erzählt wurden. Der jeweilige Zuhörer kannte die Geschichten nicht. Die hier verwendeten Geschichten gehören zu dem Therapiematerial, das im Aachener PACE-Projekt entwickelt und erprobt wurde. Die Themen der einzelnen Bildergeschichten sind "alltägliche Mißgeschicke" und wurden durch Befragung von Angehörigen aphasischer Patienten empirisch erhoben, z.B. Reifenpanne, Wasserrohrbruch, Vogel entflogen, brennender Weihnachtsbaum. Die makrostrukturelle Gliederung der Geschichten wurde bei der Gestaltung kontrolliert. In Abbildung 1 ist als Beispiel die Bildergeschichte "Der brennende Weihnachtsbaum" abgebildet.

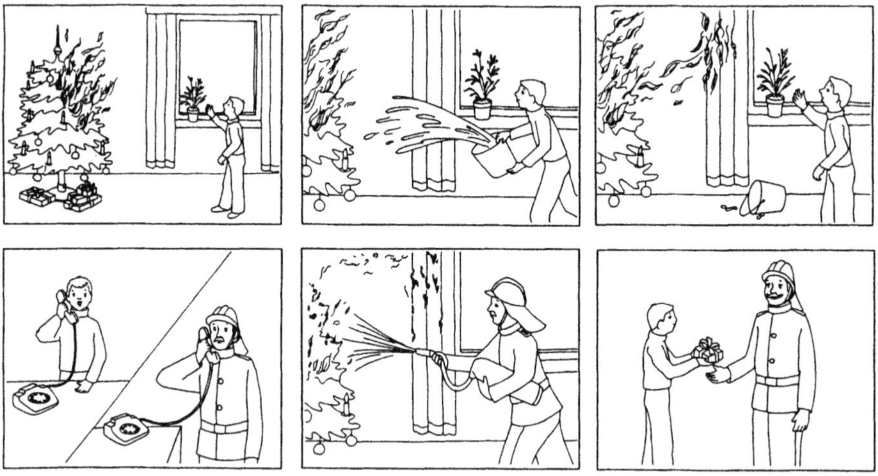

Abb. 1: Bildergeschichte "Der brennende Weihnachtsbaum"

Alle Geschichten beginnen mit der Problemstellung. Darauf folgt ein Lösungsversuch, das Scheitern dieses Versuches und ein Hilferuf. Sie enden mit einer Problemlösung und einem versöhnlichen Schluß. Die Äußerungen aller Personen wurden mit deren Zustimmung auf Video aufgezeichnet. Alle Texte wurden dann orthographisch transkribiert, wobei Intonation, Betonung und Pausen mitberücksichtigt wurden.

5.3 *Analyseverfahren zur Kohärenz*

Das Analyseverfahren, mit dem die propositionale Basis der Geschichten ermittelt wurde, stützt sich in seinen Grundzügen auf zwei bereits durchgeführte Arbeiten (Huber, 1990; Hüttemann & Huber, 1986).
Dabei wurde in der vorliegenden Studie folgendermaßen vorgegangen: Zunächst wurden die Texte der Kontrollpersonen in sogenannte komplexe Propositionen zerlegt (in Abgrenzung zu atomaren Propositionen, also Wörtern), die nach van Dijk und Kintsch (1983, S. 14) in den meisten Fällen einem Teilsatz entsprechen. Dann wurden die Propositionen aller 20 Kontrollpersonen miteinander verglichen und die Häufigkeit identischer Propositionen ausgezählt. Dabei wurde zwischen drei Kategorien unterschieden (F = Nennungshäufigkeit):

- obligatorische Propositionen (F = 16-20),
- optionale Propositionen (F = 5-15),
- idiosynkratische Propositionen (F = 1-4).

Bei einer Kriteriumswahrscheinlichkeit von 95% nach dem Binomialmodell (vgl. Geigy, 1969) mußte eine Proposition von den 20 Kontrollpersonen wenigstens 16 mal genannt werden, um als obligatorische gezählt zu werden. Aufgrund dieser Auszählungen wurde für jeden Text eine empirische Textbasis erstellt. Tabelle 2 zeigt eine solche Propositionsliste. Für die Erstellung der Textbasis wurden nur obligatorische und optionale Propositionen berücksichtigt. Die idiosynkratischen Propositionen wurden gesondert vermerkt. Die Textbasen (vgl. Tab. 2) bilden das Vergleichskorpus für die aphasischen Texte.
In Tabelle 3 ist als Beispiel der transkribierte und segmentierte Text des leicht gestörten Patienten mit Wernicke-Aphasie zu der Geschichte "Der brennende Weihnachtsbaum" wiedergegeben.

Die Propositionen des Textes wurden dann den einzelnen Bildern B1-B6 zugeordnet. Das Ergebnis wurde in einem "Kohärenzgraphen" vermerkt (s. Abb. 2).

Dabei wurden die geäußerten Sachverhalte in ihrer Reihenfolge abge tragen. Die Abkürzung P steht für obligatorische Propositionen, O steht für optionale und I für idiosynkratische Propositionen. Weiterhin wurden

Tab. 2: Empirische Textbasis für die Geschichte: "Der brennende Weihnachtsbaum"

Nr.	Proposition	Nennungshäufigkeit (max. = 20)
1	sein (weihnachten)	15
2	brennen (weihnachtsbaum)	20*
3	sehen (junge, brennender baum)	6
4	holen (junge, wasser)	14
5	löschen (junge, feuer,(mit wasser))	19*
6	vergeblich sein (löschen)	17*
7	brennen (gardine)	12
8	laufen (junge, zum telefon)	6
9	anrufen (junge, feuerwehr)	20*
10	kommen (feuerwehr)	19*
11	bedanken (junge, bei feuerwehrmann)	11
12	geben (junge, feuerwehrmann, geschenk)	18*

* = obligatorische Proposition

Besonderheiten, wie z.B. Unvollständigkeit und Verallgemeinerungen, vermerkt. Die Idiosynkrasien haben je nach Typ noch einen Index zur Klassifizierung erhalten. Die Kategorien Ia und Ib wurden dabei als zentrale Propositionen angesehen, die für den Inhalt der Geschichte eine konstituierende Bedeutung haben. Dagegen umfassen die Kategorien **Ic** bis **If** *periphere* Propositionen, die für die Informationsstruktur des Textes irrelevant sind. Aufgrund der so erstellten Textbasen soll beurteilt werden, inwieweit sich die Informationsstrukturen der einzelnen Texte voneinander unterscheiden.

5.4 Analyseverfahren zur Kohäsion

Die Kohäsionsanalyse basiert zum Teil auf den Arbeiten von Halliday und Hasan (1976, 1989). Das grundlegende Prinzip dieses Vorgehens besteht darin, semantische oder lexikalische Verknüpfungen ("ties") zu identifizieren, die im Text eine zurückweisende (anaphorische) oder vorausweisende (kataphorische) Funktion haben. Die verschiedenen Typen lassen sich folgendermaßen zusammenfassen:

1. *Referenz*

   Diese Kohäsionsmittel zur Herstellung von (Ko-) Referenz gehören zur geschlossenen Wortklasse (closed-class).

   - Personalpronomen und Possesivpronomen:

     Eine *Frau* kommt in den Keller. *Ihre* Hände sind erhoben.

- Demonstrativpronomen:
  Eine Frau kommt in den *Keller. Dort* sieht sie einen Rohrbruch.
- Bestimmter Artikel:
  Eine Frau sieht einen *Rohrbruch. Der* Schaden ist gewaltig.
- Pronominaladverbien:
  Der Klempner *repariert* den *Schaden. Dafür* wird er bezahlt.

2. *Lexikalische Kohäsion*

Diese kohäsiven Verknüpfungen werden durch Elemente der offenen Wortklasse (open-class) hergestellt.

Rekurrenz:

Die Frau *telefoniert.* Sie *telefoniert* mit dem Klempner.

Reiteration:

die Frau - die Dame (Synonymie),
die Treppe - die Stufe (Teil-Ganzes),
der Rohrbruch - das Chaos (situationsspezifische Ersetzung),
Keller - hochlaufen (inferentielle Verknüpfungen).

Tab. 3: Textbeispiel H.P. (Wernicke Aphasie): "Der brennende Weihnachtsbaum"

der weihnachtsbaum | .. der junge kommt in einen raum | und sieht plötzlich= | daß der weihnachtsbaum glimmt= lodert= | und fängt an richtig schön zu brennen, | oje, sagt der junge, | läuft in die küche= | holt einen eimer | und versucht ganz schnell das glimmen zu löschen, | das, .. da komm ma nich da weiter, | es wird immer mehr und mehr= | und selbst die sachen nich nur weihnachtsbaum= sondern a der gardine, | derjunge sieht das | und er läuft als nächstes ganz zu tun= | geht ans telefon | und sagt feuer feuer, | sagt er, | der feuerwehrmann hört das= | geht an sein nächstes auto= feuerauto= | kommt der löscher= | geht vorbei= | hält an= | läuft durch die tür= | und sieht schon den feuer und das brennen und brennen, punkt, | ...der mann geht zu | und nimmt den spritze= | und macht alles aus, | . der junge freut sich | und sagt zu den spritzer herzlichen dank | und gibt was zu weihnachten

| = Textabschnitte, meist erkennbar als Teilsätze, die jeweils als Propositionen aufgefaßt wurden.
= = schwebende Intonation
, = Stimmsenkung
. = Pausen von ca. 2 Sekunden

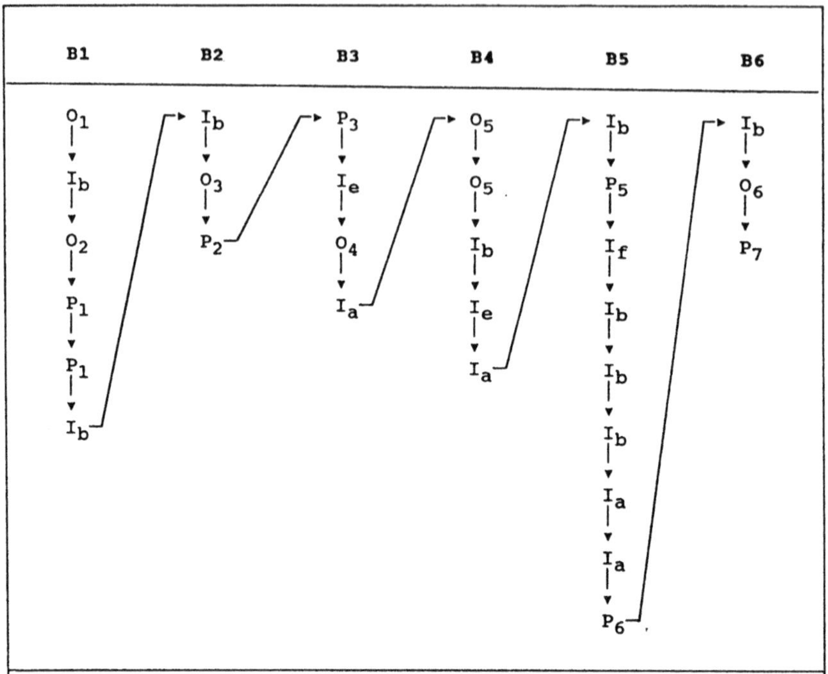

P = obligatorisch | Propositionen entsprechend der Textbasis
O = optional |

I = idiosynkratische Propositionen mit folgenden Unterkategorien:

I_a = thematische Inferenz | zentral
I_b = elaborierte Bildbeschreibung |

I_c = thematischer Kommentar | peripher
I_d = Metakommunikation |
I_e = Wiederholung/ substituierende Äußerung |
I_f = falsche Realisierung |

Abb. 2: Kohärenzgraph H.P. "Der brennende Weihnachtsbaum"

3. *Syntaktisch hervorgerufene Subjektauslassungen*

Die Einführung einer Kategorie für syntaktisch hervorgerufene Subjektauslassungen war aus methodischen Gründen notwendig. Es muß berücksichtigt werden, daß eine syntaktisch bedingte Subjektauslassung ein strukturell hervorgerufenes Kohäsionsmerkmal ist, das die Funktion der pronominalen Koreferenz ersetzt.

(1) Die *Frau* kommt die Treppe herunter und sieht einen Wasserrohrbruch.
(2) Die *Frau* kommt die Treppe herunter. *Sie* sieht einen Wasserrohrbruch.

Sofern wie in Beispiel (1) die syntaktische Struktur eindeutig erkennbar ist, werden beide Vorkommnisse für die quantitative Auszählung als gleichwertig angesehen (vgl. Tab. 9). In der qualitativen Betrachtung, mit der die Variabilität der verwendeten Kohäsionsmuster beurteilt werden soll, wird jedoch lediglich die verschiedene referentielle Verwendung von Pronomen den lexikalischen Kohäsionsmitteln gegenübergestellt. Dieses Vorgehen unterscheidet sich von anderen experimentellen Studien (Bottenberg et al., 1985; Armstrong & Ferguson, 1989), in denen ein modifiziertes Analyseverfahren von Hasan (vgl. Halliday & Hasan, 1989) verwendet wurde. In diesen Arbeiten rückt die Beschreibung der textuellen Variabilität in den Hintergrund, weil nicht mehr systematisch zwischen pronominaler Referenz, lexikalischer Rekurrenz und syntaktisch bedingten Subjektauslassungen unterschieden wird.

6. Ergebnisse

6.1 Kohärenz

Es soll nun zunächst der Frage nachgegangen werden, ob die untersuchten Aphasiker alle notwendigen Propositionen realisiert haben und wie diese Informationen angeordnet sind. Tabelle 4 gibt Aufschluß über die Anzahl und die Mittelwerte der realisierten obligatorischen und optionalen Propositionen.

Es zeigt sich, daß sich sowohl in der Gesamtsumme als auch in den Medianen die Aphasiker von den Kontrollpersonen nicht unterscheiden. Auch untereinander bilden die Patienten eine homogene Gruppe. Die vorhandenen leichten Unterschiede liegen alle innerhalb des Streuungsbereiches der Kontrollgruppe. Dies ist überraschend. Denn es wurde vermutet, daß die Wernicke-Aphasiker tendenziell weniger inhaltsrelevante Informationen aufweisen als Broca-Aphasiker und sich in dieser Hinsicht auch von den Kontrollpersonen überzufällig unterscheiden.

Sofern also lediglich das Vorhandensein der wesentlichen Informationen als Indiz für Kohärenz betrachtet wird, sind die Äußerungen aller untersuchten Personen kohärent. Interindividuelle Unterschiede zeigen sich, wenn man die idiosynkratischen Propositionen betrachtet (s. Tab. 5).
Der leichter gestörte Broca-Aphasiker H.T. realisiert insgesamt nur 4 idiosynkratische Propositionen und unterscheidet sich darin deutlich von den drei anderen Patienten. Und auch diese wenigen Äußerungen dienen ausschließlich dem zentralen Thema der Bildergeschichte. Es sind entweder elaborierte Bildbeschreibungen oder thematische Inferenzen. Weil dieser Patient gleichzeitig eine hohe Anzahl obligatorischer und optionaler Propositionen realisiert hat, spricht dies für einen ausgesprochen sicheren Zugriff auf das

Tab. 4: Kohärenz - obligatorische und optionale Propositionen

		H.T. (Br.)	H.G. (Br.)	H.P. (We.)	H.S. (We.)	Kontrollgruppe Med.	min.	max.
Text 1	obl. n=7	5	5	6	7	(6.5)	3	7
	opt. n=7	2	4	4	2	(3.5)	2	6
Text 2	obl. n=7	6	6	7	6	(7.0)	4	7
	opt. n=5	1	1	3	1	(2.5)	1	4
Text 3	obl. n=4	4	3	3	4	(4.0)	2	4
	opt. n=17	4	5	9	9	(9.0)	4	11
Text 4	obl. n=5	5	4	5	5	(4.5)	4	5
	opt. n=9	3	2	5	3	(5.0)	1	7
Text 5	obl. n=7	7	5	6	6	(7.0)	6	7
	opt. n=6	2	2	6	3	(3.0)	0	6
Median 1 - 5	obl. n=7	[5]	[5]	[6]	[6]	[6.5]	[4]	[7]
	opt. n=30	[2]	[2]	[5]	[3]	[3.5]	[2]	[6]
Σ 1-5	obl. n=30	27	23	27	28	29	23	30
	opt. n=44	12	14	27	18	23	14	30

Wesentliche. Die Anzahl der Äußerungen bei den anderen drei Patienten ist durchaus vergleichbar mit denen der Kontrollgruppe.

Auffällig ist lediglich bei dem zweiten Broca-Patienten H.G. das umgekehrte Verhältnis zwischen den zentralen und peripheren idiosynkratischen Propositionen. Dies ist durch sehr viele Eigenkommentare des Patienten über die eigene Sprachleistung zu erklären (21 von 34). Falsche Realisierungen können bei allen Personen vernachlässigt werden.

Tab. 5: Kohärenz - idiosynkratische Propositionen I

		H.T. (Br.)	H.G. (Br.)	H.P. (We.)	H.S. (We.)	Kontrollgruppe Med.	min.	max.
Text 1	a + b	0	3	4	1	(3)	0	9
	c - b	0	12	1	2	(2)	0	10
Text 2	a + b	0	4	6	0	(1.5)	0	12
	c - f	0	7	2	5	(1)	0	5
Text 3	a + b	3	4	5	8	(6)	0	21
	c - f	0	5	5	6	(1.5)	0	10
Text 4	a + b	1	6	4	8	(3.5)	0	17
	c - f	0	8	4	3	(1)	0	8
Text 5	a + b	0	2	3	6	(4.5)	1	10
	c - f	0	2	3	2	(1)	0	3
Median 1 - 5	a + b	[0]	[4]	[5]	[7]	[3.5]	[1]	[10]
	c - f	[0]	[7]	[3]	[3]	[1]	[0]	[8]
Mittel	a + b	0.8	3.8	6.4	5.2	3.7		
	c - f	0	6.8	3	3.6	1.3		
Σ 1-5	a + b	4	19	32	26	[18.5]		
	c - f	0	34	15	18	[6.5]		

Unsere Erwartung, daß die beiden Wernicke-Aphasiker überdurchschnittlich viele idiosynkratische Propositionen verwenden würden, bestätigten sich ebenfalls nicht, auch wenn ein Vergleich der Mediane eine tendenzielle Erhöhung anzeigt. Eine quantitative Analyse erbringt also keine Unterschiede zwischen Aphasikern und Kontrollpersonen. Aphasische Beeinträchtigungen zeigen sich erst dann, wenn man die Kategorien a und b miteinander vergleicht (s. Tab. 6).

Tab. 6: Kohärenz - idiosynkratische Propositionen II

	H.T. (Br.)	H.G. (Br.)	H.P. (We.)	H.S. (We.)	Kontrollgruppe Med.	min.	max.
a. elaborierte Bildbeschreibung	3	16	7	17	(11)	5	56
b. thematische Inferenz	1	3	22	9	(6.5)	1	27

Hier zeigt sich ein deutlicher Trend zur elaborierten Beschreibung abgebildeter Details, während nicht abgebildete Handlungsschritte weniger stark thematisiert werden. Die Ausnahme bildet der Patient A.P., der leichter gestörte Wernicke-Aphasiker (vgl. dazu das in Tabelle 3 angegebene Textbeispiel und den daraus abgeleiteten Kohärenzgraph). Dieser Patient zeigt als einziger mehr inferentielle Äußerungen. Dies ist auch im Vergleich zu den Kontrollpersonen der Fall (vgl. Tab. 3 und Abb. 2).

Offensichtlich versucht der Patient, sich durch vorwiegend thematische Inferenzen sukzessive an die Zielform anzunähern. Dafür kann man zwei Gründe vermuten. Entweder liegen ursächlich sprachsystematische Beeinträchtigungen zugrunde, die durch Umwegstrategien kompensiert werden sollen, oder aber es findet auf der Ebene der Makroplanung eine unzureichende Differenzierung zwischen Haupt- und Nebeninformationen statt. Das fehlende Suchverhalten und ein gesteigertes, flüssiges Erzähltempo lassen vermuten, daß es sich nicht um sprachsystematische Störungen handelt. Vielmehr scheinen Koordinierungsprobleme auf der Makroebene für die Häufung thematischer Elaborationen verantwortlich zu sein. Ein Großteil dieser Äußerungen scheint bei diesem Patienten darauf zu beruhen, daß er für die Geschichte irrelevante Propositionen aus dem mentalen Schema "Ein Feuerwehreinsatz" solange abarbeitet, bis die bildlich dargestellte Zielform erreicht wird.

Die größten Schwierigkeiten in der Anordnung von Informationen hat jedoch der mittelschwer gestörte Wernicke-Patient L.S. Dies soll am Textbeispiel der Geschichte "Der Wasserrohrbruch" verdeutlicht werden. Tabelle 7 zeigt zunächst die anhand der Kontrollpersonen ermittelte Textbasis.

Tab. 7: Empirische Textbasis für die Geschichte: "Der Wasserrohrbruch"

Nr.	Proposition	Nennungshäufigkeit (max. = 20)
1	kommen (frau, keller)	16*
2	runterkommen (frau, treppe)	7
3	sehen (frau, rohrbruch)	19*
4	stehen (keller, unter wasser)	6
5	sein (frau, erschrocken)	9
6	reinstecken (frau, korken, ins rohr)	15
7	versuchen (frau, reparatur)	12
8	rausspringen (korken, aus rohr)	16*
9	sein (wasserdruck, zu hoch)	9
10	gehen (frau, zum telefon)	11
11	rufen (frau, klempner)	20*
12	kommen (klempner)	17*
13	reparieren (klempner, rohr)	16*
14	bezahlen (frau, klempner)	20*

* = obligatorische Proposition

Um die Äußerungsstruktur des Patienten L.S. nachvollziehen zu können, ist in Tabelle 8 der transkribierte Text aufgeführt, Abbildung 3 zeigt den dazugehörenden Kohärenzgraphen.

Tab. 8: Textbeispiel L.S. (Wernicke Aphasie): "Der Wasserrohrbruch"

die frau kommt ins haus,.. | also im haus is se sowieso drin= | und sieht se zuviel wasser aus m rol, | im wasser ham se zu= | fängt dat wasser auf ne'. | und da is irgendwas mit ja kopf gefallen, | dat zieht se zusammen= | aber et kommt ja weit wasser= | und je noch fliegt das noch weg ne' | da also muß se also schnellstens ihren weg= | dat in ordnung kommt, | dann telefoniert sie= | und da kommt der mann jetzt,. | machen zusammen ordnung, machen zusammen kleben, | der hat das schnell wieder gemacht= | und macht dat in ordnung,. | und dann geht die | bezahlt dat mann für den mann= | das wieder in ordnung ist ne' | also die frau bekommt dann von dem mann sein geld dafür= | schön gearbeitet hat, | |

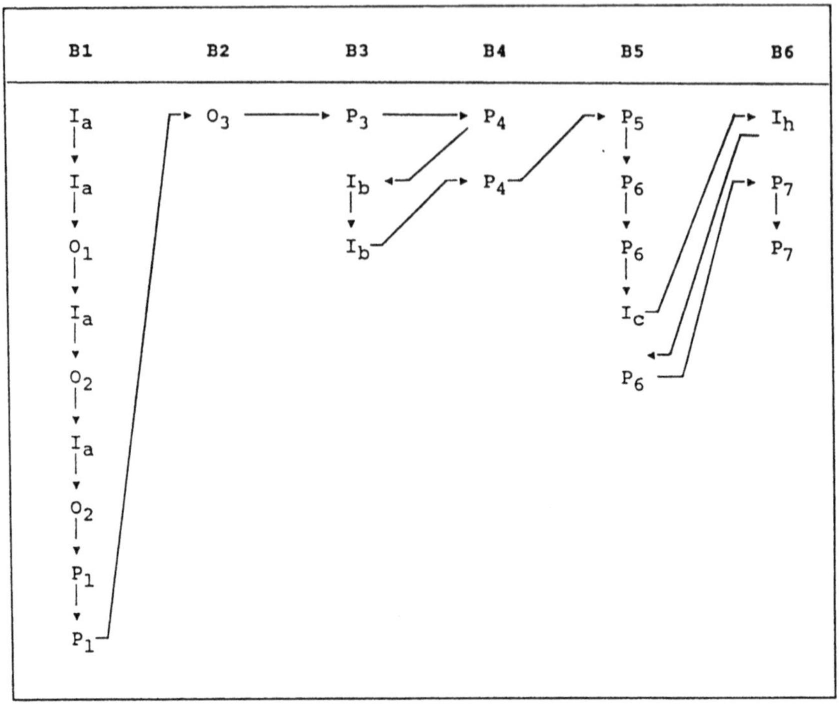

Zeichenerklärung siehe Abb. 2

Abb. 3: **Kohärenzgraph L.S. "Der brennende Weihnachtsbaum"**

Auffällig an diesem Verlauf sind die häufigen Rücksprünge. Der Patient springt von P6 auf das nächste Bild, um dort P7 zu äußern, und orientiert sich dann noch zweimal zurück. Es ist zweifelhaft, ob es sich bei diesem Phänomen ursächlich um ein Linearisierungsproblem handelt. Dies würde bedeuten, daß sich die makropropositionale Planung derjenigen Elemente, die der Zielform dienen, in einer inkohärenten Reihenfolge zeigen. Offensichtlich ist, daß sich der Patient nicht von dem Sachverhalt P6 lösen kann, den er insgesamt sechsmal realisiert. Für diese Tatsache scheinen vorwiegend sprachsystematische Beeinträchtigungen verantwortlich zu sein. Die propositionale Zielform "reparieren (klempner; rohr)" (vgl. Tab. 7) wird von dem Patienten L.S. semantisch unpräzise realisiert, zum Beispiel durch "machen zusammen ordnung", "machen zusammen kleben" und "der hat das schnell wieder gemacht" (vgl. Tab. 8). Hier sucht der Patient offenbar immer neue Formulierungen für den entsprechenden Sachverhalt. Bis zum vorletzten

Versuch, den Sachverhalt P6 zu äußern, ist er sich nicht völlig sicher, ob er verstanden wurde. Zur Verständnissicherung kommt es deshalb sogar zur Nachfrage: "das wieder in ordnung ist ne'". Möglicherweise sind darüber hinaus auch makropropositionale Planungsstörungen beteiligt. Die Prosodie und die Verwendung der Konjunktion *und* in den Äußerungen *"der hat das schnell wieder gemacht =* | *und macht dat in ordnung"* verdeutlichen, wie der Patient an der Proposition P6 klebt. Die wiederholte Einbindung desselben Sachverhaltes in eine syntaktische Struktur könnte als Anzeichen dafür gewertet werden, daß durch eine zweifache propositionale Planung eine inadäquate Verknüpfung verursacht wird.

Die Vermutung makrostruktureller Defizite wird auch durch andere Befunde unterstützt. So beginnt derselbe Patient bei einer anderen Geschichte mit dem dritten Bild, um dann auf das erste Bild zurückzuspringen und die Geschichte dann mit einem weiteren Rücksprung zu Ende zu erzählen. Insgesamt äußert dieser Patient 47 obligatorische und optionale Propositionen, die jedoch von 27 inhaltlichen Wiederholungen begleitet werden. Diese Wiederholungen sind nicht durch Stereotypie gekennzeichnet, sondern grammatikalisch und lexikalisch variabel realisiert. Mikrostrukturelle Verarbeitungsleistungen, wie z.B. Fokussierung und referentielle Argumentenüberlappung, sind in den allermeisten Fällen unauffällig, weshalb bei diesem Patienten außer sprachsystematischen Beeinträchtigungen eher makrostrukturelle Planungsdefizite angenommen werden müssen. Auch Rücksprünge zeigen sich überdurchschnittlich häufig, nämlich siebenmal. Dabei ist kein Unterschied zwischen Rücksprüngen innerhalb von Beschreibungen desselben Bildes und Rücksprüngen zwischen Bildern festzustellen.

Zusammenfassend kann man feststellen: Das verwendete Analyseverfahren hat einen eindeutigen Schwerpunkt auf der Betrachtung der globalen Kohärenz, also auf makrostrukturelle Phänomene. Im Hinblick auf das Vorhandensein notwendiger Informationen unterscheiden sich die Aphasiker nicht von den Kontrollpersonen. Dieser Befund muß jedoch mit Leistungen unter anderen Kommunikationsbedingungen verglichen werden, weil Bildergeschichten auch als externalisiertes Gedächtnis fungieren können, das die Planung und Einhaltung einer makrostrukturellen Gliederung erleichtert. Mögliche makropropositionale Planungsdefizite zeigen sich bei dem leichter gestörten Wernicke-Patienten A.P. unter anderem darin, daß er unangemessen viele Mitteilungen plant, um sich der bildlich dargestellten Zielform zu nähern.

Der schwerer gestörte Wernicke-Patient L.S. hat dagegen Schwierigkeiten mit der Anordnung von Informationen. Für dieses Phänomen müssen jedoch vorwiegend sprachsystematische Beeinträchtigungen verantwortlich gemacht werden, ohne daß im Einzelfall auch makropropositionale Defizite ausgeschlossen werden können. Die Vermutung, daß sich die beiden Broca-Aphasiker kohärenter äußern als die beiden Wernicke-Patienten, ist somit partiell bestätigt.

6.2 Kohäsion

Was für sprachliche Mittel werden nun verwendet, um die einzelnen Sachverhalte aufeinander zu beziehen? Zeigen sich dort, wo makrostrukturelle Beeinträchtigungen angenommen wurden, auch textuelle Kohäsionsdefizite, oder sind diese Konzepte voneinander unabhängig? Tabelle 9 gibt zunächst Aufschluß über die Gesamtanzahl der verwendeten Verknüpfungsmuster (ties).

Weil die Gesamtanzahl der 'ties' von der Länge der einzelnen Texte abhängig ist, wurde sie zu der Menge der geäußerten Teilsätze in Beziehung gesetzt. Es zeigt sich, daß die beiden schwerer gestörten Patienten H.G. und H.S. überdurchschnittlich wenig Verknüpfungsmuster aufweisen. Das zunächst Überraschende an diesem Befund ist, daß die Störung der Kohäsion offenbar stärker vom Schweregrad der Aphasie abhängig ist als vom Syndrom. Dies widerspricht zunächst den Erwartungen, wonach Broca-Aphasiker prinzipiell weniger kohäsive Mittel zur Verfügung haben als Wernicke-Aphasiker.

Um diesen Befund differenzierter betrachten zu können, wird weiter danach gefragt, wie sich diese Gesamtdaten im einzelnen verteilen. In Tabelle 10 ist zunächst der Vergleich zwischen Verknüpfungen der geschlossenen (Referenz) und der offenen Wortklasse (lexikalisch) dargestellt.

Tab. 9: Kohäsion - Gesamtverteilung

Patient/Text	**Teilsätze Σ**	**Wörter/ Teilsätze**	**ties* Σ**	**ties/ Teilsätze**
H.T. (Broca)				
1.	8	3.5	12	1.5
2.	9	5.5	14	1.6
3.	11	5.0	14	1.3
4.	9	5.0	25	2.8
5.	9	5.0	15	1.7
Median 1-5	[9]	[5.0]	[14]	**[1.6]**
H.G. (Broca)				
1.	24	2.5	17	0.7
2.	17	4.0	16	0.9
3.	20	3.5	14	0.7
4.	21	3.0	14	0.7
5.	11	3.0	13	1.2
Median 1-5	[20]	[3.0]	[15]	**[0.7]**
A.P. (Wern.)				
1.	17	5.0	26	1.5
2.	20	4.5	20	1.0
3.	23	5.0	28	1.2
4.	17	5.0	24	1.4
5.	29	4.0	49	1.7
Median 1-5	[20]	[5.0]	[26]	**[1.4]**
L.S. (Wern.)				
1.	21	6.0	20	0.9
2.	17	5.0	13	0.7
3.	34	5.0	33	1.0
4.	30	7.0	27	0.9
5	18	6.0	31	1.7
Median 1-5	[21]	[6.0]	[27]	**[0.9]**
Kontrollgruppe Mediane				
1.	14.4	5.5	25	1.9
min.- max.	(10-22)	(4-8)	(14-45)	(1.3-2.4)
2.	12.0	5.7	20	1.7
min.- max.	(7-18)	(4-7.5)	(12-31)	(1.1-2.2)
3.	20.5	5.5	39	2.0
min.- max.	(10-39)	(4.5-7)	(20-85)	(1.6-2.9)
4.	14.0	6.0	29	1.9
min.- max.	(9-37)	(5-7)	(19-81)	(1.4-2.7)
5.	14.0	6.0	28	1.9
min.- max.	(9-19)	(4.5-7)	(12-38)	(1.3-2.5)
Median 1-5	[14]	[5.7]	[28]	**[1.9]**

* Referenz, Lexikalische Kohäsion, syntaktische Elidierung

Tab. 10: Kohäsion: geschlossene vs. offene Wortklasse

Patient/Text	ties	Referenz (geschlossen) Σ	%	Lexikalisch (offen) Σ	%
H.T. (Broca)					
1.	12	5	41	7	58
2.	14	7	50	7	50
3.	14	7	50	7	50
4.	25	12	48	13	52
5.	15	5	33	10	67
Median 1-5	[14]	[7]	[48]	[7]	[52]
H.G. (Broca)					
1.	17	5	29	12	70
2.	16	5	31	11	69
3.	14	0	0	14	100
4.	14	3	21	11	78
5.	13	3	23	10	77
Median 1-5	[15]	[3]	[23]	[11]	[77]
A.P. (Wernicke)					
1.	26	6	23	14	53
2.	20	9	45	6	30
3.	28	14	50	13	46
4.	24	11	46	11	46
5.	49	14	28	22	45
Median 1-5	[26]	[11]	[45]	[13]	[46]
L.S. (Wernicke)					
1.	20	10	50	10	50
2.	13	7	54	6	46
3.	33	15	45	18	45
4.	27	13	48	13	48
5.	31	17	55	11	35
Median 1-5	[27]	[13]	[50]	[11]	[46]
Kontrollgruppe Mediane					
1.	25	10.5	44	11.5	43
min.- max.	(14-45)	(6-23)	(27-60)	(6-18)	(38-56)
2.	20	9.5	51	10	41.5
min.- max.	(12-31)	(4-17)	(25-67)	(3-16)	(25-75)
3.	39	18.5	45	15.5	41
min.- max.	(20-85)	(7-37)	(28-57)	(10-44)	(36-55)
4.	29	13	44	13.5	49
min.- max.	(19-81)	(6-42)	(30-58)	(8-36)	(27-66)
5.	28	13	44	12.5	49
min.- max.	(12-38)	(5-21)	(34-60)	(7-20)	(28-58)
Median 1-5	[28]	[13]	[44]	[12.5]	[43]

Es zeigt sich zwischen diesen Hauptkategorien ein ausgeglichenes Verhältnis bei der Kontrollgruppe und bei den Patienten 1, 3 und 4. Eine starke Häufung lexikalischer Verknüpfungen findet sich lediglich bei dem zweiten Broca-Aphasiker. In der dritten Geschichte gehören sogar 100% aller betrachteten Verknüpfungsmuster der offenen Wortklasse an. Ein ähnlicher Befund wurde besonders für den schwerer gestörten Broca-Aphasiker H.G. erwartet, weil durch den Agrammatismus besonders die geschlossene Wortklasse (Funktionswörter) betroffen ist. Bei einer punktuelleren Betrachtung der sprachlichen Muster innerhalb der geschlossenen Wortklasse ergeben sich jedoch bei beiden Broca-Aphasikern durchaus parallele Muster (s. Tab. 11).

Tab. 11: Kohäsion - geschlossene Wortklasse

Patienten	ties	Artikel		Pronomen		Demonstr. pronomen	Adverbien
	Σ 1-5	Σ	%	Σ	%	Σ	Σ
H.T. (Br.)	36	36	100	-	-	-	-
H.G. (Br.)	16	16	100	-	-	-	-
A.P. (We.)	54	37	68	14	26	-	3
L.S. (We.)	63	40	63	15	24	2	6
Kontroll-gruppe Median 1-20	[65]	[37]	[57]	[22]	[34]	[2]	[3]
min.	38	21	41	13	21	0	0
max.	118	67	68	59	50	6	10

Beide Broca-Aphasiker zeigen erwartungsgemäß eine stark eingeschränkte Variabilität innerhalb dieser Wortklasse. Weiterhin ist bemerkenswert, daß beide Patienten ausschließlich bestimmte Artikel verwenden. H.T. zeigt dabei eine doppelt so hohe Anzahl wie der zweite Broca-Aphasiker H.G. Daraus resultiert das ausgeglichenere Verhältnis zwischen Referenz und lexikalischer Kohäsion (vgl. Tab. 10).

Es ist jedoch fraglich, ob der ausschließliche Gebrauch von bestimmten Artikeln noch die rückverweisende (anaphorische) Referenzfunktion erfüllt. Deshalb muß bezweifelt werden, ob bei diesen Patienten die Verwendung der Artikel noch als textuelles Verknüpfungsmuster angesehen werden kann. Lediglich der leicht gestörte Wernicke-Aphasiker unterscheidet noch zwischen bestimmten und unbestimmten Artikeln. Pronominale und adverbiale Verknüpfungen stehen jedoch beiden Wernicke-Aphasikern zur Verfügung.

Man kann also zusammenfassend sagen, daß die hohe Gesamtanzahl der Kohäsionsmuster, die der Broca-Aphasiker H.T. aufweist, durch die geringe Variabilität innerhalb der geschlossenen Wortklasse relativiert wird.

Der letzte Blick soll der Verteilung innerhalb der offenen Wortklasse gelten (s. Tab. 12). Wiederum zeigt sich bei den Kontrollpersonen ein relativ ausgeglichenes Verhältnis dieser Kategorien. Die Broca-Aphasiker zeigen dagegen überdurchschnittlich viele Wortwiederholungen (H.G = 86%; H.T. = 83%). Bei diesen Patienten ist also die Herstellung von Textualität fast ausschließlich auf Wortwiederholungen beschränkt. Auch der vierte Patient, der Wernicke-Aphasiker L.S., verwendet als Kohäsionsmittel 75% Wiederholungen. Zusätzlich stehen ihm aber noch die Möglichkeiten der geschlossenen Wortklasse zur Verfügung. Derjenige Patient also, der bei der Anordnung der Informationen die größten Beeinträchtigungen gezeigt hat, weist hinsichtlich der Quantität und Variabilität seiner Kohäsionsmöglichkeiten eine größere Textualität auf als die Broca-Patienten, die im Hinblick auf die Informationsstruktur unauffällig sind.

Tab. 12: Kohäsion - offene Wortklasse

Patient	ties Σ 1-5	Rekurrenz Σ	Rekurrenz %	Reiteration Σ	Reiteration %
H.T. (Broca)	44	38	86	6	14
H.G. (Broca)	58	48	83	10	17
A.P. (Wernicke)	66	37	56	29	44
L.S. (Wernicke)	58	44	75	14	25
Kontrollgruppe Median 1-20	[65]	[29]	[46]	[36]	[54]
min.	46	28	28	22	37
max.	115	63	63	58	72

7. Zusammenfassung

1. Kohärenz

Im Hinblick auf die Auswahl, also das Vorhandensein der zentralen Propositionen, zeigen sich keine Unterschiede zwischen Kontrollpersonen und Aphasikern. Ebenso sind bei den untersuchten Patienten keine syndromspezifischen Effekte zu beobachten.

Unterschiede zeigen sich jedoch bei der Anordnung der einzelnen Sachverhalte. Hier unterscheiden sich die Wernicke-Aphasiker von den beiden anderen Gruppen. Der mittelgradig gestörte Wernicke-Aphasiker zeigte überdurchschnittlich viele Wiederholungen und Rücksprünge, der leicht gestörte Patient benötigte eine hohe Anzahl inferentieller Elaborationen, um die zentralen Sachverhalte zu realisieren.

2. Kohäsion

Bei der Anzahl der sprachlichen Verknüpfungsmuster unterscheiden sich die leicht gestörten Aphasiker nicht von den Kontrollpersonen. Die beiden schwerer gestörten Patienten zeigen überdurchschnittlich wenig 'ties'.

Relativiert man jedoch die Verwendung des bestimmten Artikels im Hinblick auf seine kohäsive Funktion, zeigt der leicht gestörte Broca-Aphasiker ebenfalls überdurchschnittlich wenig Verknüpfungsmittel.

Eine qualitative Analyse ergab, daß Wernicke-Aphasiker variabler sind als Broca-Aphasiker. Selbst der mittelschwer gestörte Patient weist die gleiche Variabilität auf wie die Kontrollpersonen. Die beiden Broca-Aphasiker haben lediglich das Mittel der Rekurrenz zur Verfügung, das sie jedoch textuell adäquat einsetzen. Die verschiedenen Schweregrade eines Syndroms manifestieren sich nicht in qualitativ unterschiedlichen Mustern, sondern in dem quantitativen Gebrauch.

3. Das Verhältnis zwischen Kohärenz und Kohäsion

Der Schwerpunkt der Untersuchung liegt auf der Ebene der makrostrukturellen Planung. Zwischen Beobachtungen auf dieser Ebene und den sprachlichen Kohäsionsmustern ist keine Systematik erkennbar. Aufgrund des Levelt-Modells wurde davon ausgegangen, daß nicht nur die makro- und mikrostrukturelle Kohärenzstruktur, sondern auch die Festlegung der textuellen Kohäsionsmittel zunächst ein propositionales und somit vorsprachliches Phänomen ist.

Die auf der Textoberfläche erkennbaren Verknüpfungen werden also zunächst durch die verschiedenen Verarbeitungsschritte innerhalb der Mikroplanung bestimmt. Gleichzeitig erfordert die Herstellung von Kohäsion einen intakten Abruf von lexikalischen Einheiten der offenen und geschlossenen Wortklasse.

Sofern also eine Auflösung der sprachlichen Textualität beobachtbar ist, können nach der vorliegenden Untersuchung immer zwei Ursachen verantwortlich sein: konzeptuelle mikropropositionale Planungsstörungen und sprachsystematische Beeinträchtigungen. Wenn also ein spezifisches Verhältnis zwischen aufeinanderfolgenden Propositionen nicht durch sprachliche

Kohäsionsmittel expliziert wird, muß zunächst differenziert werden, ob der elementare vorsprachliche Aufbau der einzelnen Propositionen hinsichtlich ihrer Argumentstruktur hinreichend erfolgte.

Für einen solchen Befund sind jedoch eindeutigere Beschreibungskategorien notwendig, um diese vorsprachlichen Planungsstörungen von Kohäsionsdefiziten abzugrenzen. Ein Kriterium für erfolgte mikropropositionale Planung ist zum Beispiel das bei Broca-Aphasie meist ungestörte Kohäsionsmittel der lexikalischen Rekurrenz, sofern es adäquat eingesetzt wird.

Das Nichtvorhandensein von Kohäsionsmustern kann ebenso durch eine unzureichende vorsprachliche Markierung und/oder durch einen gestörten Abruf lexikalischer Einheiten verursacht worden sein. Hier muß weitergehend gefragt werden, wie dieses enge Wechselverhältnis zwischen mikrostruktureller Planung und sprachsystematischen Leistungen detailliert beschrieben werden kann.

Literatur

Armstrong, E. & Ferguson, A. (1989). Cohesive harmony analysis of aphasic and normal discourse. *Brain and Language* (erscheint).

de Beaugrande, R. & Dressler, W. (1980). *Introduction to text linguistics*. London: Longman.

Biere, B.U. (1989). *Verständlich-Machen. Hermeneutische Tradition, Historische Praxis, Sprachtheoretische Begründung*. Tübingen: Narr.

Berko-Gleason, J., Goodglass, H., Obler, L., Green, E., Hyde, M.R. & Weintraub, S. (1980). Narrative strategies of aphasic and normal speaking subjects. *Journal of Speech and Hearing Research* 23, pp. 370-382.

Bottenberg, D., Lemme, M. & Hedberg, N. (1985). Analysis of oral narratives of normal and aphasic adults. In: R.H. Brookshire (Ed.), *Clinical aphasiology: Conference proceedings. Minneapolis*: BRK Publishers, pp. 241-247.

Chapman, S.B. & Ulatowska, H.K. (1989). Discourse in aphasia: Integration deficits in processing reference. *Brain and Language* 36, pp. 651-668.

Davis, G.A. & Wilcox, M.J. (1981). Incorporating parameters of natural communication in aphasia treatment. In: R. Chapey (Ed.), *Language intervention strategies in adult aphasia*. Baltimore: Williams and Wilkins, pp. 169-194.

Davis, G.A. & Wilcox, M.J. (1985). *Adult aphasia rehabilitation: Aplied pragmatics*. San Diego, California: College-Hill Press.

van Dijk, T.A. & Kintsch, W. (1983). *Strategies of discourse comprehension*. New York, London, Paris: Academic Press.

Dressler, W. & Pléh, C. (1984). Zur narrativen Textkompetenz bei Aphatikern. In: W. Dressler und R. Wodak (Hrsg.), *Normale und abweichende Texte*. Hamburg: Buske (=Papiere zur Textlinguistik, Bd. 48), pp. 1-46.

Drinkmann, A. & Groeben, N. (1981). *Techniken der Textorganisation zur Verbesserung des Lernens aus Texten: Ein metaanalytischer Überblick*. Bericht aus dem Psychologischen Institut der Universität Heidelberg, *Diskussionspapier* Nr. 27.

Fritz, G. (1982). *Kohärenz. Grundfragen der linguistischen Kommunikationsanalyse*. Tübingen: Narr. (=Tübinger Beiträge zur Linguistik).

Geigy (1969). *Wissenschaftliche Tabellen*. Basel: Geigy AG, Pharma.

Glindemann, R. & Springer, L. (1989). PACE-Therapie und sprachsystematische Übungen - Ein integrativer Vorschlag zur Aphasietherapie. *Sprache-Stimme-Gehör* 13, pp. 188-192.

Halliday, M.A.K. & Hasan, R. (1976). *Cohesion in English*. Bath.: Longman.

Halliday, M.A.K. & Hasan, R. (1989). *Language, context and text: aspect of langu age in a socialsemiotic perspective*. Oxford: Univ. Press.

Huber, W. (1990). Text comprehension and production in aphasia: Analysis in terms of micro- and macroprocessing. In: Y. Joanette and H. Brownell (Eds.), *Discourse aility and brain damage*. New York: Springer, pp. 154-179.

Huber, W., Poeck, K., Weniger, D. & Willmes, K. (1983). *Der Aachener Aphasie Test*. Göttingen: Hogrefe.

Hüttemann, J. & Huber, W. (1986). *Bildbeschreibungen aphasischer Patienten*. (Unveröffentlichtes Manuskript) RWTH Aachen.

Kahn, H.J. (1991). Discourse analysis in neuropsychology: Comment on Chapman and Ulatowska. *Brain and Language* (erscheint).

Levelt, W. (1989). *Speaking. From intention to articulation*. Cambridge, Massachusetts: MIT Press.

Lyons, J. (1977). *Semantics*. Volume 2. Cambridge, London, New York, Melbourne: Cambridge University Press.

Rath, C. (1981). Einige Überlegungen zur Analyse und Beschreibung der Textkohärenz. In: J. Petöfi & K. Dorfmüller-Karpusa (Hrsg.), *Text, Kontext, Interpretation. Einige Aspekte der texttheoretischen Forschung*. (= Papiere zur Textlinguistik 35), pp. 216-234.

Rickheit, G. (Hrsg)(1991). Kohärenzprozesse. Modellierung von Sprachverarbeitung in Texten und Diskursen. Opladen: Westdeutscher Verlag.

Ulatowska, H.K., Freedman-Stern, R., Weiss-Doyel, A., Macaluso-Haynes, S. & North, A. (1983). Production of narrative discourse in aphasia. *Brain and Language*, 13, pp. 317-334.

Linearisierungsstrategien auf makropropositionaler Ebene. Befunde von Aphasikern und Sprachgesunden*

Ralf Glindemann

1. Linearisierung sprachlicher Zeichen

Sprachliche Zeichen und Zeichenkombinationen im Sinne segmentaler Einheiten werden auf der Äußerungsebene deutlich wahrnehmbar *linear*, also im zeitlichen Nacheinander, verarbeitet. Auch wenn wir z.B. Mimik, Gestik und Prosodie als *sprachbegleitende* (An-)Zeichen zur Modifizierung und Abtönung von Bedeutungen simultan einsetzen können, sind wir weder in der Lage, mehrere Phoneme zugleich zu artikulieren, noch mehrere Grapheme zeitgleich niederzuschreiben. Ebenso haben wir Schwierigkeiten, unterschiedliche Redebeiträge zu verstehen, wenn sie von mehreren Menschen zugleich geäußert werden. Auch das zeitgleiche Lesen mehrerer Texte ist uns nicht möglich. Unter anderem deshalb entsteht die Notwendigkeit, kommunikative Prozesse auf allen ihren Ebenen in *Reihenfolgen* zu organisieren. Die entsprechenden kognitiven Linearisierungsleistungen sind als ein Aspekt der Planung und Durchführung komplexer *kommunikativer Handlungen* zu sehen.

---

* Diese Untersuchung wurde im Rahmen der Forschergruppe "Aphasie und kognitive Störungen" von der Deutschen Forschungsgemeinschaft finanziell unterstützt.

So sind schon auf der *Ebene sozialer Regularitäten* bestimmte Abfolgen sprachlicher Äußerungen festgelegt, z.B. die von Redebeiträgen. In Analogie zu den hierarchisch gegliederten gesellschaftlichen Strukturen und den damit verbundenen Rollenbeziehungen kommen Gesprächsteilnehmer häufig in konventionell geregelter Weise zu Wort. Das ist einerseits Reflex tradierter Vorstellungen, die allerdings je nach Textsorten und Situationstypen sowie im Rahmen verschiedener Varianten persönlichen Stils modifiziert sein können. Andererseits sind Reihenfolgen von Redebeiträgen nicht selten auch zweckrational bestimmbar.

Grundsätzlich sind für alle Gespräche (Sprecher-)Wechsel konstitutiv; spricht nur einer allein mit niemandem, handelt es sich nicht um ein (Zwie-) Gespräch im Sinne sozialer Interaktion (Glindemann, 1987, S. 59). Auf der *Ebene der Gesprächsorganisation* finden wir daher auch kommunikativ pragmatische Regeln, nach denen die Abfolge der im Nacheinander zu organisierenden Gesprächsbeiträge - wie bewußt auch immer - verhandelt wird (vgl. Glindemann, 1984). Dafür steht ein (je gruppenspezifisch variierbares) Inventar spezieller kommunikativer Handlungen zur Verfügung (vgl. z.B. Duncan, 1974; Sacks, Schegloff & Jefferson, 1974; Duncan & Fiske, 1977; Glindemann, 1990 a).

Aber nicht nur, *wer wann* an der Reihe ist, etwas zu sagen, unterliegt gewissen Gesetzmäßigkeiten. Auch *was* jemand *wann* sagt, kann durchaus regelgeleitet sein. Welche Information zuerst, später oder erst ganz am Schluß eines Textes gegeben wird, also seine *makropropositionale Planung* (vgl. Kintsch & van Dijk, 1978; van Dijk & Kintsch, 1983; Levelt, 1989; Huber, 1990), ist für das Verständnis von Texten von Bedeutung. So besteht beispielsweise die Kunst, einen guten Witz zu erzählen, neben vielem anderen auch darin, relevante Informationen in der richtigen Reihenfolge zu präsentieren. Bestimmte nachträglich gemachte Angaben, die das bis dahin Erzählte unter einem neuen und unerwarteten Aspekt beleuchten, gehören

---

Forts. von letzter Seite

Für Anregungen und kritische Hinweise bedanke ich mich bei Walter Huber, Gudrun Klingenberg und Klaus Willmes. Außerdem danke ich Frank Regenbrecht, mit dessen Hilfe ich die experimentellen Items entwickelt, die Patientengespräche aufgezeichnet und die Videobänder ausgewertet habe. Ich bedanke mich auch bei Irene Blume, die die Strichzeichnungen anfertigte.

zum Bauprinzip dieser Textsorte. Marfurt (1977, S. 91 ff) spricht in diesem Zusammenhang vom "Vertextungsmuster Witz". Wer sich an dieses Muster und dessen Struktur von wichtigen (zu Beginn eingeführten) *Präsuppositionen* und anderen *Kontextfunktionen* nicht hält, verdirbt (sich und anderen) die Pointe.

Die funktionalen Sinnstrukturen in der Welt, auf welche die sprachlichen Zeichen und Zeichenkombinationen referieren, geben auf makropropositionaler Ebene Abfolgen vor, die offenbar für eine erfolgreiche Kommunikation über diese Sinnstrukturen von großer Bedeutung sein können.

Dieser Erfolg kann natürlich nicht nur von der Beachtung linearer Bedeutungsstrukturen selbst abhängen, sondern auch von den kommunikativen Bedingungen, unter denen man sich über sie zu verständigen sucht. So unterscheidet Levelt (1989) zwei Typen der Linearisierung von Propositionen auf der Makroebene:

Die *Verarbeitung nach inhaltlich orientierten Aspekten* (oder das Prinzip der "natürlichen" Abfolge); hiermit sind propositionale Reihenfolgen gemeint, die ausgerichtet sind an den zur Natur einer Sache gehörenden chronologischen Abläufen oder räumlich-linearen Strukturen eines Vorgangs (vom Ausgangspunkt zum Ziel). Auch alle kultur- oder gruppenspezifischen Ablaufschemata und typischen Handlungsfolgen wie "scripts" (vgl. Schank, 1975) gehören zu diesem Prinzip.

Die *Verarbeitung nach prozeßorientierten Aspekten* soll immer dann vorliegen, wenn die inhaltliche Struktur keine Anhaltspunkte für die Linearisierung vorgibt. Levelt (1982) hat dazu experimentelle Studien durchgeführt, bei denen Probanden komplexe Gitternetze mit verschiedenfarbigen Knoten- und Endpunkten so beschreiben sollten, daß eine weitere Versuchsperson diese nach den verbalen Beschreibungen aufzeichnen könnte. Da die abstrakt-komplexen Strukturen der verwendeten Gitternetze keine inhaltlich dominierten Abläufe der Verarbeitung nahelegten, verfolgten die Probanden bei der Lösung dieser Aufgaben die folgenden prozeßorientierten Linearisierungsprinzipien: Zunächst wurden immer nur solche Aufgabenelemente nacheinander bearbeitet, die unmittelbar miteinander verknüpft sind ("*principle of connectivity*"); im Experiment handelte es sich um benachbarte Knoten im Gitternetz. Alle möglichen Entscheidungsalternativen wurden (wie in einem Strukturbaum) von oben nach unten abgearbeitet ("*stack principle*"). Als drittes Linearisierungsprinzip wurde die Reihenfolge der einzelnen

Arbeitsschritte so gewählt, daß sich der Verstehende so wenig wie möglich merken muß ("*minimal-load principle*"). Alle Anweisungen für Teillösungen der Aufgabe müssen danach möglichst erst dann geäußert werden, wenn sie sich unmittelbar umsetzen lassen.

Die Notwendigkeit der Auswahl und des Nacheinanders sprachlicher Zeichen findet ihren Niederschlag besonders auch auf der *mikropropositionalen Ebene*, also in der sinntragenden kombinatorischen Ordnung zwischen den einzelnen Sprachzeichen innerhalb einer syntaktischen Struktur. Beispielsweise kann man hinsichtlich einer *(thematischen) Aktor-Objekt-Relation* (vgl. Bever, 1970) von einer linearen Heuristik ausgehen, nach welcher der thematische Aktor häufig in der ersten Nominalphrase eines Satzes zu finden ist. Deshalb identifizieren aphasische Patienten, die Schwierigkeiten beim Sprachverstehen haben, häufig jenes sprachliche Zeichen als Aktor eines Handlungsereignisses, das in der ersten Nominalphrase des Satzes auf ein in Frage kommendes Subjekt/Objekt referiert (vgl. Clark & Clark, 1977, S. 78). In allen Fällen von *Topikalisierungen* und bei *Passivkonstruktionen*, bei denen die Aktor-Zuerst-Struktur nicht vorliegt, muß dieses Vorgehen natürlich scheitern. Auch bei eingebetteten Relativsätzen bietet die Reihenfolge der Nominalphrasen keine Hilfe für die Identifizierung des Aktors.

Heeschen (1980) hat u.a. die Fähigkeit von 22 Patienten mit Broca-Aphasie und 22 Patienten mit Wernicke-Aphasie beim Erkennen von Aktor-Objekt-Beziehungen untersucht. Dabei unterliefen Patienten mit Broca-Aphasie weniger Fehler als Patienten mit Wernicke-Aphasie. Insgesamt traten mehr Fehler bei reversiblen als bei irreversiblen Sätzen auf. Beide Patientengruppen hatten größere Schwierigkeiten mit topikalisierten Sätzen als mit solchen, bei denen die *kanonische Aktor-Prädikat-Objekt-Struktur* vorlag. Patienten mit Broca-Aphasie vernachlässigten die Reihenfolge der Satzkonstituenten mehr, wenn es semantische Hinweise für die Erkennung des Aktors gab. Wernicke-Patienten hingegen beachteten die Wortordnung auch dann weiter, wenn semantische Hinweise für die Erkennung der Aktor-Objekt-Beziehung vorlagen.

Cholewa et al. (1987) untersuchten den Einfluß lexikalisch- semantischer Beziehungen, der Konstituentenabfolge und der morphologischen Kasusmarkierungen beim Verstehen von einfachen, aktiven und transitiven Aussagesätzen, eingebetteten Relativsätzen und bei unterschiedlich komplexer Phrasenstruktur. Sie untersuchten 73 Patienten der vier aphasischen Standardsyndrome. Die Reihenfolge der thematischen Konstituenten und semantisch-lexikalischen Beziehungen hatten für alle Aphasiker den größten Einfluß beim Satzverstehen. Patienten mit globaler Aphasie beziehen die Phrasenstruktur nicht mit ein. Nur bei Patienten mit Wernicke- und amnestischer Aphasie konnte auch ein Einfluß der morphologischen Kasusmarkierungen festgestellt werden.

In der folgenden Untersuchung soll die Verwendung von prozeßorientierten und inhaltlich bestimmten Linearisierungsstrategien auf makropropositionaler Ebene genauer betrachtet werden. Im Zusammenhang mit kommunikativen Prozeßstörungen als Folge von Beeinträchtigungen des zentralen Nervensystems sind natürlich solche Linearisierungen von besonderem Interesse, bei denen prozessuale Gesichtspunkte berücksichtigt worden sind. Reihenfolgen, die auf der makropropositionalen Ebene anhand von inhaltlich-thematischen Linearisierungsstrategien entstehen (wie z.B. die Berücksichtigung von Aktor-Zuerst-Abfolgen), könnten auch bei der sukzessiven Anordnung von Textkonstituenten von besonderer Bedeutung sein. Die Feststellung solcher Strukturen und die der Bedingungen, unter denen sie vorliegen, wird nicht ohne Konsequenzen für die Aphasietherapie bleiben können. Einerseits sollten Patienten mit Textstörungen vor dem Hintergrund entsprechender explizierter Regeln viel leichter lernen können, bestimmte Abfolgen zu erkennen, zu verstehen und selbst zu produzieren. Andererseits ist es für die Therapieplanung und die Auswahl geeigneter Übungsformen wichtig zu wissen, inwieweit auf makropropositionale Planungsfähigkeiten aufgebaut werden kann.

2. Linearisierungen auf der makropropositionalen Ebene von pragmatisch orientierten Kommunikationsübungen in der Aphasietherapie

Um zu erreichen, daß aphasische Patienten die in der Sprachtherapie (wieder-)erworbenen sprachsystematischen Fähigkeiten auch in ihren Kommunikationsalltag übertragen können, ist häufig ein besonderes Kommunikationstraining notwendig (vgl. Weniger et al., 1980). Das wird nicht selten erst in der *Konsolidierungsphase* der Therapie (vgl. Springer, 1986) in speziellen *Dialogübungen* (vgl. DeBleser & Weismann, 1981) oder in *Rollenspielen* (vgl. Schlanger & Schlanger, 1970; von Hinckeldey, 1983) angestrebt, nachdem die entsprechenden sprachsystematischen Voraussetzungen dafür geschaffen worden sind. Dabei sollen dann die erzielten Übungseffekte stabilisiert und generalisiert werden (vgl. Huber, 1990, S. 43). Demgegenüber möchte ich dafür plädieren, zur Effektivierung der Therapie und zur Vermeidung von hartnäckigen Transferproblemen auf alltägliche Kommunikationsanforderungen schon in der *Modifizierungsphase* der Therapie, also möglichst unmittelbar zusammen mit den störungsspezifischen Übungen kommunikativ-pragmatische Übungsformen einzusetzen, in denen das Gelernte direkt angewendet wird. Diese Formen des *kommunikativen Aktivierens*, bei denen auch sprachliche Fähigkeiten im interaktiven Gesprächskontext spontan stimuliert werden sollen, setzen allerdings voraus, daß die Patienten keine Beeinträchtigungen in ihrem *sprachpragmatischen Wissen* haben, z.B. hinsichtlich der Muster für den Ablauf von Gesprächshandlungen und entsprechender Linearisierungen. In diesem Zusammenhang haben wir das Kommunikationsverhalten von aphasischen Patienten in entsprechenden Übungen untersucht, um zu klären, inwieweit z.B. die Mechanismen der Gesprächsorganisation (vgl. Glindemann, 1990a) oder die kohärente Planung von Texten z.B. beim (Nach-)Erzählen von Geschichten beeinträchtigt sind (vgl. in diesem Zusammenhang auch die Untersuchung von Regenbrecht et al. zum Erzählen von Bildergeschichten in diesem Band).

3. Methode

Um Aussagen über makropropositionale Linearisierungsstrategien von aphasischen Patienten und sprachgesunden Kontrollpersonen unter den Bedingungen von kommunikativ-pragmatischen Kommunikationsübungen formulieren zu können, wurden 216 kurze Lösungsgespräche zwischen 54 Versuchspersonen (27 Zweiergespräche über je 8 Items) auf Video aufgenommen. Diese Aufnahmen wurden anschließend nach den im folgenden dargestellten Parametern auf die Anwendung von Linearisierungsstrategien hin analysiert. Zusätzlich haben 17 Studierende der Lehranstalt für Logopäden in Aachen die experimentellen Items in einem Aussagesatz beschrieben, um anhand einer Analyse der ersten Nominalphrasen Aussagen über die Aktor-Rezipient-Struktur des Materials treffen zu können. Die statistischen

Berechnungen wurden mit dem PC-Programmpaket STATXACT (1989) durchgeführt.

3.1 Aufgabenstellung

Patient und Therapeut versuchen in diesen Übungen gemeinsam, im Gespräch kommunikative Aufgaben zu lösen (vgl. Glindemann & Springer, 1989). Dabei sitzen sie sich an einem Tisch gegenüber. In der Mitte des Tisches steht eine Sichtblende, die verhindert, daß die beiden das jeweils vor dem anderen auf dem Tisch liegende Therapiematerial sehen können. Die Sichtblende ist aber nur so hoch, daß die beiden einander ansehen können. Auch Gesten, die in Brusthöhe vollzogen werden, kann der jeweils andere sehen. Das Therapiematerial, das auf den beiden Tischhälften liegt, ist jeweils völlig identisch.

Die Aufgabe für den Patienten besteht zunächst darin, bestimmte Items (s.u.) unter Verwendung aller kommunikativen Möglichkeiten (Benennungen, Beschreibungen, Gesten, Zeichungen, schriftliche Äußerungen etc.) so darzustellen, daß der Therapeut sie aus einer Auswahlmenge ähnlicher Items herausfinden kann. Außerdem soll der Patient möglichst genau mitteilen, wo die Items in einem eigens dafür vorgesehenen gezeichneten Rahmen plaziert sind, damit der Therapeut sie (aus dem identischen Material auf seiner Seite der Sichtblende) nach den Anweisungen des Patienten an der gleichen Stelle plazieren kann. Dazu muß der Therapeut unter Umständen Fragen stellen, um Präzisierungen bitten, Mißverständnisse aufzudecken versuchen usw. Damit soll erreicht werden, daß Gespräche entstehen, bei denen beide eine möglichst große Vielfalt von Handlungen aus dem Kommunikationsalltag einsetzen müssen. Außerdem sollen dadurch auch sprachsystematische Fähigkeiten im Kontext dieses an "natürlichen" Bedingungen orientierten Gesprächs *kommunikativ aktiviert* werden.

Im nächsten Zug (d.h. beim nächsten Item) werden die Interaktionsrollen getauscht. Jetzt instruiert der Therapeut den Patienten über zwei Items und deren räumliche Lage. Dabei hat der Patient die Aufgabe zurückzufragen, Verstehenshypothesen zu formulieren, zu rekapitulieren etc. Durch diesen Rollenwechsel kann der Therapeut dem Patienten *modellhaft* vorführen, welche kommunikativen Handlungen und Strategien in der jeweils anderen

Rolle am erfolgreichsten und (vgl. Glindemann, 1991; Glindemann et al. 1991). Denjenigen, der in diesen Gesprächen seinen Partner über die Figuren in den Situationsrahmen instruiert, habe ich den Instrukteur genannt. Derjenige, der nach diesen Angaben eine Situation nachbaut, soll der Konstrukteur heißen (vgl. Glindemann, 1990b). Die Übung basiert auf Behandlungsprinzipien der PACE-Therapie, die Davis und Wilcox (1981, 1985) vorgeschlagen haben. Die Verdopplung des Materials und die Verwendung der Sichtblende haben Clérebaut et al. (1984) experimentell erprobt.

3.2 Material

Als Material haben wir bei dieser Aufgabe jeweils 20 randomisiert auf dem Tisch ausgebreitete Strichzeichnungen von Menschen des Alltagslebens (z.B. *Postbote, Eisverkäuferin, Polizist, Tennisspielerin, Schornsteinfeger, Hausfrau* etc.) verwendet. Außerdem liegt vor dem Therapeuten und dem Patienten ein jeweils gleicher Stapel von größeren Blättern (DIN-A 3), auf denen Situationsrahmen (z.B. *Park, Straßenszene, Strandbad, Cafeteria* etc.) gezeichnet sind. Jeweils einem der beiden Gesprächspartner werden dann von einem Versuchsleiter zwei der 20 gezeichneten Personen in einem Situationsrahmen vorgegeben, über die er dann sein Gegenüber instruiert. Die beiden einander zugewandten Figuren sollen in der abgebildeten Situation ein Handlungsereignis darstellen. Dabei haben wir darauf geachtet, daß eine Hälfte der Figuren aufgrund ihrer Darstellung von vornherein als Aktor, die andere Hälfte als Rezipient erkennbar ist. Dazu ließen wir die Aktoren mit auffälligen Bewegungen und Gesten zeichnen, während die Rezipienten passiv (z.B. mit herabhängenden Armen oder die Hände auf dem Rücken) dargestellt wurden (vgl. dazu Abb. 1). Die Erkennbarkeit aktiver und passiver Figuren wurde in einer Pilotstudie überprüft.

In einer weiteren Pilotstudie haben wir den Einfluß der lokalen Position von Personen im Situationsrahmen auf das Erkennen von Aktor- und Rezipientenrolle der Figuren kontrolliert. Die Frage war, ob die Aktionsrichtung von links nach rechts bzw. von oben nach unten die Interpretation eines Aktors begünstige. Dazu wurde eine Zufallsstichprobe von 16 (8 als Aktor und 8 als Rezipient geplanten) Figuren so kombiniert, daß jede Figur in dem gleichen Situationsrahmen von rechts nach links, von links nach rechts, von oben nach

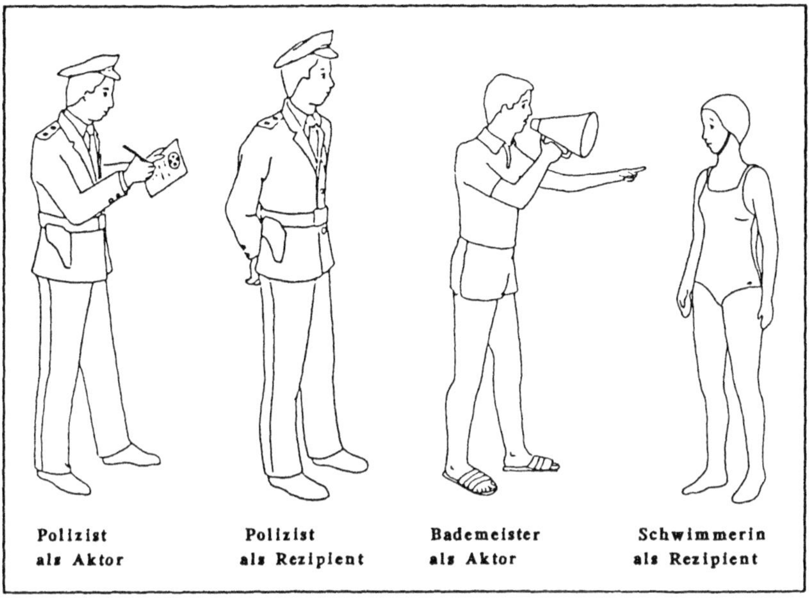

Abb. 1: Item-Beispiele für Aktoren und Rezipienten

unten und von unten nach oben "handelte". Der Interaktionspartner wurde dazu räumlich komplementär immer gegenüber positioniert. Die entsprechenden 32 Abbildungen wurden in randomisierter Reihenfolge 20 Studenten vorgelegt. Diese beantworteten die Frage, wer auf den Abbildungen der Verursacher, der Aktive, sei. Bei der Auswertung der Antworten konnten keine überzufälligen Häufungen gefunden werden, die dafür sprachen, daß eine der untersuchten Aktionsrichtungen die Interpretation der Aktor- bzw. Rezipientenrolle begünstigte.

Die Grundidee für dieses Material war, daß ein Betrachter aufgrund seines Weltwissens immer eine Vorstellung über ein mögliches Handlungsereignis entwickeln können müßte, wenn zwei beliebige Personen innerhalb irgendeines situativen Kontextes einander zugewandt dargestellt sind. Auf die Frage, was dort los sei, sollte, so die Hypothese, jede Versuchsperson irgendein Handlungsereignis interpretieren können. Stellt man z.B. im Situationsrahmen *Flughafen* (mit Verkehrsflugzeugen im Hintergrund) zwischen Koffern und Gepäckkarren eine *Stewardeß* einem thematisch wenig erwartbaren *Taucher* gegenüber, interpretieren danach befragte Versuchspersonen beispielsweise, die Stewardeß mache einen *Touristen* darauf aufmerksam, daß er vergessen habe, sich umzuziehen. Eine andere Versuchsperson interpretierte das Handlungsereignis in einen zu befürchtenden Terroranschlag um, bei dem eine Stewardeß einem Polizeifroschmann etwas Dringendes mitzuteilen habe.

Über einen Satz von warm-up-Items hinaus, mit denen das Verfahren eingeübt werden kann, besteht das Material aus 16 Situationsrahmen und 2 gleich strukturierten Sätzen à 20 Figuren (jeweils mit 8 Aktoren, 8 Rezipienten und 4 Ablenkern). Nach der Bearbeitung der ersten 8 Situationsrahmen wird der gesamte erste Satz Figuren auf beiden Seiten der Sichtblende vom Tisch genommen und der zweite Satz aufgelegt, um die Ratewahrscheinlichkeit bei der Auswahl der zu identifizierenden Figuren möglichst klein zu halten.

Die Lösungsgespräche, bei denen die Patienten die Rolle des Konstrukteurs übernommen haben, sind für diese Untersuchung nicht berücksichtigt worden. 17 Aphasiker (siehe Patientendaten unten) waren bei je 8 Items Instrukteur, so daß 136 Lösungsgespräche zu dieser Konstellation vorliegen. In den Kontrollgesprächen mit 10 Sprachgesunden über dieselben Items werden 80 Lösungen betrachtet.

Bei der Hälfte der Situationsrahmen ist der jeweilige Aktor thematisch erwartbar, wie beispielsweise ein Feuerwehrmann vor einem brennenden Haus oder ein Bäcker in seinem Laden (vgl. die Beispiele in Abb. 2 und 3).
In der anderen Hälfte der Abbildungen ist die dargestellte Situation für den Aktor eher zufällig (vgl. Abb. 4). Die Abfolge der Items mit unterschiedlicher thematischer Erwartbarkeit der Aktoren im situativen Kontext wurde systematisch variiert.
Die experimentellen Bedingungen für die vorsprachliche Planung der Aufgabenlösung sind mit den Experimenten Levelts (1989) gut vergleichbar. Die Probanden in den Leveltschen Experimenten gaben verbale Anweisungen, nach denen komplexe Gitternetze nachgezeichnet werden sollten. Unsere Versuchspersonen erhielten Anweisungen, nach denen aus identischem Material etwas nachgebaut werden konnte. Allerdings waren unsere Übungen durch die konkreten Handlungsereignisse nicht nur alltagsnäher, sie sollten auch die Möglichkeit eröffnen, inhaltlich orientierte Linearisierungsstrategien zu betrachten. Schließlich wird bei der Bearbeitung der Handlungsereignisse mehr Weltwissen aktiviert als bei der Verarbeitung der abstrakten Gitternetze.

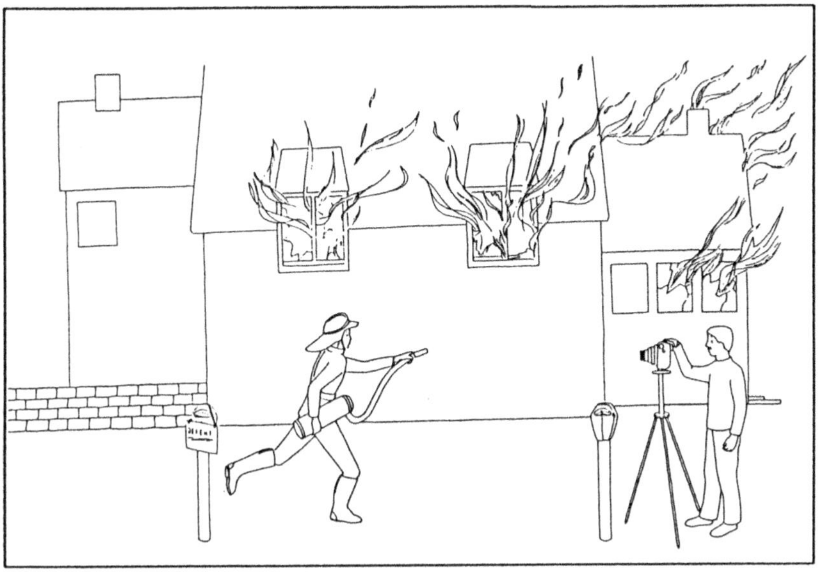

Abb. 2: Beispiel für Situationsrahmen mit thematisch erwartbarem Aktor; Feuerwehrmann vor einem brennenden Haus

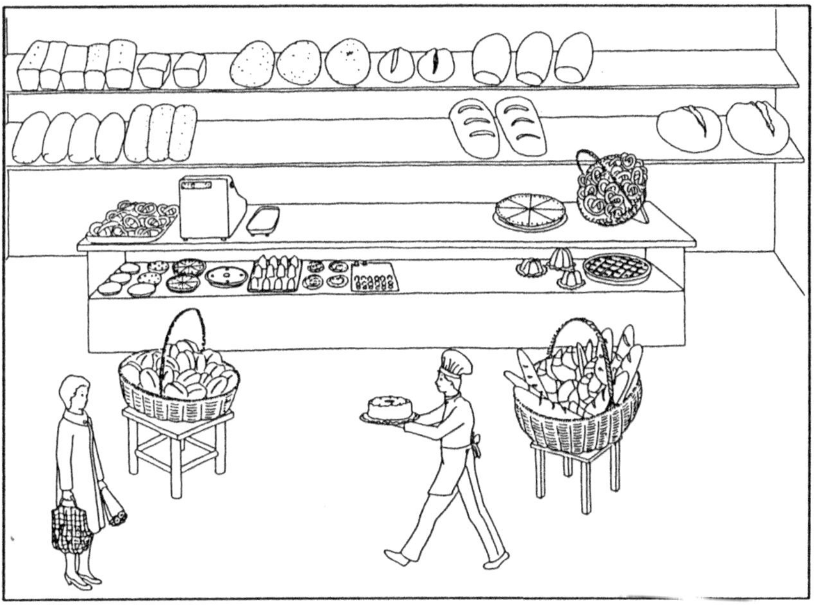

Abb. 3: Beispiel für Situationsrahmen mit thematisch erwartbarem Aktor; Bäcker in seinem Laden

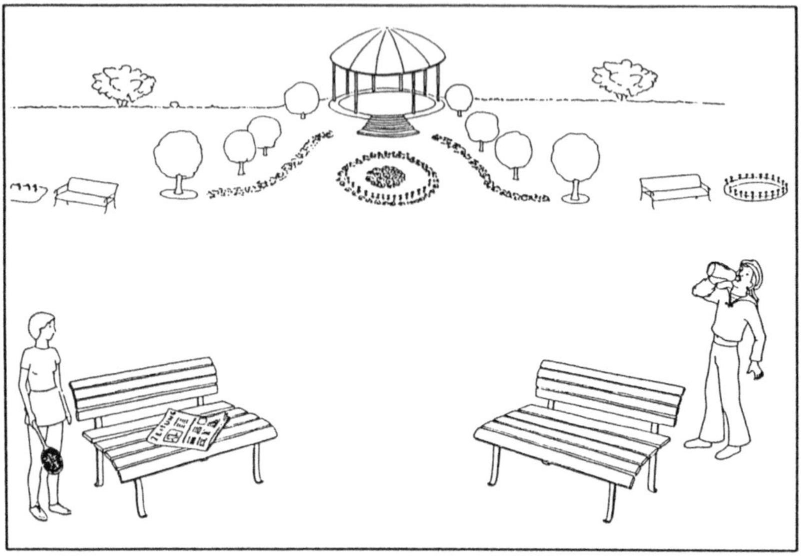

Abb. 4: **Beispiel für Situationsrahmen, in dem die Figuren thematisch eher zufällig sind; Tennisspielerin und Matrose in einem Park**

3.3 Versuchspersonen

Bei allen 17 aphasischen Patienten, die an dem Experiment teilnahmen, lag eine vaskuläre Ätiologie vor. Sie wurden nach der Untersuchung mit dem Aachener Aphasie-Test (Huber et al., 1983) folgendermaßen klassifiziert: 5 Wernicke-Aphasiker, 5 Broca-Aphasiker, 5 Patienten mit amnestischer Aphasie und 2 mit Leitungsaphasie (vgl. die Patientendaten in Tabelle 1 und 2). Für Patienten mit globaler Aphasie war die Übung nicht durchführbar. Dies hatte seinen Grund besonders in den schlechten Leistungen im Sprachverständnis, die kohärente Gespräche über Personen und deren Orte nicht erlaubten. Die dabei auftretenden ständigen Mißerfolgserlebnisse waren den Patienten nicht zuzumuten. Außerdem war nicht klar, ob Patienten mit globaler Aphasie von diesen Übungen überhaupt angemessen profitieren könnten.

Als Kontrollgruppe für die Bearbeitung in dieser Textsorte haben auch 10 Angehörige von Aphasikern in der Rolle von Patienten dieselben Aufgaben mit einem sprachgesunden Partner gelöst. Dabei handelte es sich um 4 Frauen und 6 Männer mit einem Altersmedian von 53,5 Jahren in einem Bereich von 46 bis 60 Jahren.

Tabelle 1: Ergebnisse der letzen AAT-Untersuchung

Pro-band	Spontansprach-Profil						Prozentränge in den Untertests					Schwere-grad
	KOM	ART	AUT	SEM	PHO	SYN	TT	NACH	SCH	BE	SV	s/m/l
1)	2	5	2	3	2	3	63	41	62	53	49	m-l
2)	3	4	5	3	3	3	30	23	38	48	43	m
3)	2	5	2	3	2	3	13	11	18	33	35	s-m
4)	2	5	4	3	2	3	38	38	33	31	30	m
5)	3	5	4	2	4	3	21	73	86	66	59	m-l
6)	2	4	2	2	2	1	13	31	39	51	61	s
7)	1	4	2	1	3	1	19	58	28	26	35	s
8)	3	4	5	4	4	1	95	58	91	84	98	m-l
9)	3	4	5	3	4	2	21	62	47	86	59	m-l
10)	3	4	4	3	2	1	19	57	36	53	56	m
11)	3	5	4	3	3	3	60	72	93	89	70	m-l
12)	4	4	5	3	4	4	97	88	95	74	71	l
13)	4	5	4	3	5	4	95	96	68	56	81	m-l
14)	3	5	5	3	4	4	81	96	87	88	91	m
15)	2	5	3	3	5	3	48	79	87	74	81	m-l
16)	3	4	4	3	4	4	91	51	48*	66	70	m-l
17)	3	4	5	4	3	3	94	74	91	97	93	l

* Dyslexie und Dysgraphie

3. Erwartungen

Hinsichtlich der *makropropositionalen Planung* bei der Lösung der kommunikativen Aufgaben sind 24 kombinatorische Abfolgen der bei den Figuren und der dazugehörigen beiden Orte (also n = 4; n! = 24) möglich. Wenn die von Levelt herausgearbeiteten Prinzipien bei der Lösung dieser Aufgabe Anwendung finden, ist erwartbar, daß jeweils zuerst die Personen identifiziert werden. Nach dem *minimal-load principle* müßten die Orte erst in einem zweiten Schritt mitgeteilt werden, denn die Ortsinformation kann erst endgültig verarbeitet werden, wenn man weiß, welche Person an diesem Ort plaziert werden soll.

Tabelle 2: Demographische Daten der Patienten

Proband	Geschlecht w/m	Alter (J.)	Dauer (M.)	Proband	Geschlecht w/m	Alter (J.)	Dauer (M.)
	Wernicke Aphasie				Amnestische Aphasie		
1)	w	67	14	11)	m	60	50
2)	m	64	23	12)	m	55	28
3)	m	61	23	13)	w	46	04
4)	w	54	06	14)	w	40	56
5)	m	46	06	15)	w	32	02
	Broca Aphasie				Leitungsaphasie		
6)	m	48	68	16)	m	64	08
7)	m	39	16	17)	m	51	23
8)	m	39	52				
9)	w	29	44				
10)	w	26	26				

Außerdem müßten die Personen zusammen mit dem jeweils zu ihnen gehörenden Orten verarbeitet werden *(principle of connectivity)*. Gäbe z.B. ein Patient beide Orte zuerst an und wendete sich dann der Auswahl der Personen zu, wäre die Wahrscheinlichkeit groß, daß derjenige, der das Handlungsereignis zwischen den zwei gezeichneten Figuren nachbauen soll, spätestens nach der Identifizierung der zweiten (und der Plazierung der ersten) nicht mehr genau weiß, welcher Ort für die zweite Figur zu Beginn der Übung angegeben wurde.

Unsere Erwartung war also, daß die Patienten in den Lösungsgesprächen immer mit der Identifizierung einer Person beginnen würden. Der Einfachheit halber nenne ich dieses aufgabenbedingte Vorgehen im folgenden *Person-Zuerst-Strategie*. Hat der Gesprächspartner diese Figur dann (möglicherweise nach mehreren Rückfragen und Präzisierungsversuchen) aus der Auswahlmenge von 20 Strichzeichnungen herausgefunden, müßte der Patient als nächstes den Ort für diese Figur nennen. Erst wenn über diesen Ort der ersten Figur im Gespräch eine Einigung erzielt worden ist (die natürlich nicht zutreffend sein muß), sollte die zweite Figur bearbeitet werden. Auch sie sollte erst nach der Identifizierung einem Ort zugeordnet werden.

Hinsichtlich der Reihenfolge der beiden Figuren legten zwei experimentelle Variablen nahe, inhaltlich orientierte Aspekte der Linearisierung einzubeziehen. Einerseits enthielten die zeichnerischen Darstellungen Hinweise auf eine Aktor-Rezipient-Struktur. Andererseits war die Hälfte der als Aktor geplanten Figuren im dargestellten Kontext thematisch erwartbar. Die Frage ist, ob bei der makropropositionalen Verarbeitung der Items nicht auch eine *Aktor-Zuerst-Abfolge* vorliegt, wie sie oben für die mikropropositionale Ebene dargestellt ist.

Die entsprechende Erwartung war also, daß die Versuchspersonen bei der Bearbeitung der Aufgaben vorwiegend zuerst den Aktor, dann den Ort des Aktors, dann den Rezipienten und schließlich den Ort des Rezipienten realisieren würden. Wenn die experimentellen Variablen der thematisch im Kontext erwartbaren bzw. nicht erwartbaren Aktoren Effekte zeigten, sollte die Zuerst-Bearbeitung der im Kontext erwartbaren Aktoren häufiger sein.

4. Ergebnisse und Diskussion

Die Ergebnisse der Analysen sollen nach den prozeßorientierten und den inhaltlich ausgerichteten Linearisierunsstrategien getrennt dargestellt und erörtert werden.

4.1 Linearisierungen nach prozeßorientierten Aspekten

Vergleicht man zunächst, wie häufig Personen bzw. Orte bei der Lösung der Kommunikationsaufgaben als erstes bearbeitet worden sind (siehe Tabelle 3), bestätigt sich die Erwartung, daß sowohl von den Aphasikern als auch von der Kontrollgruppe die abgebildeten Personen signifikant häufiger zuerst als die Orte bearbeitet worden sind, an denen sich diese Personen im Situationsrahmen befinden. Wenngleich dabei zunächst nur der erste Bearbeitungsschritt (von vieren) betrachtet worden ist, spricht dieser Befund dafür, daß das *minimal-load principle* von beiden Gruppen befolgt wird. Im Vergleich der beiden Verteilungen zwischen den Aphasikern und der Kontrollgruppe gibt es zusätzlich einen deutlichen Unterschied: Die Person-Zuerst-Strategie wurde von den Aphasikern signifikant häufiger angewendet (bei 81.6% der

Aufgaben) als von den sprachgesunden Kontrollen (bei 66.3% der Aufgaben). Die Patienten mit aphasischen Störungen sind bei der Lösung der Kommunikationsaufgaben offenbar viel mehr auf die Berücksichtigung der prozeßorientierten Linearisierungsstrategien angewiesen als die gesunden Kontrollpersonen. Das kann z.B. an der begrenzteren Verarbeitungs- und Behaltenskapazität der Patienten mit Hirnschädigungen liegen, durch die das striktere Einhalten des *minimal-load principle* notwendig wird.

Tabelle 3: Zuerst-Bearbeitung von Personen und Orten

Muster	Aphasiker (n=17)	Kontrollen (n=10)	Aphasiker vs. Kontrollen p-Wert **
Person	111 (81.6%)	53 (66.3%)	.0135
Ort	25 (18.4%)	27 (33.8%)	
Person vs. Ort p-Wert *	.0001	.0001	

* Exakter Test auf signifikante Abweichung von p = 50% einer Binomialverteilung (einseitig)
** Exakter Vierfeldertafeltest nach Fisher

Betrachtet man dazu genauer, welche der vier Möglichkeiten der Zuerst-Bearbeitung im einzelnen gewählt wurde (Tabelle 4), kann man wieder grundsätzliche Unterschiede zwischen den makropropositionalen Linearisierungen der Aphasiker und der sprachgesunden Kontrollgruppe sehen (p = .0201). Dabei wurden die von uns als Aktor geplanten Figuren von den Aphasikern deutlich häufiger zuerst bearbeitet als von der Kontrollgruppe (p = .0745). Das ist aber kein Hinweis auf eine Bestätigung unserer Erwartung, daß bei der Lösung dieser Aufgaben tatsächlich eine Aktor-Zuerst-Strategie auf makropropositionaler Ebene angewendet worden ist. Vielmehr zeigt Tabelle 4 sowohl für die Aphasiker (53 gegenüber 58) als auch für die Kontrollgruppe (21 gegenüber 32), daß die als Rezipienten geplanten Personen insgesamt häufiger zuerst bearbeitet wurden. Gleichzeitig wählten die Aphasiker den Ort des Aktors überzufällig seltener zuerst als die sprachgesunden Kontrollpersonen (p = .0130). Das belegt erneut, daß sich die Kontrollgruppe nicht so stark an die bestätigte *Person-Zuerst-Strategie* gehalten hat wie die Patienten.

Tabelle 4: Zuerst-Bearbeitung der einzelnen Items

Item	Aphasiker (n = 17)	Kontrollen (n = 10)	Aphasiker vs. Kontrollen p-Wert*
A	53	21	.0745
R	58	32	.7755
A̲	7	13	.0130
R̲	18	14	.4306
Summe	136	80	

Vergleich Aphasiker vs. Kontrollen insgesamt (exakter Kontingenztafeltest für eine 4x2 Tafel): p = .0201

A = Aktor A̲ = Ort des Aktors
R = Rezipient R̲ = Ort des Rezipienten

*Fisher's exakter Test (zweiseitig) auf signifikante Unterschiede je Kategorie

Als nächstes sollen die Häufigkeiten in den einzelnen makropropositionalen Verarbeitungsmustern genauer untersucht werden (Tabelle 5). Dabei kann man sehen, wie strikt das *principle of connectivity* von beiden Gruppen eingehalten wurde. Alle signifikanten Häufungen betreffen Muster, in denen eine Person und der entsprechende Ort, an dem sie sich befindet, paarweise bearbeitet wurden. Das sind die Muster

(a) Aktor, Ort des Aktors, Rezipient und Ort des Rezipienten,
(b) Rezipient, Ort des Rezipienten, Aktor und Ort des Aktors,
(c) Ort des Aktors, Aktor, Ort des Rezipienten und Rezipient,
(d) Ort des Rezipienten, Rezipient, Ort des Aktors und Aktor.

Dabei entsprechen die Muster (a) und (b) unseren Erwartungen hinsichtlich der an prozeßorientierten Aspekten ausgerichteten Linearisierungsprinzipien uneingeschränkt. Interessant sind aber auch die Muster (c) und (d), bei denen zwar das *principle of connectivity* eingehalten wurde, während jeweils ein Verstoß gegen das *minimal-load principle* vorliegt. Die Aphasiker verwenden das Muster (d) immerhin häufiger als p = 1/24 bei alpha = 5%. Bei der Kontrollgruppe wird zusätzlich das Muster (c) überzufällig häufiger verwendet. Auch das ist eine Verletzung des für diese Aufgabe erwarteten Linearisierungsprinzips, die Person vor dem Ort zu bearbeiten.

Völlig unplausible Abfolgen, welche auf Verarbeitungsdefizite in der logisch-situativen Kohärenz der Lösungsversuche schließen lassen könnten, lagen nicht vor. So sind z.B. folgende Verarbeitungsmuster von Makropropositionen überhaupt nicht verwendet worden:

(e) Aktor, Ort des Rezipienten, Ort des Aktors, Rezipient,
(f) Aktor, Ort des Rezipienten, Rezipient, Ort des Aktors,
(g) Ort des Rezipienten, Aktor, Ort des Aktors, Rezipient,
(h) Ort des Rezipienten, Ort des Aktors, Rezipient, Aktor.

Tabelle 5: Häufigkeiten geäußerter Muster

Muster	Aphasiker (n = 17)	Kontrollen (n = 10)
ARAR	6	2
ARRA	3	3
AARR	43*	15*
AARR	1	1
RAAR	5	2
RARA	8	4
RRAA	38*	21*
RRAA	7	5
AARR	2	2
AARR	5	11*
RRAA	5	3
RRAA	12(*)	11*
RAAR	1	-
Summe	136	80

A = Aktor   A = Ort des Aktors
R = Rezipient   R = Ort des Rezipienten

*,(*) signifikant häufigere Wahl als p = 1/24 bei alpha = 1%,(5%)

Um syndromspezifische Unterschiede darstellen zu können, müßten die Zuerst-Bearbeitungen für die einzelnen Patienten betrachtet werden. Dabei liegen zwar interessante Einzelbeispiele vor, die Patientengruppen sind aber so klein, daß es für entsprechende syndromspezifische Ausprägungen bei den Linearisierungsmustern keine statistisch signifikanten Häufungen bzw. Unterschiede gibt. Beispielsweise beginnt keiner der Broca-Aphasiker mit der Bearbeitung eines Ortes. Da diese Patienten nicht oder nur eingeschränkt über Funktionswörter (z.B. lokale Präpositionen) verfügen, ist das nicht überraschend. Demgegenüber beginnt z.B. ein Patient mit Wernicke-Aphasie in den acht Situationsrahmen, in denen er die Rolle des Instrukteurs innehat, siebenmal mit einem Ort. Auch das wäre über das spezifische Störungsbild gut erklärbar; wegen semantischer Störungen vermeidet dieser Patient, zu Beginn der Aufgabe eine der Figuren zu identifizieren und wendet sich der adverbialen Bestimmung eines Ortes zu.

Man kann für die *an prozessualen Aspekten orientierten Linearisierungsstrategien* also zusammenfassen, daß sich die aphasischen Patienten im Vergleich mit den sprachgesunden Kontrollpersonen grundsätzlich konform verhalten. *Das principle of connectivity* ist dabei von allen Versuchspersonen immer eingehalten worden. Das *minimal-load principle* hingegen wird gelegentlich verletzt; das trifft für die Aphasiker in einem oft verwendeten Muster zu, während die sprachgesunden Kontrollen sogar mehrfach überzufällig häufig gegen dieses Prinzip verstoßen.

4.2 Linearisierungen nach inhaltlichen Aspekten

Wenngleich die unterschiedlichen Kontexteffekte bisher noch nicht einbezogen wurden, kann man schon mit einem Blick auf Tabelle 4 feststellen, daß die von uns konzipierte Zuordnung der Figuren zu bestimmten thematischen Rollen und die entsprechenden experimentell zu überprüfenden Linearisierungen von den Versuchspersonen nicht ohne weiteres nachvollzogen wurde. Auch Tabelle 5 zeigt, daß die Auftretenshäufigkeiten für die Muster (a) und (b), die nach den thematischen Rollen der Figuren differenzieren, weder für die Patienten (43 zu 38) noch für die Kontrollen (15 zu 21) überzufällig voneinander verschieden sind. Als Aktor geplante Figuren sind also nicht überzufällig häufiger vor den als Rezipienten geplanten Figuren verarbeitet worden.

Bei der genaueren Analyse dieses Befundes stößt man auf eine Reihe von

Hinweisen auf mögliche Einflußgrößen, auf die ich im folgenden näher eingehen möchte.

Um dem Tatbestand genauer nachgehen zu können, daß der *Aktor- Rezipient-Struktur* in den zu bearbeitenden Handlungsereignissen auf makropropositionaler Ebene nicht wie erwartet Rechnung getragen wurde, habe ich 17 Studierende der Lehranstalt für Logopäden gebeten, dieselben Items wie die anderen Versuchspersonen in der Rolle des Instrukteurs zu bearbeiten, indem sie einen aktiven Aussagesatz formulieren sollten. Anhand der Analyse der ersten Nominalphrasen dieser Sätze sollten *die Aktor-Rezipient-Strukturen* des Materials deutlicher gemacht werden. Die Instruktion war, jeweils darzustellen, was auf der Abbildung passiert. Wenn in solchen Sätzen mit kanonischer Wortordnung eine Figur von den 17 Studenten mindestens 13 mal in der ersten Nominalphrase genannt wurde, ist nach dem Binomialmodell bei einer Konfidenzwahrscheinlichkeit von 95% die Wahrscheinlichkeit nicht mehr mit 50% für jede der beiden Figuren verträglich (vgl. Wissenschaftliche Tabellen Geigy, 1980). Das heißt, wenn eine Figur 13 mal oder mehr in den Sätzen zuerst genannt wurde, hielten wir sie ohne Zweifel in der Rolle des Aktors für bestätigt. Nicht alle erhobenen Sätze ließen sich so auswerten; begannen sie z.B. mit einem der Orte, gab es für die als Aktor und Rezipient geplanten Figuren zusammen weniger als 17 Erstnennungen. Dann gelten folgende Mindest-Erstnennungen als signifikant häufiger als p = 50%: 13 bei n = 16 und 12 bei n = 15.

Tabelle 6: Erstnennung der Figuren im Aussagesatz; gesunde Kontrollen (n = 17)

Situations-rahmen	Erstnennung der als Aktor geplanten Figur	Erstnennung der als Rezipient geplanten Figur	Erstnennung eines oder beider Orte
1	14*	3	-
3	14*	3	-
5	4	12	1
7	2	14*	1
10	12	5	-
12	3	13*	1
14	6	11	-
16	12*	3	2

* Signifikant häufigere Wahl als p = 50% (Binomialmodell, 95% Konfidenzintervall)

In Tabelle 6 sind die Ergebnisse für die Situationsrahmen zusammengestellt, in denen die Patienten (bzw. in den Kontrollgesprächen die Gesunden in der Rolle eines Patienten) der Instrukteur waren: 1, 3, 5, 7, 10, 12, 14 und 16. Diese Aufteilung ist durch den Wechsel der Interaktionsrollen bei diesen Übungen bedingt. Die Situationsrahmen 1, 3, 10 und 12 sind diejenigen, in denen die als Aktor geplanten Figuren thematisch erwartbar waren. Dementsprechend scheinen auch die Ergebnisse ausgefallen zu sein: Im Situationsrahmen 1 und 3 bestätigt sich die Erwartung, daß die als Aktor geplanten Figuren im thematisch erwartbaren Kontext signifikant häufiger als p = 50% zuerst genannt werden. Allerdings werden in den Situationsrahmen 5 und 7 überraschenderweise die als Rezipienten geplanten Figuren deutlich häufiger zuerst genannt. Aus diesen ersten vier Ergebnissen könnte man den Schluß ziehen, daß im Kontext thematisch erwartbare Aktoren signifikant häufiger zuerst bearbeitet werden, während in Situationsrahmen, in denen der Aktor thematisch nicht erwartbar ist, der Rezipient häufiger zuerst genannt wird. Das scheint sich zu bestätigen, wenn man die Häufigkeiten der Erstnennung für alle Situationsrahmen zusammenfaßt (Tabelle 7): Die Häufigkeiten der Zuerstwahl der aktiv geplanten versus der passiv geplanten Figuren unterscheiden sich überzufällig: p = .0029 (exakter Test nach Fisher). Vergleicht man die Häufigkeiten der Erstnennung der aktiven Figur mit der passiven in den Situationsrahmen, in denen sie thematisch erwartbar sind (n = 67), dann liegt das 95%-Konfidenzintervall zu 43 höher als 50%; d.h. die Erstnennung der aktiven Figuren ist überzufällig häufiger. Vergleicht man die Häufigkeit der Zuerstnennung der passiven Figur mit der aktiven in den Situationsrahmen, in denen der Aktor thematisch nicht erwartbar ist (n = 64), dann ist die untere Grenze des 95%-Konfidenzintervalls zu 40 gerade 50%; d.h. die Erstnennung der passiv konzipierten Figur liegt an der Signifikanzgrenze.

Für die letzten vier Situationsrahmen ist dieses Ergebnismuster (vgl. Tabelle 6) allerdings durchbrochen: Die entsprechenden Häufungen treffen nach den oben dargestellten Ergebnissen (wenngleich auch nicht signifikant) nur noch für die Situationsrahmen 10 und 14 zu. Im Situationsrahmen 10 liegen 12 Erstnennungen für die als Aktor im thematisch erwartbaren Kontext geplante Figur vor, das ist eine an der unteren Signifikanzgrenze liegende deutliche Häufung. Im Situationsrahmen 14, in dem der Aktor nicht thematisch erwartbar geplant war, wird die als Rezipient geplante Figur nur 11 mal zuerst genannt.

Tabelle 7: Häufigkeit der Erstnennungen von thematisch erwartbaren vs. nicht erwartbaren Aktoren im Aussagesatz; Kontrollgruppe von Gesunden (n = 17)

Situations-rahmen	aktive Figur	passive Figur	Ort
thematisch erwartbar (1,3,10,12)	43	24	1
thematisch nicht erwartbar (5,7,14,16)	24	40	4

Die Verteilungen für die Situationsrahmen 12 und 16 fallen nach dem in Tabelle 7 angegebenen Muster ebenfalls aus dem Rahmen. Im Situationsrahmen 16 wird die ursprünglich als Aktor konzipierte Figur wie erwartet signifikant häufiger zuerst genannt. Demgegenüber ist die Zuerstnennung der als Rezipient geplanten Figur im Situationsrahmen 12 mit 13 Erstnennungen sogar überzufällig häufiger als die im Kontext thematisch erwartbare als Aktor geplante Figur. Dabei handelt es sich um den in Abbildung 2 dargestellten Situationsrahmen mit einem rennenden *Feuerwehrmann* vor einem brennenden Haus und einem passiv davor stehenden *Photographen* mit einer Kamera. Bei genauerer Betrachtung blieb den Studenten im aktiven Aussagesatz eigentlich keine andere Möglichkeit, als den Photographen als Aktor zu interpretieren. Denn es geht hier um ein Handlungsereignis, bei dem beide Figuren eine Handlung ausführen, die in einem (auf den jeweils anderen gerichteten) *transitiven Verb* auszudrücken ist. Der *Feuerwehrmann* löscht das Feuer und läßt den *Photographen* dabei unbeachtet. Nur der *Photograph* handelt auf den *Feuerwehrmann* hin. Die thematischen Rollen im Handlungsereignis sind offenbar (wie Interaktionsrollen auch) nur *komplementär* zu der jeweils anderen beteiligten Figur zu sehen (vgl. Glindemann, 1984, S. 183): Es handelt sich um ein durch wechselseitiges Handeln konstituiertes Verhältnis, in dem die Rolle des einen nur verhältnismäßig zu der des anderen bestimmbar ist. Die oben dargestellte Materialkonzeption von Aktoren und Rezipienten als an sich aktiven bzw. passiven Figuren trägt dem keine Rechnung. Wer Aktor und wer Rezipient ist, wird erst in der Konstellation beider Figuren und deren Handlung entschieden. Für eine Zuweisung zu thematischen Rollen aufgrund der Konstellationen ist unser Material nicht ausreichend kontrolliert.

Eine entsprechende Linearisierung kommt aber offensichtlich auch im Situationsrahmen 5 zum Tragen (vgl. Abb. 4), in dem die passive *Tennisspielerin* deutlich häufiger zuerst genannt worden ist als der aktive *Matrose*. Zwar ist dieser trinkende Mann *an sich* aktiver als die *Tennisspielerin*, trotzdem handelt er nur *für sich* und nicht auf sie hin. Die *Tennisspielerin* hingegen *schaut* ihn an. In einem aktiven Aussagesatz liegt es daher nahe, sie als Aktor/Subjekt zu verarbeiten; die transitiven Verben *(jdn.) ansehen* oder *(jdn.) beobachten* richten sich auf den Matrosen. Das transitive Verb *trinken* kann nicht auf die *Tennisspielerin* gerichtet sein.

Befragt man im Sinne ethnomethodologischer Vorgehensweisen (vgl. Garfinkel, 1967) die Versuchspersonen selbst nach den Gründen für ihre Erstnennungen, erhält man bei den vorwiegend weiblichen Kontrollpersonen von der Lehranstalt für Logopädie einen interessanten Hinweis für die Interpretation dieses Situationsrahmens. Durch die *Tennisspielerin* in der Rolle einer Frau, die sich im Park allein einem trinkenden Mann gegenüber sieht, kommt es zu einer Identifikation von weiblichen Versuchspersonen mit dieser Figur, welche die Verarbeitungsperspektive beeinflußt. Kuno (1987, S. 270) spricht in diesem Zusammenhang von einer "theory of point of view". Er bezeichnet die Einstellung eines Sprechers, der ein Ereignis beschreibt, gegenüber den beteiligten Personen als "*empathy*": "I use the term 'empathy' to characterize the speaker's identification, in varying degrees, with a participant in an event" (Kuno 1976, 431). Hier haben wir es mit einem zusätzlichen an inhaltlichen Aspekten orientierten Einfluß auf die Linearisierungen zu tun, der bei unserer Materialkonzeption nicht berücksichtigt wurde. Ähnlich verhält es sich auch mit der im Aussagesatz 14 mal zuerst genannten passiven Frau (vgl. Situationsrahmen 7 in Tabelle 6), die untypischerweise einen Luftballon in einer Hand hält. Dadurch erhält sie offenbar eine so große Prominenz, daß sie fast immer vor der wesentlich aktiveren *Krankenschwester* in diesem Situationsrahmen bearbeitet wird. Wann immer etwas unser "*aktuelles Interesse*" findet, haben wir es zu unserem *Thema* erhoben (vgl. Schütz 1971, S. 58); das ist der Fall, wenn für uns etwas prominenter als anderes ist bzw. wenn es unsere Bewertung und Wahrnehmung in besonderer Weise betrifft. Allerdings ist davon auszugehen, daß sich diese Prinzipien je nach den Einstellungen zu verschiedenen thematischen Rollen stark individuell auf Linearisierungen auswirken.

Zusammenfassend kann ich nach diesem Exkurs zur thematischen Struktur unseres Materials festhalten, daß einerseits die Identifikation der thematischen Rollen Aktor und Rezipient nicht durch die Figuren an sich möglich ist, sondern die Konstellation der Figuren ist maßgeblich. Andererseits beeinflussen auch davon unabhängige inhaltliche Einflußgrößen, wie z.B. die Empathie mit einer der Figuren oder deren relative Prominenz, die Abfolge der Bearbeitung von Items. Der Eindruck, daß die passiv geplanten Figuren häufiger zuerst genannt werden, wenn sie in einem Situationsrahmen fungieren, in dem die aktiv geplanten Figuren thematisch erwartbar sind, scheint ein Artefakt zu sein. Offenbar sind solche inhaltlich bevorzugten Figuren von uns zufällig häufiger passiv konzipiert worden. Da die Funktion der Konstellationen von Figuren ohnehin nicht angemessen berücksichtigt worden ist, scheint die unerwartete inhaltliche Prominenz einzelner Figuren auf eine Weise durchzuschlagen, die unabhängig von den Rollen als Aktor und Rezipient ist.

Tabelle 8: Zuerst-Bearbeitung von thematisch erwartbaren vs. nicht erwartbaren Aktoren auf makropropositionaler Ebene; Aphasiker (n = 17)

Situations-rahmen	aktive Figur	passive Figur	Ort
thematisch erwartbar (1,3,10,12)	34	22	12
thematisch nicht erwartbar (5,7,14,16)	19	36	13

Tabelle 9: Zuerst-Bearbeitung auf makropropositionaler Ebene; Aphasiker (n = 17)

Situations-rahmen	Zuerstbearbeitung der als Aktor geplanten Figur	Zuerstbearbeitung der als Rezipient geplanten Figur	Zuerstbearbeitung eines oder beider Orte
1	6	7	4
3	12(*)	4	1
5	3	10(*)	4
7	5	8	4
10	5	8	4
12	11(*)	3	3
14	1	13*	3
16	10	5	2

* Signifikant häufigere Wahl als p = 50% bei N = (Aktor- + Rezipient-Bearbeitung)

(*) Untere Signifikanzgrenze für die häufigere Wahl; (Binomialmodell, 95% Konfidenzintervall)

Tabelle 10: Zuerst-Bearbeitung von thematischer erwartbaren vs. nicht erwartbaren Aktoren auf makropropositionaler Ebene; Kontrollgruppe (n = 10)

Situations-rahmen	aktive Figur	passive Figur	Ort
thematisch erwartbar (1,3,10,12)	13	10	17
thematisch nicht erwartbar (5,7,14,16)	8	22	10

Tabelle 11: Zuerst-Bearbeitung auf makropropositionaler Ebene; Kontrollgruppen von Gesunden (n = 10)

Situations-rahmen	Zuerst-Bearbeitung der als Aktor geplanten Figur	der als Rezipient geplanten Figur	eines oder beider Orte
1	1	0	9
3	4	2	4
5	1	7(*)	2
7	2	5	3
10	3	5	2
12	5	3	2
14	3	4	3
16	2	6	2

(*)Untere Signifikanzgrenze für die häufigere Wahl; p = 50% (Binomialmodell, 95% Konfidenzintervall)

Wenn ich mich nun den Linearisierungen der aphasischen Patienten auf makropropositionaler Ebene zuwende, stellt sich über die oben dargestellten Phänomene hinaus die Frage nach der Vergleichbarkeit. Die 17 Studierenden hatten mit den mikropropositionalen Restriktionen in ihren Aussagesätzen eine andere Aufgabe zu lösen als die Versuchspersonen in den Kommunikationsübungen. Das kann man schon daran sehen, daß die Bearbeitung der Items in den Aussagesätzen wesentlich seltener (5 mal) mit einem Ort begonnen wurde. In Tabelle 8 kann man sehen, daß die Aphasiker 15 mal mit einem Ort beginnen. Tabelle 10 zeigt, daß dies bei der Kontrollgruppe von Gesunden sogar 27 mal der Fall war. Um erörtern zu können, inwieweit die beiden Textsorten Aussagesatz und Kommunikationsübung hinsichtlich der Linearisierungsstrategien nach inhaltlichen Aspekten überhaupt vergleichbar sind, betrachte ich im folgenden die Linearisierungen der Patienten (Tabelle 8). Auch hier unterscheiden sich die Zuerst-Bearbeitungen hinsichtlich der Situationsrahmen mit im situativen Kontext thematisch erwartbarem und nicht erwartbarem Aktor in der Häufigkeit bei aktiven bzw. passiven Figuren überzufällig ($p = .0078$; exakter Fisher-Test).

Die 36 Zuerst-Bearbeitungen der passiv geplanten Figuren sind auch hier überzufällig häufiger. Mit den 34 Zuerst-Bearbeitungen der aktiv geplanten Figuren, die im Kontext thematisch erwartbar sind, ist aber nur eine deutliche Tendenz angegeben. Dieses Muster muß aber nicht aufgrund dieser experimentellen Variablen entstehen, sondern aktive versus passive Figuren, die thematisch erwartbar versus nicht erwartbar sind, werden offenbar von weiteren inhaltlich bestimmten Aspekten dominiert, die mit dem verwendeten Material nicht eindeutig zu isolieren sind. Ich werde diese Variablen daher im folgenden nicht weiter berücksichtigen, sondern lediglich die Übereinstimmungen und Unterschiede in den Mustern betrachten.

Daß in den Tabellen 7, 8 und 10 jeweils vergleichbare Häufungen vorliegen, spricht dafür, daß die inhaltlich orientierten Linearisierungen sowohl zwischen den Patienten und der Kontrollgruppe auf makropropositionaler Ebene als auch zwischen den Aussagesätzen und den Kommunikationsübungen gut vergleichbar sind. Die häufigeren Ortsbearbeitungen in den Kommunikationsübungen lassen sich durch die Textsorte erklären; die Abfolge im Aussagesatz unterliegt den stärkeren Restriktionen der mikropropositionalen Struktur. Daß die Personen der Kontrollgruppe deutlich häufiger als die Patienten mit dem Ort beginnen, liegt daran, daß sie das *minimal-load principle* weniger strikt einhalten müssen.

Aber es gibt auch auffällige Unterschiede: Die Versuchspersonen in den Kommunikationsübungen bearbeiten wesentlich mehr keine der beiden Figuren überzufällig häufiger zuerst. Während im Aussagesatz (vgl. Tabelle 6) nur in 3 von 8 Situationsrahmen keine der Figuren signifikant häufiger genannt wurde, ist bei den Aphasikern in den Kommunikationsübungen (vgl. Tabelle 9) nur eine Figur uneingeschränkt überzufällig häufiger zuerst bearbeitet worden (Situationsrahmen 14). Hierfür kann wieder das *Empathie- oder Prominenzprinzip* verantwortlich sein; diese Häufung betrifft die (an sich passive) Figur *Arzt*, auf die aphasische Patienten im klinischen Kontext natürlich deutlich reagieren. Alle anderen Häufungen in Tabelle 9 liegen an der unteren Signifikanzgrenze. Die gesunden Kontrollen bearbeiten sogar nur eine Person deutlich häufiger zuerst. Hier wirken sich allerdings die häufigen Zuerst-Bearbeitungen des Ortes als Bezugsgröße besonders aus; inhaltliche Linearisierungsprinzipien werden in diesem Sinne natürlich auch von prozeßorientierten überlagert. Da die Kontrollgruppe relativ klein ist, sind hier statistisch überzufällige Häufungen ohnehin schwer zu bestimmen.

Im Situationsrahmen 12 bearbeiten die Patienten in ihren Übungen den Feuerwehrmann elfmal zuerst, während der *Photograph* nur dreimal zuerst bearbeitet wird. Das ist ein deutlicher Unterschied, der besonders deshalb überrascht, weil diese Konstellation im Aussagesatz wegen der Verben genau umgekehrt bearbeitet worden war. Fällt die mikropropositional-syntaktische

Vorgabe fort, wirkt offenbar die Prominenz des aktiven *Feuerwehrmannes* im thematisch erwartbaren Kontext eines brennenden Hauses doch stärker. Auf eine häufigere Zuerst-Bearbeitung des *Matrosen* wirkt sich dieses Phänomen allerdings nicht aus; die *Tennisspielerin* wird von allen drei Gruppen (vgl. auch Tabelle 11) und in jeder Textsorte deutlich häufiger zuerst bearbeitet als der *Matrose*.

Inhaltlich orientierte Linearisierungen lassen sich also zusammenfassend nicht ohne weiteres nur durch die thematische *Aktor-Rezipient-Struktur* von zu bearbeitenden Handlungsereignissen erklären. Vielmehr kommt es einerseits zu wechselseitigen Beeinflussungen mit den prozeßorientierten Prinzipien (wie z.B. der unterschiedlichen Befolgung des *minimal-load principle*), andererseits ist die Struktur von thematischen Aktoren und Rezipienten von anderen inhaltlich bestimmten Bewertungen für die Selektion und Abfolge bei der Bearbeitung überlagert. Dabei scheint die Einstellung der Sprecher zu den Items von Bedeutung zu sein. Inwieweit die thematische Erwartbarkeit im Kontext tatsächlich eine Rolle spielt, wurde nicht deutlich.

5. Schluß

Aphasische Patienten wenden also auf makropropositionaler Ebene Linearisierungsstrategien an, die mit denen gesunder Kontrollpersonen vergleichbar sind. Bei den prozeßorientierten Strategien können sie erwartbare Muster realisieren; sie tun dies strikter als die Personen der Kontrollgruppe. Hinsichtlich inhaltlich bestimmter Prinzipien bei der Linearisierung auf makropropositionaler Ebene konnten wir mit dem verwendeten Material die vorgefundenen Muster nicht befriedigend erklären. Hier müßten in einer weiteren Studie auf der Basis der Ergebnisse dieser Untersuchung inhaltliche Bewertungen von Items empirisch kontrolliert werden. Über die Relation von thematischem Aktor und Rezipient hinaus müßten dann auch Gesichtspunkte der *Empathie* experimentell variiert werden, um entsprechende Wechselwirkungen bestimmen zu können.

Da aphasische Patienten offenbar in der Lage sind, weitgehend konventionelle Linearisierungen auf makropropositionaler Ebene vorzunehmen, sollten sie (zumindest unter diesem Aspekt) auch von der *kommunikativen Aktivierung* in pragmatischen Kommunikationsübungen profitieren können.

Literatur

Bever, T.G. (1970). The cognitive basis for linguistic structures. In: J.R. Hayes (ed.), *Cognition and the Development of Language*. New York: Wiley.

Cholewa, J., Huber, W. Göddenrenrich, S. & Willmes, K. (1987). *Strategien des Satzverstehens bei Aphasie*. Vortrag, gehalten anläßlich der 14. Jahrestagung der Arbeitsgemeinschaft für Aphasieforschung und -behandlung, München, 5.-7. November 1987 (vgl. Abstract-Band zur Tagung S. 3 f.).

Clark, H.H. & Clark, E.V. (1977). *Psychology and language: an introduction to psycholinguistics*. New York: Harcourt, Brace, Jovanovich.

Clérebaut, N., Coyette, Feyereysen, P. & Seron, X. (1984). Une méthode de rééducation fonctionelle des aphasiques: la P.A.C.E. *Rééducation Orthophonique* 22, 329-345.

Davis, G.A. & Wilcox, M.J. (1981). Incorporating Parameters of Natural Conversation in Aphasia Treatment. In: R. Chapey (ed.), *Language intervention strategies in adult aphasia*. Minneapolis, Minn.: BRK-Publishers, 248-257.

Davis, G.A. & Wilcox, M.J. (1985). *Adult Aphasia Rehabilitation: Applied Pragmatics*. San Diego, California: College-Hill Press.

DeBleser, R. & Weismann, H. (1981). Übergang von Strukturübungen zum spontanen Dialog in der Therapie von Aphasikern mit nicht-flüssiger Sprachproduktion. *Sprache, Stimme, Gehör*, 5, 74-79.

Dijk, v., T. & Kintsch, W. (1983). *Strategies of Discourse Comprehension*. New York, London, Paris, San Francisco: Academic Press.

Duncan jr., St. (1974). On the Structure of Speaker-Auditor-Interaction during Speaking Turns. *Language in Society*, Vol. 3, 161-180.

Duncan, St. & Fiske, D. (1977). *Face-to-Face-Interaction: Research, Methods, and Theory*. Hillsdale, N.J.: Erlbaum.

Garfinkel, H. (1967). Studies of the routine grounds of everyday activities. In: H. Garfinkel (ed.), *Studies in Ethnomethodology*. Englewood Cliffs, N.J.: Prentice-Hall, 35-75.

Glindemann, R. (1984). Wenn 'Sprecher' nicht sprechen und 'Hörer' nicht nur hörern. Zur Interpretation von Gesprächsschrittrollen. In: D. Cherubim, H. Henne, & H. Rehbock, (Hrsg.), *Gespräche zwischen Alltag und Literatur. Beiträge zur Germanistischen Gesprächsforschung*. Tübingen: Niemeyer.

Glindemann, R. (1987). *Zusammensprechen in Gesprächen. Aspekte einer konsonanztheoretischen Pragmatik*. Tübingen: (Niemeyer).

Glindemann, R. (1990a). Welche Probleme haben Aphasiker beim turn-taking? In: R. Mellies, F. Ostermann & A. Winnecken (Hrsg.), *Beiträge zur interdisziplinären Aphasieforschung*. Arbeiten zum Workshop "Klinische Linguistik II". Tübingen: Narr, 1-29.

Glindemann, R. (1990b). *Zum Einfluß des situativen Kontextes und der sprachlichen Struktur von Stimulusmaterial in der kommunikativ-pragmatisch orientierten Aphasietherapie*. Vortrag, gehalten anlaßlich der 17. Jahrestagung der Arbeitsgemeinschaft für Aphasieforschung und -behandlung, Erlangen, 8.- 10. November 1990 (vgl. Abstract-Band zur Tagung).

Glindemann, R. & Springer, L. (1989). PACE-Therapie und sprachsystematische Übungen. Ein integrativer Vorschlag zur Aphasietherapie. *Sprache, Stimme, Gehör* 13, 188-192.

Glindemann, R,. Willmes, K., Huber, W. & Springer, L. (1991). The efficacy of modelling in PACE-therapy. *Aphasiology*, Vol. 5, NOS. 4 &5, 425-429.

Heeschen, C. (1980). Strategies of decoding actor-object-relations by aphasic patients. *Cortex*, 16, 5-19.

Hinckeldey, S. von, (1983). Kommunikationstraining und Rollenspiel in einer Gruppentherapie für Aphasiker. *Sprache, Stimme, Gehör* 7, 101-105.

Huber, W., Poeck, K., Weniger, D. & Willmes, K. (1983). *Der Aachener Aphasie Test.* Göttingen: Hofgrefe.

Huber, W. (1990). Möglichkeiten ambulanter Aphasietherapie. In: *Aphasiker und Rehabilitation - fachübergreifende Zusammenarbeit.* Tagungsbericht des Symposiums des Bundesverbandes für Rehabilitation der Aphasiker e.V., 23.-24. September 1988, Würzburg, 33-45.

Huber, W. (1990). Text Comprehension and Production in Aphasia: Analysis in Terms of Micro- and Macroprocessing. In: Y. Joanette & H.H. Brownell (eds.), *Discourse Ability and Brain Damage*. New York: Springer, 154-179.

Kintsch, W. & van Dijk, T. (1978). Toward a model of text comprehension and production. *Psychological Review* 85, 363- 394.

Kuno, S. (1976). Subject, Theme, and the speaker's Empathy - A Reexamination of Relativization Phenomena. In: CH. N. Li (ed.): *Subject and Topic*. New York: Academic Press, 419-444.

Kuno, S. (1987). *Functional Syntax. Anaphora, Discourse and Empathy*. Chicago: The University of Chicago Press.

Levelt, W.J.M. (1982). Linearization in describing spatial net works. In: S. Peters & E. Saarinen (eds.), *Processes, beliefs, and questions*. Dordrecht: Reidel.

Levelt, W.J.M. (1989). *Speaking: From Intention to Articulation*. Cambridge, Massachusetts; London, England: (MIT Press).

Marfurt, B. (1977). *Textsorte Witz. Möglichkeiten einer sprachwissenschaftlichen Textsortenbestimmung*. Tübingen: Niemeyer.

Sacks, H., Schegloff, E.A. & Jefferson, G. (1974): A simplest systematics for the organization of turn-taking in conversation. *Language*, 50, 696-735.

Schank, R.C. (1975). *Conceptual information processing*. Amsterdam: North-Holland.

Schlanger, P.H. & Schlanger, B.B. (1970). Adapting role-playing activities with aphasic patients. *Journal of Speech and Hearing Disorders* 35, 229-235.

Schütz, A. (1971). *Das Problem der Relevanz*. Herausgegeben und erläutert von R.M. Zaner. Einleitung von Th. Luckmann., Frankfurt am Main: Suhrkamp.

Springer, L. (1986). Behandlungsphasen einer syndromspezifischen Aphasietherapie. *Sprache, Stimme, Gehör* 10, 22-29.

STAXACT (1989). Statistical Software for Exact Nonparametric Inference (Cytel Software Corporation, Cambridge, Mass.).

Weniger, D., Huber, W., Stachowiak, F.-J. & Poeck, K. (1980). Treatment of aphasia on a linguistic basis. In: M.T. Sarno & O. Höök (eds.), *Aphasia: Assessment and treatment*. Stockholm: Almqvist & Wiksell, 149-157.

Wissenschaftliche Tabellen Geigy (1980). Teilband Statistik, Basel.

Interaktive Kategorien der Verständnisherstellung als Grundlage für die Diagnostik und Therapie

Friederike Vauth

1. Einleitung

Im folgenden möchte ich ein Problem vorstellen und kurz umreißen, mit dem ich relativ häufig in meiner sprachtherapeutischen Praxis konfrontiert werde. Ein Problem, das nicht nur in der Reha-Klinik, in der ich arbeite, auftritt, sondern auch in anderen neurologischen Reha-Zentren und therapeutischen Arbeitsbereichen.

Da es meines Erachtens noch keine ausreichend befriedigende theoriegeleitete Lösung dieses Praxis-Problems gibt, möchte ich in diesem Zusammenhang in meinem Beitrag einige Lösungsvorschläge zur Diskussion stellen, mit Hilfe derer man die Problematik ansatzweise methodisch "in den Griff" bekommen könnte.

2. Intuitive Störungskategorisierungen

Ich möchte kurz darlegen, worum es sich bei diesem Problem handelt. Es kommt immer wieder vor, daß Patienten zur differentialdiagnostischen Abklärung hinsichtlich einer hirnorganisch bedingten potentiellen Sprachstörung zu mir geschickt werden, bei denen eine Untersuchung durch psychometrisch abgesicherte Diagnoseverfahren nicht oder nicht vollständig durchgeführt werden kann.

Daß die Durchführung psychometrisch abgesicherter valider Testverfahren bei diesen Patienten nicht oder nur zum Teil möglich ist, kann durch unterschiedliche Faktoren bedingt sein bzw. unterschiedliche Ursachen haben.

Zum Teil liegt hier häufig eine emotionale Blockade oder Verweigerung der Mitarbeit hinsichtlich der Testdurchführung vor, zum Teil kann die Nicht-Durchführbarkeit auch durch hirnorganische neuropsychologische Funktionsstörungen bedingt sein. Die praktische Arbeit mit diesen Patienten ist dadurch häufig sehr erschwert, da eine fundierte diagnostische Grundlage zur Erhebung der jeweiligen Störungssymptomatik fehlt bzw. eine psychometrisch abgesicherte Diagnostik nicht erstellt werden kann.

Nichtsdestotrotz erfordert jedoch die praktische Arbeit mit diesen Patienten - zumindest, wenn man auch für diese Patienten eine sinnvolle Therapieplanung und -gestaltung erstrebt-, daß auch in diesen Fällen eine Diagnose hinsichtlich der jeweiligen Störungsspezifik und des Schweregrades erstellt werden kann.

Obwohl auch gerade in diesen Fällen eine genaue Erhebung in bezug auf die *Störungssymptomatik* wünschenswert wäre bzw. ein Praxiserfordernis ist, sind leider die einzigen Ressourcen, auf die man bei der Bestimmung der Störungsspezifik zurückgreifen kann und muß, die *eigenen intuitiven Hypothesen* über die Art und Ursache der aphasischen Ausfallerscheinungen.

Ich gehe dabei von der These aus (vgl. auch Bauer & Kaiser, 1988 und 1989), daß diese intuitiven Hypothesen in Erst-Kontakt-Gesprächen im interaktiven Austausch mit den Aphasikern entstehen, sich im Laufe der Interaktion entwickeln und auf das Gesprächsverhalten steuernd einwirken.

Die intuitiven Hypothesen über Art, Ausmaß und mögliche Ursachen der aphasischen Auffälligkeiten werden bei der Bestimmung des Schweregrades der Störung in seiner Auswirkung auf die interaktiven Verständnisherstellungsmöglichkeiten zu Rate gezogen, da statistisch abgesicherte Verfahren der diagnostischen Erfassung von Leistungseinbußen aus o.g. Gründen nicht durchgeführt werden können.

Diese Hypothesen, im folgenden *intuitive Störungskategorisierungen* genannt, gehören also m.E. *primär* zu den Annahmen, die die Therapeuten berücksichtigen und in Rechnung stellen, wenn Therapieziele und Therapieverläufe für diese testunmotivierten Patienten festgelegt werden. Obwohl wir Therapeuten meistens davon überzeugt sind, daß wir mit unserer 'intuitiven Störungskategorisierung' "richtig liegen", beschleicht uns - zumindest mich - doch häufig ein ungutes Gefühl bei der Störungsbestimmung. So bin ich mir oft im unklaren darüber, woraus ich die Annahmen über die zugrundeliegende Störung eigentlich ableiten soll.

Die Problematik, auf welche *Informationsquellen* wir uns bei unserer Störungstypisierung stützen und auf welche *Gesprächsbeiträge* wir uns dabei eigentlich im nachhinein beziehen, kann dabei häufig leider nicht oder nur unzureichend gelöst werden. Die bisher noch nicht ansatzweise geklärten Fragen sind dabei folgendermaßen zu präzisieren:

- Wie konstituieren sich die Annahmen über die jeweilige zugrundeliegende Störung bei diesen Patienten?
- Können meine Annahmen hinsichtlich der Auswirkungen der Störungen auf die interaktive Verständnisherstellung *methodisch überprüft* werden?

Mein *Lösungsvorschlag* in Hinblick auf eine annähernde Klärung dieser Problematik sieht folgendermaßen aus:
Eine genauere, von der empirischen Beobachtung ausgehende gesprächsanalytische Mikro- oder Detailuntersuchung auf konversationsanalytischer Grundlage mittels eines geeigneten methodischen Zugangs könnte dabei helfen, den Stellenwert, d.h. die *Relevanz, dieser formal diagnostisch nicht abgesicherten Hypothesen,* hinsichtlich der verständigungsbehindernden Störungsphänomene herauszuarbeiten und die Mechanismen des Umgangs mit den Störungen genauer zu differenzieren.

Bei der Frage, *wie* man diese Störungskategorisierungen deskriptiv mittels eines geeigneten Analyseinstrumentariums erfassen kann, kommt dem Gegenstandsbereich, also dem, *was untersucht werden soll,* eine m.E. nicht zu unterschätzende Schlüsselstellung zu (vgl. dazu Hüttemann, 1986, S. 49ff.).

Gegenstand einer Detailuntersuchung mit dem Ziel einer deskriptiven Erfassung der Störungszuordnungen und -kategorisierungen, die innerhalb von Gesprächen wirksam werden, sollten in erster Linie Gesprächspassagen sein, in denen die kommunikativen Aktivitäten der Therapeuten und Patienten ausschließlich oder zum größten Teil darauf ausgerichtet sind, *Kommunikationsprobleme* zu behandeln, in denen also ausschließlich Verfahren angewendet werden, die der Thematisierung, Bearbeitung und Beseitigung von

Störungen dienen. Auswahlkriterium für Gesprächssequenzen, in denen Kommunikationsprobleme thematisiert und behandelt werden, ist die *Teilnehmerbezogenheit* der Beschreibungskategorien. Als analyserelevant werden hierbei nur die Aspekte angesehen und einer detaillierten Analyse unterzogen, die auch von den Gesprächsteilnehmern selbst als störungsrelevant thematisiert und behandelt werden.

Bezugnehmend auf konversationsanalytisch ausgerichtete Arbeiten zur interaktiven Textherstellung in Kontaktsituationen (zwischen Fremdsprachenlernern und Muttersprachlern (vgl. z.B. Gülich & Kotschi, 1987a und 1987b)) und zur Bearbeitung von Verständigungsproblemen (wie z.B. in der Bürger-Verwaltungs-Kommunikation (Kindt & Weingarten, 1984 und Selting, 1987a) vertrete ich folgende Auffassung:
Wenn man die jeweiligen Teilnehmerperspektiven und Relevanzsetzungen, also das, was die Teilnehmer selbst als störungsrelevant ausweisen, mit in die Analyse einbezieht, lassen sich die *intuitiven Hypothesen* über die zugrundeliegende Störungssymptomatik aus den jeweiligen Verfahren der interaktiven Verständnisherstellung und Verständigungsproblembearbeitung rekonstruieren bzw. ableiten.

Ein theoriegeleitetes und methodologisch abgesichertes Analyseinstrumentarium, das eine kontrollierte Bestandsaufnahme derjenigen Aktivitäten und Strukturmerkmale erlaubt, die von allen Interaktanten zur wechselseitigen Verständnisherstellung und Störungsindizierung verwendet und eingesetzt werden, muß daher folgende Voraussetzungen erfüllen:

1) Gegenstand einer von der empirischen Beobachtung ausgehenden beschreibenden Analyse sollte die systematische Rekonstruktion der interaktiven Verständnisherstellungs- und Problembehandlungsverfahren sein.
2) Analysekategorien, mit denen Verständnisherstellungs- und Störungsbehandlungsverfahren deskriptiv erfaßt werden sollen, müssen *interaktive* Parameter erfüllen.
3) Kategorien der Beschreibung von Störungsphänomenen und deren Behandlung müssen auf der Basis ethnomethodologischer Erhebungsmethoden und Analyseprinzipien (vgl. z.B. Levinson, 1983 u. Bergmann, 1981 für einen Überblick) entwickelt worden sein und dem Prozeßcharakter mündlicher Kommunikation explizit Rechnung tragen.

4) Bei der Auswahl, welche Ausschnitte linguistischer Theoriebildung die geeigneten Analysekategorien und -instrumentarien liefern, ist die "Teilnehmerbezogenheit" der Kategorien für mich das entscheidende Auslesekriterium, d.h.: einer Analyse sollten in erster Linie die Aspekte unterzogen werden, die die beteiligten Gesprächsteilnehmer selbst als störungsrelevant während der Gesprächsdurchführung thematisieren und kennzeichnen.
5) Eine Analyse, die die Rekonstruktion der Teilnehmerperspektiven mit einbezieht, muß analytisch *zwei* Aspekte der "Teilnehmerrelevanz" unterscheiden:
   a) die "implizite Orientierung an Erwartbarkeitsbeziehungen" in Gesprächen als "Grundlage der Herstellung und Überprüfung von Verstehen und Verständigung" (Selting, 1987a, S. 40ff.);
   b) die Verwendung von speziellen expliziten Verfahren der Verständigungsherstellung durch die Interaktionsteilnehmer, mit denen einerseits antizipierte Verständigungsprobleme bearbeitet oder allgemein Verständigung überprüft wird und andererseits manifeste Verständigungsprobleme bearbeitet und gelöst werden (vgl. Selting, 1987a, S. 46ff.).

Relevant für eine differenzierte und exakte Therapiezielfestlegung und -verlaufsplanung ist somit eine qualitative, gesprächsanalytische Erfassung bestimmter Gesprächsphasen in Anamnesegesprächen. Ich gehe hierbei davon aus, daß diese bestimmten Gesprächsphasen ausschließlich der Thematisierung, Bearbeitung und Beseitigung von Störungen dienen. Diese Störungen werden von den Teilnehmern als störungsrelevant behandelt, entsprechen also nicht unbedingt per se den durch die Hirnschädigung bedingten Störungssymptomen. Hierbei indizieren die Gesprächsteilnehmer mittels bestimmter Signalisierungsformen auf der prosodischen und syntaktischen Ebene, welche Problemursache sie bei der Thematisierung und Behandlung von Störungsphänomenen zugrundelegen.

Diese Verfahren der Störungsthematisierung und -behandlung manifestieren sich als intuitive Hypothesen bezüglich der zugrundeliegenden Störungsursache, d.h. als *intuitive Störungskategorisierungen*. Relevant sind sie insofern für die Diagnostik und Therapieplanung, als daß diese Störungskategorisierungen entscheidende Ressourcen für die Einschätzung der Teilnehmer hinsichtlich Typ, Art und Ausmaß der vermuteten Störung darstellen. Sie haben den Stellenwert von quantitativ nicht abgesicherten Diagnoseverfahren, gehören m.E. aber unbedingt zu den Annahmen, die berücksichtigt und in Rechnung gestellt werden müssen, wenn für den Patienten das Therapieziel und die Methodik zur Erreichung dieses Zieles festgelegt werden sollen. Die im folgenden noch genauer darzustellende gesprächsanalytische Erfassung dieser statistisch nicht abgesicherten Annahmen hat den Vorteil, daß die intuitiven, häufig unreflektiert angewendeten Mechanismen der Störungsbearbeitung und -kategorisierung herausgearbeitet und differenziert werden können.

Im folgenden möchte ich kurz ein theoriegeleitetes, auf einer empirischen Untersuchung basierendes Analyseinstrumentarium vorstellen, mit dem alle genannten Untersuchungsaspekte, die von den Gesprächsteilnehmern selbst als störungsrelevant thematisiert und gekennzeichnet werden, deskriptiv erfaßt und rekonstruiert werden können.

Im Anschluß daran soll die Relevanz dieser Kategorien für eine Rekonstruktion der Störungskategorisierungen innerhalb von Gesprächen zwischen Therapeuten und testunmotivierten Patienten anhand einiger Gesprächsausschnitte aufgezeigt und zur Diskussion gestellt werden.

3. Die Verfahren der interaktiven Verständnisherstellung und Verständigungsproblembearbeitung

Ich möchte hier darauf hinweisen, daß bei der Darstellung der interaktiven Parameter der Verständnisherstellung und Problembearbeitung nicht wie bei Bauer und Kaiser (1988 u. 1989) auf den Reparaturansatz der ethnomethodologischen Konversationsanalyse (vgl. z.B. Schegloff, Jefferson & Sacks, 1977) als übergeordnetem Analyserahmen Bezug genommen wird, da hierbei der jeweilige situative und thematische Bezugsrahmen, innerhalb derer die Teilnehmer ihre Äußerungen interpretieren, methodisch *nicht* systematisch berücksichtigt wird. Stattdessen wird das "lokale Behandlungsmuster für einseitige lokale Verstehensprobleme" (Selting, 1987a, S. 69ff.) als Analyseinstrumentarium zugrundegelegt.

Dieses Analyseverfahren bringt gegenüber dem auf der ethnomethodologischen Konversationsanalyse basierenden Reparaturansatz den Vorteil mit sich, daß die einzelnen Phasen der Problembehandlung detaillierter und differenzierter bestimmt werden können. Die Rekonstruktion einer Zuordnung zu bestimmten Problemtypen bei der Problembehandlung setzt allerdings nach Selting (1987a, S. 2ff.) die Einnahme einer anderen Analyseperspektive als sie bei Schegloff, Sacks und Jefferson (1977) vorgenommen wird, voraus: der Analysand versucht - neben der Beschreibung der Plazierung der sequentiellen Position und der Beschreibung der verwendeten Reparatur-Einleitungs- und Durchführungsmechanismen - auch, "die Perspektiven und Zuschreibungen der Beteiligten bei der Durchführung der Reparaturen von deren Signalisierung her zu berücksichtigen" (Selting, 1987a, S. 2ff.). Da hier bei der Analyseperspektive die Kategorisierungen der Problemtypen, die die Kommunikationsteilnehmer vornehmen, explizit mitberücksichtigt werden, behandelt Selting die von Sacks, Schegloff und Jefferson (1977) aufgeführten fremdinitiierten Selbstreparaturen als Manifestationen lokaler Verstehens- und Verständigungsprobleme.

Die empirische Untersuchung über Verständigungsproblembehandlungen in der Bürger-Verwaltungs-Kommunikation (vgl. Selting, 1987a) führte zu folgenden Ergebnissen: Wenn in einem Gespräch ein Verstehensproblem auftaucht, weisen diejenigen Kommunikationspartner, die das Verstehensproblem haben, mit jeweils distinkten Fragetypen auf dieses Problem hin. Ein Gesprächspartner manifestiert immer dann ein "lokales, einseitiges Verstehensproblem" (ebd: 69ff.), wenn er mittels bestimmter Fragetechniken anzeigt, daß sein Verstehensproblem entweder die unmittelbare Vorgängeräußerung des Kommunikationspartners oder aber einzelne Bezugselemente innerhalb dieser Vorgängeräußerung betrifft.

Der Problemträger, also derjenige Kommunikationsteilnehmer, der ein Verstehensproblem signalisiert, weist mit seiner Wahl der Fragetechnik auch darauf hin, auf welcher Problemursache sein Verstehensproblem basiert. Er signalisiert somit nicht nur, daß er überhaupt ein Verstehensproblem hat, sondern weist - auch nach Selting (ebd.) - mit seinen unterschiedlichen Fragetechniken bzw. Problemmanifestationen darauf hin, von welchen Hypothesen er bei seiner Zuordnung zu einem bestimmten Problemtyp ausgeht.

Als Analyseraster und Vergleichsmaßstab zur Interaktionskonstellation zwischen nicht-sprachauffälligen Interaktionsteilnehmern wird das "Problembehandlungsmuster zur interaktiven Behandlung von lokalen Verstehensproblemen" zugrundegelegt (vgl. Selting, 1987a, S. 69ff.).

Die einzelnen, im folgenden abgebildeten Phasen des Problembehandlungsmusters sind als *interaktive Aufgaben* zu verstehen, die für eine Problembehandlung erwartungsgemäß durchgeführt werden müssen.

Nach Selting (1987a) handelt es sich dabei um Haupt- und Unterkategorien, wobei die Hauptkategorien - die Phasen der Problemmanifestation, Problembearbeitung sowie der Problemlösung - obligatorische Aufgaben darstellen, die jeweiligen Unterkategorien fakultativer Art sein können.

(1) *Problemmanifestation*

- Art und Weise der Einbettung in den Gesprächszusammenhang: lokale Manifestation vs. retrospektives Manifestwerden
- Turn-Position zum Bezugselement
- Rollenzuschreibung: Problemträger, Problembearbeitende
- Identifizierung und Lokalisierung des Bezugselements

Problemkategorisierung

- Problemanalyse der Beteiligten selbst/Zuordnung zu Problemtypen
- Rekonstruktion der Bezugserwartung; Bestimmung der Problemursache
- Steuerung der Problembearbeitungsaktivitäten: Relevanzsetzung vs. -rückstufung

(2) *Problembearbeitung*

- sequentielle Position zur Problemmanifestation
- Durchführung der Problembearbeitung

Problemkategorisierung

- Übernahme der Problemkategorisierung aus der Problemmanifestation
- Rekategorisierung des Problems nach o.g. Kategorien

(3) *Problemlösung*

- Art und Weise der Rückleitung in den vor- bzw. übergeordneten Gesprächszusammenhang: Problemlösungssignal vs. implizite Signalisierung durch Rückgang in suspendierte Aktivität

Abb. 1: Das Muster der Behandlung einseitiger lokaler Verstehensprobleme (nach Selting, 1987a, S. 54ff.)

Zwischen den einzelnen Typen der Problemmanifestation und der Problembearbeitung besteht eine Beziehung konditioneller Relevanz, d.h. eine spezifische Problemmanifestation verlangt auch eine ganz spezifische, erwartbare Problembearbeitung. Bei der Problemmanifestation sowie bei der Problembearbeitung beziehen sich die Teilnehmer jeweils auf bestimmte Ebenen der Verständnisherstellung.

Bei den unterschiedlichen Ebenen der Verstehensproblematisierung indizieren die Teilnehmer folgende Problemtypisierung (siehe Abb. 2):

1. Akustische Verstehensprobleme,
2. Semantische Zuordnungsprobleme, die unterteilt werden in Referenz- und lokale Bedeutungszuordnungsprobleme und
3. lokale Erwartungsprobleme.

Bei den *akustischen Verstehensproblemen* signalisieren die Interaktionspartner Probleme mit der akustischen Identifizierung bzw. Wahrnehmung der artikulierten Laute oder der Äußerung in ihrer Form; sie beziehen sich hierbei auf den formalen Aspekt der Formulierungshandlung (vgl. Selting, 1987a, S. 77ff.).

Nach Selting liegen *semantische Zuordnungsprobleme* dann vor, "wenn der Problemträger eine Äußerung des vorherigen Sprechers zwar akustisch verstanden hat, aber nicht interpretieren kann, weil er einzelnen Elementen oder der ganzen Äußerung keine Bedeutung im Kontext zuordnen kann" (Selting, 1987a, S. 86ff.). Besonders relevant für die Störungskategorisierung in bezug auf die Äußerung testunmotivierter Patienten ist, daß bei der Bedeutungsherstellung zwischen sprachlichem Ausdruck und außersprachlichem Bezugssachverhalt mehrere Verstehensleistungen involviert sein können:

a) die Identifizierung von Gegenständen oder Sachverhalten, auf die ein Sprecher sich bezieht; kommt es auf dieser Ebene zu einem Problem, signalisiert der Sprecher ein Referenzproblem.
b) die Zuweisung einer Bedeutung oder eines Sinnes zu den Ausdrücken, die ein Sprecher gebraucht ("extensionaler" Aspekt). Das signalisierte Problem auf dieser Ebene ist ein lokales Bedeutungsverstehensproblem.
c) das Verstehen der Beziehung, in der eine Äußerung des Sprechers zum vorherigen Gesprächskontext in Beziehung steht. Eine Problematisierung auf dieser Ebene wird als Kohärenzproblem ausgewiesen.
d) das Verstehen der interaktiven Funktion einer Äußerung im Kontext (z.B. das Inferieren einer impliziten Wertung, das Verstehen impliziter Relevanzsetzungen). Die Problematisierung auf dieser Ebene wird in der Konversationsanalyse unter den Begriffen "Inferenz- oder Relevanzproblem" gefaßt (vgl. Selting, 1987a, S. 69ff.).

Unter den Problemtypen sind Präferenzstrukturen nach den Kriterien "bevorzugt - weniger bevorzugt" festzustellen (vgl. Selting, 1987a, S. 57ff.). So werden akustische Probleme vor Referenzproblemen, Referenz- vor Bedeutungszuordnungsproblemen und letztere vor lokalen Erwartungsproblemen behandelt. Selting stellt hinsichtlich dieses Präferenzvorkommens fest, daß die Evidenz dieser Präferenzstrukturen auf eine "interne Ordnungshierarchie" in bezug auf die Verstehensebenen hindeutet.

Die Gewichtung bzw. Präferenz für bestimmte Problemtypen folgt nach dem Ausmaß der Störung, das die Problemträger und -bearbeiter jeweils unterstellen.

Kategorisierung eines selbstzugeschriebenen akustischen Verstehensproblems:

Akustische Verstehensprobleme

Generelles akustisches Verstehensproblem:

Problemmanifestation	Problembearbeitung
- **metakommunikativ explizit:** z.B:"ich hab nich verstandn was sie gesacht habm"	- Reformulierung
- **konventionell explizit:** Standardform: bitte'	- Wiederholung mit veränderter prosodischer Struktur
- **stilistisch:** variierte Form: "was' was is' z.T. wad is',he'"	- Teil-Wiederholung mit z.T. veränderter Struktur
- **implizit:** Nicht-Erfüllung konditioneller Relevanz	- (Teil-)Wiederholung und (Teil-)Reformulierung

Spezifisches akustisches Verstehensproblem:

Problemmanifestation	Problembearbeitung
- **metakommunikativ explizit:** "das war jetz nich genau meine frage" (vgl.: Transkript Kran-	- Wiederholung, Reformulierung

kenhaus (Z.4) oder:"das letzte wort hab=ich nich verstandn,"	mit metakommunikativ expliziter Einleitung
- **konventionell implizit:** Lokalisierung des Bezugselements mit (+) "was'"	

Semantische Zuordnungsprobleme

Semantisches Zuordnungsproblem 1:

Problemmanifestation	Problembearbeitung
- **Referenzprobleme:** Referenzfragen: metakommunikativ explizit: "welche mein Se denn jetz,"	
- **konventionell explizit:**- W-Fragewort mit terminaler Intonation Bsp: "wo,","wie,","was,"	Ersetzung oder Ergänzung des referierenden Bezugsausdrucks durch anderen referierenden Bezugsausdruck
- **konventionell implizit:** Lokalisierung des Bezugselements mit (+) Konstruktionsabbruch	

Semantisches Zuordnungsproblem 2:

Problemmanifestation	Problembearbeitung
- **lokale Bedeutungsverstehensprobleme:** Nachfragen: metakommunikativ explizit: "was heißt", "wie mein Se" mit (+) Zitierung/anaphorische Wiederaufnahme des Bezugselements	**prototypische Verfahren:** Explikation des Hintergrundes vom Bezugselement Abgrenzung vom Gegenteil Angabe von allgemeinen Funktionen oder Zwecken des Bezugssachverhalts
- **konventionell explizit:** W-Fragewort z.B.: "wie," "wat fürn" mit (+) Zitierung/anaphorischer Wiederaufnahme des Bezugselements	Zuordnung zu übergeordnetem allgemeinen Sachverhalt und Angabe unterscheidender Merkmale des spezifischen Sachverhalts

- **Echofrage:**
  Zitierung des Bezugselements mit terminalem Akzent und steigendem Grenzton

Lokales Erwartungsproblem:

Problemmanifestation	**Problembearbeitung**
- **explizit:** **Wieso-Nachfragen mit (+) Zitierung/anaphorische Wiederaufnahme des Bezugselements**	
	- **Widerspruchserklärung**
- **implizit:** **Prosodisch markierte Problemmanifestation mit starken Akzenten und/oder globaler Tonhöhenveränderung**	

Abb. 2: **Manifestations- und Bearbeitungsverfahren einseitiger lokaler Verstehensprobleme (in Anlehnung an Selting, 1987a, S. 162ff.)**

Zu den Verfahren der interaktiven Verständnisherstellung werden - neben den Verfahren der Problembearbeitung - auch sog. "prophylaktische", "explizite Verfahren der Verständnissicherung" gezählt. Es handelt sich hierbei um (Re-)Formulierungsverfahren, die auch während einer Problembehandlungsphase eingesetzt werden können, um weitere "antizipierte Veständigungsprobleme" zu vermeiden bzw. bisher erreichte Verständigung kontrollierend zu überprüfen. Auf einige dieser prophylaktischen Verfahren (vgl. z.B. Selting, 1987a, S. 42ff. und Kindt, 1984, S. 133ff.) wird in der folgenden Analyse detaillierter eingegangen werden.

Desweiteren setzen die Teilnehmer bestimmte Verfahren, nämlich fremdinitiierte Fremdkorrekturen ein, wenn sie deutlich machen wollen, daß sie selbst das Verständnisproblem nicht verursacht haben, sondern der jeweilige Kommunikationspartner. Es handelt sich hierbei um die Fremdzuschreibung eines Formulierungs- oder Verstehensproblems an den Partner. Auch auf diese Verfahren wird in der Analyse näher eingegangen.

Bei der gesprächsanalytischen Detailuntersuchung stehen im Mittelpunkt des Interesses folgende mikroanalytische Fragestellungen:

- Wie werden die Störungen von den Interaktanten - unter der besonderen Berücksichtigung vokaler und nonvokaler Indikatoren - jeweils signalisiert?
- Mit welchen Reaktionen - vokale und nonvokale Signalisierungsformen - wird auf die Störungsmanifestationen jeweils reagiert?
- Welche Problemtypkategorisierung bzw. Kategorisierung von Störungsursachen lassen sich dabei feststellen bzw. werden durch die Störungsmanifestation von den Teilnehmern dabei unterstellt?

4. Gesprächsanalytische Detailuntersuchung

Bei den von mir ausgewählten, auf konversationsanalytischer Grundlage transkribierten Gesprächssequenzen als Analysegrundlage handelt es sich um Anamnese-Gesprächsbeiträge mit einem 59jährigen "Anschluß-Heilbehandlung"-Patienten, die im Sommer 1990 erhoben worden sind.

Bei der Transkription der Gesprächsausschnitte wurden folgende Transkriptionsnotationen zugrundegelegt: x, = fallende Intonation, x' = steigende Intonation, x- = gleichbleibende Intonation, x: = gedehnte Sprechweise, . = kurzes Absetzen innerhalb der Äußerung, .. = kurze Pause, ca. 2 sec. ... = mittlere Pause, ca. 3 sec., (schnell) = Charakterisierung der Sprechweise bzw. nonverbaler Kommunikation, + = Ende der Charakterisierung, wam = Akzentsetzung, "wa kommen" = dialektal gefärbte Sprechweise, = parallel gesprochene Laute; T = Therapeutin, P = Patient.

Transkript 1: Psychologie

T: | sind sie bei den psychologen in behandlung ,
P: | ja' intressiert'.
interessiert mich sehr,in. (schnell) wenn ich sie da richtig
verstanden habe+, interessiert mich das - habn sie gesagt,
T: ne: nich, ne: also da haben sie (langsam) mich nicht richtig
verstanden
P: | (langsam) ich hab sie nich verstanden,.
T: | ähm. (ganz langsam)

	es gibt hia. in der klinik psychologen,. und sind sie
P:	ja,. ja,
T:	bei denen in the.ra.pie, ne:'
P:	ne:., ne:, ham wa da nie rüba geredet,

Die Signalisierung eines Verständigungsproblems im ersten Gesprächsausschnitt ("Transkript Psychologie") erfolgt durch T.s lokale metakommunikativ explizite Manifestationsform in Z.5 direkt im Anschluß auf die Bezugsäußerungen von P. in Z.2-4.

Durch die Verwendung eines spezifischen Korrektureinleitungsformats (vgl. Selting, 1987b) und dem gewählten Reformulierungsverfahren, einer fremdinitiierten Fremdkorrektur macht T. explizit deutlich, auf welche Bezugselemente der Vorgängeräußerungen von P. sich ihre Problemlokalisierung bezieht und wem sie das Verständigungsproblem zuschreibt.

Eingeleitet wird die Korrektur durch eine äußerungssyntaktische Markierung, nämlich das Verwenden der Negationspartikel "ne:" "nich ne:" (Z.5) sowie durch eine prosodische Hervorhebung der Korrektureinleitung durch verstärkten Längungsakzent im zweifach verwendeten "ne:".

Die anschließende Bezugssachverhaltslokalisierung erfolgt durch das Reformulierungsverfahren: "markierte Ersetzung einer gesamten Bezugsäußerung" (Selting, 1987b, S. 42). Die Korrektur hat die Form eines metakommunikativen Satzes, mit dem in der Regel eine Bezugsbehauptung eines Sachverhalts zurückgewiesen und durch eine Gegendarstellung ersetzt wird (vgl. ebd., S. 47f.).

Mit der Teil-Reformulierung des mit der Konjunktion "wenn" eingeleiteten Nebensatzes in Z.3-4, der Verwendung der personaldeiktischen Adressierungsform "sie" und der expliziten Kategorisierung der Zuschreibung eines Verstehensproblems durch die explizite Bezugsrahmensetzung der Verstehensproblematik, indem sie das Verb "verstehen" und die Negationspartikel "nicht" verwendet, weist T. in ihrer Problemmanifestation metakommunikativ darauf hin, daß sie sich nicht selbst, sondern P. das Verstehensproblem in bezug auf ihre Frage in Z.1 zuschreibt.

Eine genauere Betrachtung der korrigierten Bezugssachverhaltsdarstellung in Z.2-4 zeigt, daß die Problemmanifestation der Therapeutin durch spezifische, sich jeweils voneinander unterscheidende Aktivitäten der Verständnissicherung und Kontrollüberprüfung, die der Patient nacheinander verwendet, ausgelöst wird.

P. löst in Z.2 die eröffnete konditionelle Relevanz der Frage zunächst durch eine formale Technik der Verständnisherstellung ein: durch Verwenden des affirmativen Bestätigungssignals "ja" macht er deutlich, daß er der Bezugsäußerung auf der formalen Ebene der Gesprächsorganisation folgen konnte.

Im Anschluß an die formale Bestätigung durch den "continuer" (Schegloff, 1982) wendet er ein in bezug auf Referenzierungssequenzen prototypisches Verfahren der "impliziten Problemstatusmarkierung" (Auer, 1984) an. Markiert wird der implizite Problemstatus durch eine "Versuchsmarkierung" ("try-marker") auf der prosodischen Ebene.

Gekennzeichnet wird der Bezugsausdruck ("intressiert'") mit steigender Intonationskontur und anschließender kurzer Pause. Nach Auer (1984) weist mit der Versuchsmarkierung P. darauf hin, daß er sich bezüglich der Identifizierung des von T. intendierten Sachverhalts in Z.1 nicht sicher ist.

Bei der Problemstatuszuweisung handelt es sich nach Auer (1984) um eine sog. "Reparaturnahelegungs"-Technik, d.h. P. legt durch seine Problemstatusmarkierung T. nahe, den problematischen Ausdruck ("intressiert'.) entweder zu korrigieren oder aber den Problemstatus zurückzuweisen.

T. löst die hiermit von P. eröffnete konditionelle Relevanz (d.h. erwartbare Korrektureinleitung oder -zurückweisung) jedoch nicht ein, es erfolgt zumindest keinerlei verbale Reaktion von der Therapeutin.

P. reagiert auf die Nicht-Erfüllung der konditionellen Relevanz mit einem weiteren Verfahren der Verständnisüberprüfung: Mit dem formalen Verfahren einer expandierten Reformulierung seiner Bezugsäußerung mit veränderter prosodischer Struktur macht P. deutlich, daß es sich bei der Reformulierungstechnik mit veränderter prosodischer Struktur um ein inhaltliches Verfahren der Verständniskontrolle handelt, nämlich um das Verfahren der "Inferenzüberprüfung" (Kindt, 1984). Realisiert wird dieses Verfahren, indem ("intressiert'.") korrigiert wird durch "interessiert;" und der Bezugsausdruck expandiert wird durch das Hinzufügen des Personalpronomens ("mich") und des Adverbs ("sehr"), die ansteigende Intonationskontur durch eine fallende Intonationskontur ersetzt wird.

"Bei der Inferenzüberprüfung zieht ein Interaktionsteilnehmer aus den vorgefundenen Beiträgen seines Partners eine Schlußfolgerung oder Inferenz und bietet sie diesem zur Bestätigung oder Zurückweisung/Korrektur an" (Selting, 1987b, S. 47). Auf der prosodischen Ebene kann die Inferenzüberprüfung unterschiedlich signalisiert werden, und zwar sowohl mit steigender als auch mit fallender Intonationskontur. Wird die Bezugsäußerung mit steigender Intonationskontur geäußert, weist der Sprecher auf der lokutiven Ebene darauf hin, daß es sich um eine Vergewisserungsfrage handelt; markiert er eine fallende Intonationskontur, handelt es sich um eine Bestätigungsfrage. Selting weist in diesem Zusammenhang darauf hin, daß sich die Wahl des Sprechers für eine der beiden Alternativen danach richtet, ob er sich bezüglich der Identifizierung des vom vorherigen Sprecher intendierten Sachverhalts sicher ist oder nicht. So kennzeichnet der Sprecher mittels der fallenden Intonation, daß er sich bezüglich der Identifizierung relativ sicher ist, während er mit der steigenden Intonationskontur in der Vergewisserungsfrage seine Zweifel bezüglich des Zutreffens seiner Schlußfolgerung in bezug auf die Partneräußerung anzeigt.

Obwohl P. zunächst seine Inferenzüberprüfung als Bestätigungsfrage kennzeichnet, die eine Reaktion in Form einer Bestätigung oder Zurückweisung erfordert, verhindert er durch seine schnelle Anschlußäußerung, daß T. auch wirklich die konditionelle Relevanz einlösen kann.

In P.s nachfolgendem Gesprächsbeitrag verwendet er ein explizit metakommunikatives Verfahren der Verständnisüberprüfung. Mit diesem Verfahren wird der in den vorausgehenden Äußerungen nur implizit angedeutete Problemstatus, nämlich mögliches Verstehensproblem des Patienten in bezug auf die Frage der Therapeutin, nun *explizit* gekennzeichnet.

Auch bei dieser gewählten Technik der Verständnisüberprüfung handelt es sich um ein prototypisches Verfahren, mit dem eine Verstehensproblematik hinsichtlich der Identifizierung des Bezugssachverhalts explizit indiziert wird. Nach Kallmeyer (1977) handelt es sich hierbei um das Verfahren der "Voraussetzungsklärung", das dann angewendet wird, wenn einer der Kommunikationsteilnehmer davon ausgeht, daß eine unmittelbare "Zugänglichkeit des zu verstehenden Sachverhalts" (Kallmeyer, 1977, S. 64) nicht mehr gegeben ist.

Durch den Gebrauch des Konditional-Nebensatzes und die Verwendung des Modaladverbs zur Kennzeichnung der Einschätzung und Beurteilung (vgl. Duden, 1984, S. 351) sowie durch die anaphorische Bezugnahme auf die Bezugsäußerung mittels der lokaldeiktischen Partikel und Pronomina macht er deutlich, daß seine Annahme, er habe T. verstanden, nur noch hypothetischen Charakter hat. Aber auch in diesem Fall kann interaktiv durch eine Verständnissicherungstechnik der Therapeutin, d.h. Bestätigung oder Zurückweisung des Problemstatus, die mögliche Verstehensproblematik nicht geklärt werden, da P. durch die unmittelbar anschließende Nachfolgeäußerung ein Eingehen auf die Verständnisüberprüfungsfrage verhindert. In der nachfolgenden Äußerung wird der Bezugsausdruck durch eine identische Teil-Wiederholung (ein Verfahren, das auch zur Bearbeitung von kategorisierten akustischen Verstehensproblemen eingesetzt wird) lokalisiert und das Adverb "sehr" durch die Proform "das " korrigiert. Da die korrigierende Reformulierung auf der prosodischen Ebene durch eine progrediente Intonation gekennzeichnet ist, weist P. darauf hin, daß er diesmal auf der prosodischen Ebene sich nicht auf ein potentielles Verstehensproblem bezieht. Daß P. in Z.4 eine Rekategorisierung hinsichtlich seiner Bezugserwartungen vornimmt - ein potentielles Verstehensproblem wird rekategorisiert in ein nicht-existentes Verstehensproblem, verdeutlicht P. durch die explizit metakommunikative Bezugnahme auf T.s Redeverhalten. Die explizit metakommunikative Bezugnahme erfolgt durch ein Verb des Sagens (verbum dicendi).

Die darauffolgende markierte Ersetzung einer gesamten Bezugsdarstellung zeigt auf (s.o.), daß die Therapeutin die Annahme des Patienten, es liege kein Verstehensproblem vor, nicht teilt. Sie schreibt dem Patienten durch die metakommunikativ explizite Fremdkorrektur ein "Inferenzproblem" zu, zeigt also an, daß sie von einer anderen Problemanalyse ausgeht als der Patient selbst.

Allerdings zeigt sie durch das Korrigieren der Inferenzüberprüfungsfrage auf, daß sie die "Unsicherheitshypothesen" bezüglich der Identifizierbarkeit, wie sie in den Verfahren der impliziten und expliziten Problemstatusmarkierung zum Ausdruck kommen, ratifiziert. Mit der korrigierten Inferenzüberprüfung weist sie darauf hin, daß der Patient den sinnsemantischen Bezug ihrer Äußerung nicht verstanden hat.

Die nachfolgende Äußerung von P. in Z.7 zeigt auf, daß er diesmal den von T. intendierten Sachverhalt "verstanden" hat. Indem er ein prototypisches Verfahren der Problembearbeitung eines akustischen Verständigungsproblems gebraucht, nämlich das Verfahren der Reformulierung, d.h. eine Teil-Wiederholung mit korrekter Ersetzung der Personal-Pronomen, zeigt P., daß er T's Kategorisierung, d.h. Zuschreibung eines Inferenzproblems, übernimmt.

Gekennzeichnet wird die Übernahme der Problemkategorisierung aus der Problemmanifestation auch auf der prosodischen Ebene. T.s Problemmanifestation in Z.5 ist markiert durch eine langsamere und mit Pausen versetzte Sprechweise und stärkere Akzentsetzung.

Da nach Selting solche prosodischen Veränderungen als Verfahren interpretiert werden können, das Verständnis zusätzlich abzusichern und weitere antizipierte Verstehensprobleme zu verhindern (Selting, 1987b, S. 70ff.), ist anzunehmen, daß T. hier von einer intuitiven Störungskategorisierung auf der akustischen Ebene ausgeht.

Da P.s Reformulierung durch eine sehr viel langsamere Sprechweise als seine vorangegangenen Äußerungen gekennzeichnet ist, scheint es plausibel anzunehmen, daß er auch durch die veränderte prosodische Struktur zu erkennen gibt, daß er die Problemkategorisierung von T. übernimmt.

Nach dieser Sequenz leitet T. in Z.9 die Problembehandlungsphase durch eine selbstinitiierte Selbstreformulierung ein. Nachdem sie sich durch eine expandierte Paraphrase anaphorisch auf einen bestimmten Aspekt ihrer Frage in Z.1, nämlich die Berufsgruppe der Psychologen, bezieht, geht sie in einer weiteren Reformulierung auf einen anderen Aspekt ihrer Frage in Z.1 ein. Mit der zweifachen Reformulierung ihrer Frage in Z.9-11 erreicht sie folgendes: Der komplexe Sachverhaltsbezug "bei den Psychologen in Behandlung sein", wird durch die selbstinitiierten Selbst-Paraphrasen sukzessiv eingeführt und in seine einzelnen Bestandteile zerlegt.

Das Konstruktionsverfahren der "Proportionierung" (Kindt, 1984), das T. hiermit anwendet, zählt zu den expliziten Verfahren der Verständnissicherung, die prophylaktisch eingesetzt werden, um antizipierte Verständigungsprobleme zu verhindern: Die Spezifik dieses Verfahrens besteht darin, den komplexen Bezugssachverhalt in kleine "Portionen" aufzugliedern und so Schritt für Schritt abzusichern, daß man vom Partner verstanden wird.

So führt T. zunächst mit einer unpersönlichen ("es")-Formulierungseinleitung nur zwei Sachverhaltsbezüge, nämlich die "Orts- und Personen-Referenz", ein. Sie stellt mit der konkretisierenden Paraphrase durch die explizite Bezugssetzung auf die " Klinik" den extensionalen Bezug her, der in der Frage (Z.1) nicht explizit gegeben war, und eröffnet durch die fallende Intonation mit anschließender kurzer Pause eine konditionelle Relevanz, die auch von P. durch die Verwendung von Bestätigungssignalen eingelöst wird. Da von P. keine Problemindizierung erfolgt, formuliert T. die nächste von ihr selbstinitiierte Paraphrase und führt die nächsten zwei Sachverhaltsbezüge ein. Die Reaktionen von P. zeigen trotz T.s Erwartungsproblem in Z.11, daß bei P. diesmal kein Verstehensproblem vorlag. Durch die oben dargestellten prophylaktischen Verfahren der Verständigungssicherung zeigen beide Teilnehmer - sowohl die Therapeutin als auch der Patient- an, daß auf der akustischen Ebene kein Verstehensproblem mehr kategorisiert wird, sondern wechselseitiges Verstehen erfolgreich hergestellt worden ist.

Hiermit möchte ich die Analyse abschließen. Leider war es mir in diesem Rahmen nicht möglich, noch andere Beispiele zu analysieren. Weitere Beispiele sind im Anhang.

5. Schlußbetrachtung

Aus den Analyseergebnissen lassen sich folgende Erkenntnisse im Hinblick auf die Bewertungen der Störungssymptome und intakter Leistungen testunmotivierter Patienten ableiten:

1. *Routineaktivitäten der Gesprächsorganisation*, die in Gesprächen zwischen nicht-sprachgestörten Personen stützende und konstituierende Funktion für die Themenentwicklung haben (vgl. Kallmeyer & Schütze, 1976; Kallmeyer, 1977; Selting, 1987a, S. 42ff.), nämlich das Sichern des Verstehens und Verstandenwerdens sowie das Sichern der wechselseitigen Kooperation werden bei antizipierten sprachlichen Ausfallerscheinungen sowohl aus der Perspektive der Therapeuten als auch aus der Perspektive der Patienten zum primären *thematischen Gegenstand* erhoben.

Damit ist gemeint, daß die Teilnehmer einen Ebenenwechsel vornehmen, indem sie ihre Interpretationen oder ihre Bezugsrahmensetzung an der Äußerungsebene ausrichten. Fokussiert wird hierbei nicht mehr die thematische Sachverhaltsebene, sondern die Äußerungsebene, das Redeverhalten. Dies geschieht bei einer expliziten Thematisierung häufig durch metakommunikative Äußerungsfragmente bzw. metakommunikativ finite Sätze (nach Selting "metakommunikative explizite Manifestationen" genannt, 1987a, S. 74ff.).

Prototypische Signalisierungsformen, die verwendet werden, sind neben anderen Formen z.B. metakommunikativ finite Sätze, mit denen explizit durch die Semantik des verwendeten Verbs der Verstehens-Problembezugsrahmen gesetzt wird. Mit diesen metakommunikativen Sätzen wird oft ein Problem angekündigt (vgl. Transkript 1 Psychologie) bzw. eine Problemtypzuordnung vorgenommen (vgl. Selting, 1987, S. 74ff.).

2. Wenn meine Hypothese zutrifft, daß in therapeutischen Anamnesegesprächen zwischen Sprachtherapeuten und testunmotivierten Patienten von seiten der Therapeuten eine "Präferenz" (vgl. Sacks, Schegloff & Jefferson, 1977 zum konversationsanalytisch technischen Präferenzkonzept) für die Behandlung von Kommunikationsproblemen besteht, dann ließen sich folgende Schlußfolgerungen daraus ableiten:

- die unterschiedlichen Arten der Kennzeichnung von Verstehensproblemen weisen auf zugrundeliegende Kategorisierungen und Typisierungen der vermuteten Störungskomponente der internen Ebene des Sprachssystems hin.
- die Thematisierung von spezifischen Verstehensproblemen und die damit jeweils unterstellten bzw. zugrundegelegten Problemtypkategorisierungen legen den Patienten auf ganz bestimmte, für den vom Therapeuten indizierten Problemtyp erwartbare Verfahren der Problembearbeitung fest. "Verstehen" also die Patienten das thematisierte Kommunikationsproblem und die dabei vom Therapeuten zugrundegelegte Problemursache, sind diese Patienten auch dazu "gezwungen", ihr "Verstehen" durch angemessene Problembearbeitungsverfahren aufzuzeigen, wollen sie nicht Gefahr laufen, unter einer Fehlklassifikation subsummiert zu werden. Mit anderen Worten: Wenn diese Patienten davon ausgehen, daß sie verstehen, welches Verstehensproblem der Therapeut hat (z.B. "akustisches" oder "lokales Bedeutungszuordnungsproblem"), sind sie darauf festgelegt, durch spezifische, für den Problemtyp erforderliche Problembearbeitungsverfahren (siehe Analyseergebnisse) anzuzeigen bzw. auf der Äußerungsebene zu kennzeichnen, daß sie die Art des Problems erkennen und auf der Verstehensebene geistig nachvollziehen können. Die Übernahme der Problemkategorisierung des Therapeuten durch den Patienten beinhaltet dabei für diesen mindestens folgende Aufgabenkomponenten:

a) Er muß deutlich machen, will er nicht als aphasisch klassifiziert werden, daß er Problemtyp und Problemausmaß konzeptuell erfassen kann (konzeptueller Verstehensaspekt).
b) Er muß deutlich machen, daß er den Therapeuten verstanden hat, diesem Problem, z.B. Bedeutungszuordnungsproblem, zustimmt bzw. nicht zustimmt (Strategieaspekt bzw. Aspekt der Problemrekategorisierung).
c) Er muß deutlich machen, daß er Problemtypkategorisierung verstanden hat und eine ähnliche oder aber andere Problembewertung zugrundelegt (Bewertungsaspekt).
d) Er muß deutlich machen, daß er zwar die Problemtypzuordnung versteht, aber Schwierigkeiten hat, das Problem mit adäquaten Formulierungsmitteln zu bearbeiten (Formulierungsaspekt).
e) Er muß deutlich machen, daß er den Problemtyp zwar verstanden hat, aber aus unterschiedlichen Gründen vielleicht nicht dazu bereit ist, in diesem Moment darauf einzugehen (Kooperationsaspekt bzw. Aspekt der potentiellen intervenierenden Faktoren).

Wenn der Patient auf keiner der o.g. Ebenen zeigt, daß er das betreffende Problem verstanden hat, macht der Therapeut durch seine intuitiven Störungskategorisierungen deutlich, daß seiner Vermutung nach bei dem Patienten eine sehr schwere Störung vorliegt. Wenn der Patient sein Verstehen dokumentieren, d.h. aufzeigen will, daß er die jeweilige Problemtypeinschätzung nachvollziehen kann, muß er dies durch - je nach Problemtyp - distinkte Wiederaufnahmetechniken kennzeichnen (vgl. Abb. 2).

Die Problemkategorisierung des Therapeuten hinsichtlich der von ihm vermuteten Störungsspezifik muß durch die erwartbaren problemtypspezifischen Bearbeitungsverfahren seitens des Patienten bearbeitet werden.

Wie meine Analyseergebnisse vermuten lassen und in detaillierten Einzelfalluntersuchungen noch genauer überprüft werden sollte, setzt das Diagnoseergebnis sich aus folgenden Komponenten zusammen:
aus vermuteter Problemursache (Störungsspezifik), gewählten Problembehandlungsverfahren des Patienten, wobei die Fehlfestlegung des Bearbeitungsverfahrens und/oder das Nichterfolgen der Problembehandlung die vermutete Problemhypothese unterstützt, und der geäußerten Fehlleistung.

Die Überprüfung, ob seine Problemhypothese auch tatsächlich zutrifft, macht der Untersucher anhand seiner Reaktion (z.B. Vergewisserungs- oder Bestätigungsfrage) deutlich. Der Grad der Störung wird aus der Rekonstruktion der Fehlfestlegung bzw. der adäquaten Bearbeitung des Problemtyps durch den Aphasiker geschlossen. Indiz dafür könnte hier das Vorhandensein bzw. Nichtvorhandensein der Bezugnahme auf vorhergehendes kommunikatives Verhalten und das Äußern grammatikalisch korrekter bzw. inkorrekter Äußerungselemente sein.

Die Art der Störung wird aus den jeweiligen Versuchen der Störungsklärung (Prolemlösungsphase) inferiert. Wie, auf welche Art der Patient das ihm zugeschriebene Problem mit Hilfe welcher Techniken löst, könnte darauf schließen lassen, welches der zugrundeliegende Leistungsausfall sein kann.

Transkript 2: Sport

1 T: ah mögen sie sport' ja' mhm
2 P: ja', (schnell) is aba jetz vorbei,
3 T | doch nich ganz' sie können doch noch laufen' mhm' ...
4 P | is nix,
5 T: | (langsam) mögen sie fußball, tennis,
6 P: | taschi: tasching taschi,
7 | tasching sag=ich dauernd falsch, falsches ding,
8 T: | moment mal,
9 | meinen sie tennis, (macht Schlagbewegung)
10 P: | tennis ja, das sag=ich dauernd
11 falsch,
12 T: ham, sie boris becker auch manchmal gesehn,
13 P: | auch ich spiele, (macht Schlagbewegung) ja' ja'
14 T: | sie spielen selber tennis'
15 ...und die. fuß.ball.welt. meister.schaft.die in.teressiert. sie nich,
16 P: doch doch das weiß=ich, doch. doch' doch doch doch mein
flußball,
17 (langsam) fußball, kei- motta'man.man.-manta- manti-manti,
18 | ich weiß=es, manta- mant' mantal-
19 T: | fuß-. ball- man- schaft- (laut) man

moment mal, machen se pausen, fuß.ball. mann. schaft-
P: es geht nich,
T: okay, machen wa später noch mal, (schnell) ich wollt ja nur wissn
ob sie das intressiert- die weltmeisterschaft,

Transkript 3: Rollstuhl

T: herr müngmann, das ist ja toll, sie brauchen den rollstuhl
nicht mehr, rollstuhl
P: was' moment, stol- schu: schu: stoll-
P: stoll'scholl ne:, scholl-ach. roll achja' rollstuhl, ein
stuhl der rollt,
T: genau,. jetzt können sie schon ganz gut laufen.

Transkript 4: wam bam

P: wam bam wam, bam bam, bam
T: versteh ich nich, versteh ich nich,
P wam, die sonne ist warm, ein warmer mensch ist das, wirklich
wahr, ist so: fried.- freundlich,

Transkript 5: Krankenhaus

T: wie lange sind sie denn im akutkrankenhaus geblieben, in
würzburg, war das,
P: was ich- vom- vom- ich ich bin architekt,
T: ... äh jaha, äh- mm-.. das war jetz nich genau meine frage, +
ich wollte wissen' wie lange,. die zeitdauer,
P: jaha'
T (langsam) wie lange Sie im krankenhaus in würzburg waren, +
P: würzburg,- halb vier, halb halb- halb- halb vier,
wo das plötz war, ja'
T: mhm'

11 P: und die leute bis sie dann kamen, das dauerte- hö- ho'wenn=s
12 noch (zwing-?) sind=s zwischen fünf und zehn min-. minuten,.
13 personen, mehr waren nicht da (schnell) war niemand sonst da, +
14 T: mhm' und-
15 P: fünf sechs sieben acht- (prozehn mal- ?)..
16 T: ja wann sind sie eingeliefert worden,
17 P: (leise) wie bitte'
18 T: (langsam) wann sind. sie. eingeliefert worden,
19 P: nicht ich
20 meine frau hat das gemacht,

Transkript 6: Meine Frau

1 T: herr müngmann, ich möcht heut was neues aus- was'
2 P: halt' jetz=is
3 es futsch, eben war=s noch da- die wörter seh ich nich mehr-
4 das war zu schnell- mehr als vier wörter- unmöglich, meine
5 frau macht das ganz richtig,. sie sacht das ganz langsam,.
6 die sonne ist schön dann pause dann wieder neu, ganz kurz,
7 T: ja' ähm- entschuldigung, (langsam) ich. möchte was
8 ausprobieren. was neues, und-
9 P: ja das war gut. jetzt hab ich=s,

Literatur

Auer, P. (1984). Referential problems in conversation. *Journal of Pragmatics* 8, 627-648.

Bauer, A. & Kaiser, G. (1988). Der Beitrag der Analyse sprachlicher Interaktion zu einer therapieorientierten Aphasiediagnostik. In: K.B. Günther (Hrsg.), *Sprachstörungen*. Heidelberg, 226-224.

Bauer, A. & Kaiser, G. (1989). Verbesserungshandlungen in der sprachlichen Interaktion zwischen Aphasikern und Sprachgesunden. In: V. Roth (Hrsg.), *Kommunikation trotz gestörter Sprache. Aphasie, Demenz, Schizophrenie*. Tübingen, 27-46.

Bergmann, J.R. (1981). Ethnomethodologische Konversationsanalyse. In: P. Schröder & H. Steger (Hrsg.), *Dialogforschung*. Jahrbuch 1980 des Instituts für deutsche Sprache. Düsseldorf, 9-51

Drosdowski, G. (1984). *Duden. Grammatik der deutschen Gegenwartssprache*. Bd. 4. Mannheim, Wien, Zürich.

Gülich, E. & Kotschi, T. (1987a). Reformulierungshandlungen als Mittel der Textkonstitution. Untersuchungen zu französischen Texten aus mündlicher Kommunikation. In: W. Motsch (Hrsg.), *Satz, Text, sprachliche Handlung*. Berlin, 199-261.

Gülich, E. & Kotschi, T. (1987b). Les actes de reformulation dans la consultation La Dame de Caluire. In: P. Bange (Hrsg.), *L'analyse des interactions verbales. La dame de Caluire: une consultation* Actes du colloque tenu à l'université de Lyon 2 du 13 decembre 1885. Bern, Frankfurt, New York, Paris, 15-81.

Hüttemann, J. (1986). Methodologische Probleme der Patholinguistik. In: R. Mellies, F. Ostermann & F. Vauth (Hrsg.), *Erschwerte Kommunikation und ihre Analyse*. Hamburg, 47-76.

Kallmeyer, W. (1977). Verständigungsprobleme in Alltagsgesprächen. Zur Identifizierung von Sachverhalten und Handlungszusammenhängen. *Der Deutschunterricht* 6, 52-69.

Kallmeyer, W. & Schütze, F. (1976). Konversationsanalyse. *Studium Linguistik* 1, 1-28.

Kindt, W. (1984). Dynamische Semantik. In: B. Rieger (Hrsg.), *Dynamik in der Bedeutungskonstitution*. Hamburg, 95-141.

Kindt, W. & Weingarten, R. (1984). Verständigungsprobleme. *Deutsche Sprache* 3, 193-218.

Levinson, S. (1983). *Pragmatics*. Cambridge.

Schegloff, E.A. (1982). Discourse as an interactional achievement: Some uses of uh huh' and other things that come between sentences. In: D. Tannen (Ed.), *Analyzing Discourse; Text and Talk*. Georgetown, 71-93.

Schegloff, E.A., Jefferson, G. & Sacks, H. (1977). The preference for self-correction in the organization of repair in conversation. *Language* 53, 361-382.

Selting, M. (1987a). *Verständigungsprobleme. Eine empirische Analyse am Beispiel der Bürger-Verwaltungs-Kommunikation*. Tübingen.

Selting, M. (1987b). Fremdkorrekturen als Manifestationsformen von Verständigungsproblemen. *Zeitschrift für Sprachwissenschaft* 6. 1, 37-58.

Die Schriftprobe. Ein Instrument zur Differentialdiagnostik

Margret Eckold / Ulrike Kling-Lünser / Dagmar Wiegand

1. Einleitung

Im Januar 1980 wurde im Otto-Fricke-Krankenhaus Bad Schwalbach, Fachklinik für Geriatrie und Innere Medizin, das Therapieangebot um Sprachtherapie erweitert. Bereits nach kurzer Anlaufzeit wurde deutlich, daß nur durch tägliche Einzel- und konsolidierende Gruppentherapie relevante Behandlungserfolge zu erzielen waren. Dies bedeutete, daß für jeden Patienten ein tägliches Therapieangebot von 1 1/2 Stunden bestehen mußte. Aus diesem Grund wurde eine feste Anzahl von Therapieplätzen ausgewiesen - heute sind 21 der 120 Betten in unserem Haus für Aphasiker reserviert -, und Aphasiker werden nur noch dann aufgenommen, wenn ein Therapieplatz mit einer entsprechend intensiven Versorgung vorhanden ist. Diese Einbestellpraxis orientiert sich an unserem Anspruch, jeden Aphasiker sprachtherapeutisch zu versorgen, auch wenn die verlegende Klinik die körperliche Rehabilitation in den Vordergrund stellt und Aphasietherapie für vernachlässigbar hält. Die Kehrseite dieses intensiven Therapieangebotes ist allerdings, daß Aphasiker in der Regel länger auf einen Therapieplatz warten müssen als die übrigen Patienten. Dies läßt sich nur dann rechtfertigen, wenn sichergestellt ist, daß wirklich nur die Patienten auf ihre Rehabilitations-Behandlung warten müssen, die eine behandlungsbedürftige Aphasie haben.

Unser Bemühen, alle in unserem Haus befindlichen Aphasiker optimal therapeutisch zu versorgen, wurde allerdings durch häufige "Pannen" bei der

Aufnahme der Patienten in Frage gestellt. Das heißt, daß Patienten, die als Nicht-Aphasiker aufgenommen worden waren, klinisch sprachlich auffällig wurden, so daß eine entsprechende Diagnostik und Therapie erfolgen mußte. Folgende Irrtümer traten bei der Anmeldung der Patienten gehäuft auf:

a) die verlegende Klinik hatte bei einem Krankheitsbild "Apoplex mit Hemiparese rechts" die Aphasie nicht angegeben,
b) die verlegende Klinik hatte die Aphasie als völlig zurückgebildet bezeichnet, der Patient war jedoch bei genauerer Betrachtung noch sprachlich auffällig,
c) Aphasien wurden von der verlegenden Klinik als Dysarthrien verkannt,
d) verlegende Kliniken meldeten Patienten mit Hemiparese links und Aphasie an, obwohl kein Hinweis für eine Kontralateralisierung vorlag,
e) Dysarthrien wurden als Aphasien fehldiagnostiziert.[1]

Um das von uns angestrebte Therapieniveau zu realisieren, sahen wir uns vor die Aufgabe gestellt, ein Verfahren zu entwickeln, das solche Irrtümer auf ein Minimum reduziert. Innerhalb unserer Klinik verfuhren wir schon lange nach dem Prinzip, Patienten, die klinisch sprachlich auffällig werden, durch eine sogenannte Schriftprobe (im folgenden SP) vorauszulesen, bevor eine ausführliche Aphasie-Diagnostik erfolgt. Alle Patienten mit dem AAT zu untersuchen, die irgendwann einmal durch ihr sprachliches Verhalten auffallen, ist aufgrund der personellen Ausstattung in unserem Haus nicht möglich. Es zeigte sich bald, daß die medizinische Anamnese (hier besonders das CT) in Kombination mit dem klinischen Eindruck und der SP eine überraschend sichere Unterscheidung zwischen Aphasie und Nicht-Aphasie möglich machte.

Es soll an dieser Stelle ganz deutlich gesagt werden, daß die SP nur als Mittel für eine erste Vorauswahl angesehen wird und bei einem auffälligen Befund auf jeden Fall eine differenzierte Diagnostik mit dem AAT erfolgen muß. Die SP kann also niemals ein Ersatz für die Durchführung des AAT sein.

Unter der SP verstehen wir drei vom Patienten möglichst frei formulierte Sätze. Wichtig ist, daß der Patient dabei keinerlei Hilfestellung erhält und

1 Dysarthie und Aphasie werden in unserer Klinik in verschiedenen Abteilungen behandelt.

ihm ausreichend Zeit zur Kontrolle und Korrektur des Geschriebenen zur Verfügung steht. Durchgeführt werden kann die SP überall, benötigt werden allein Papier und Bleistift. Auch der oft vorgebrachte Einwand, der Patient könne aufgrund der paretischen rechten Hand nicht schreiben, ist nicht begründet. Die Sätze können genauso gut mit der nicht-paretischen (normalerweise linken) Hand in Druckbuchstaben geschrieben werden.
Bei Anmeldungen mit den folgenden irrtumsträchtigen Diagnosen bitten wir um eine SP:

- Apoplex mit Hemiparese rechts, keine Aphasie oder keine weiteren Angaben,
- Apoplex mit Hemiparese rechts, rückgebildeter Aphasie,
- Apoplex mit Hemiparese links, Aphasie,
- Apoplex mit Hemiparese rechts, "Sprachstörung",
- Apoplex mit Hemiparese links, "Sprachstörung",
- Apoplex mit Hemiparese rechts, "motorische Aphasie".[2]

Das heißt, die verlegende Klinik oder der verlegende Arzt fügte von nun an bei den o. g. Diagnosen der Anmeldung eine SP des Patienten bei. Auf welchen theoretischen Überlegungen die von uns praktizierte SP basiert und welche Erfahrungen wir damit gemacht haben, soll im folgenden erörtert werden.

2. Theoretische Überlegungen

Die SP erlaubt, einen Einblick in die sprachlichen Fähigkeiten des Patienten zu gewinnen, ohne daß damit ein großer technischer oder zeitlicher Aufwand verbunden wäre. Neben diesen rein pragmatischen Gründen gibt es aber auch theoretische Überlegungen, die die SP als besonders geeignetes Mittel zu einer ersten Abklärung des Aphasiestatus erscheinen lassen.

Eine Abklärung muß in all jenen Fällen erfolgen, in denen entweder eine Abgrenzung zu sprechmotorischen Störungen notwendig ist oder das Kommunikationsverhalten - zumindest für einen Laien - keine Auffälligkeiten

2 Nach unseren Erfahrungen werden nämlich schwere Dysarthrien oftmals als motorische Aphasien fehldiagnostiziert, ohne daß sprachsystematische Beeinträchtigungen vorliegen.

aufweist. Was den ersten Fall betrifft, so ist eine eindeutige Abgrenzung mit Hilfe der SP möglich. Was die Auslese Aphasie/Nicht-Aphasie betrifft, so ist zu erwarten, daß sich aphasische Symptome, wie beispielsweise Agrammatismus, in allen Modalitäten zeigen, sich also auch und vor allem auf die schriftsprachlichen Leistungen auswirken.

Die SP ist nur dann aussagekräftig, wenn der Patient die Sätze frei formuliert und nicht etwa nach Diktat oder abgeschrieben hat; denn nur beim spontanen Schreiben werden alle Sprachplanungsebenen, die als potentielle Störungsorte in Betracht kommen, aktiviert :

- eine vorsprachliche Message muß erzeugt werden,
- lexikalische Auswahl muß stattfinden,
- syntaktische Planungsrahmen müssen bereitgestellt werden,
- die Integration der lexikalischen Elemente in den Planungsrahmen muß gewährleistet sein,
- und schließlich muß der formulierte Satz unter Anwendung orthographischer Regeln verschriftlicht werden.

Nach unseren Erfahrungen kommt es so gut wie nie vor, daß ein aphasischer Befund nicht mit Auffälligkeiten in der Schriftsprache korreliert, wenn auch die umgekehrte Schlußfolgerung nicht zutrifft. Dies steht übrigens durchaus in Einklang mit der herausragenden Rolle, die der Schriftsprache bei der Patientenauslese im Rahmen des AAT zukommt. Hier gilt ja der Untertest Schriftsprache neben dem Token-Test als die am zuverlässigsten zwischen Aphasie und Nicht-Aphasie diskriminierende Variable. Huber et al. (1983) vermuten, dies könne daran liegen, daß leichte aphasische Störungen beim Schreiben und Lesen als den sekundär erworbenen sprachlichen Fähigkeiten weniger gut kompensiert werden können als bei der lautsprachlichen Verarbeitung. Dies scheint uns in der Tat zuzutreffen.

Im Dialog und erst recht, wenn es sich um einen Dialog im Krankenhaus handelt, ist vieles redundant und automatisiert. Es fällt also u.U. gar nicht auf, wenn ein Aphasiker vorwiegend mit Hilfe von Floskeln kommuniziert oder auf nicht-sprachliche Ausdrucksmittel ausweicht. Es kann u.E. kein Zufall sein, daß ausgerechnet die beiden Untertests des AAT, die besonders künstlich und alltagsfern erscheinen, nämlich Token-Test und Schriftsprache, am besten zwischen Aphasie und Nicht-Aphasie diskriminieren. Hierbei werden nämlich rezeptive und produktive sprachliche Leistungen in Isolation getestet, ohne daß es dem Patienten möglich ist, Fehler bei der Sprachverarbeitung durch Weltwissen oder mit Hilfe von Informationen, die der Situationszusammenhang liefert, zu kompensieren. Er hat auch nicht die Möglichkeit, durch Gestik oder Mimik von seinen sprachlichen Defiziten abzulenken. Ähnlich verhält es sich auch bei der SP: Die zu erbringende Leistung findet außerhalb eines Kommunikationszusammenhangs statt. Es werden keine kommunikativen, sondern genuin sprachliche Leistungen getestet. Daher stehen dem Aphasiker weniger Kompensationsmöglichkeiten als in der Lautsprache, die meist zu kommunikativen Zwecken eingesetzt wird, zur Verfügung, und diskrete Störungen werden erkennbar.

3. Auswertungskriterien

Die SP eines Patienten läßt unserer Ansicht nach nur dann Aussagen darüber zu, ob der Patient an einer Aphasie leidet oder nicht, wenn die SP auf dem Hintergrund der medizinischen Anamnese beurteilt wird. CT-Befunde bzw. Halbseitensymptomatik als Hinweis auf einen Zustand nach Apoplexie sind dabei in unserer Klinik für Geriatrie die bei weitem häufigsten für unsere Untersuchung relevanten Informationen.[3]

Die SP stellt bei den in unserem Sinne problematischen Diagnosen eine Möglichkeit zur Plausibilitätskontrolle dar, also bei

- Hemiparese rechts bzw. linkshirnigem Insult ohne Aphasie,
- Hemiparese links bzw. rechtshirnigem Insult mit Aphasie,
- Hemiparese rechts bzw. linkshirnigem Insult mit "motorischer Aphasie".

Die Auswertung von SP im Hinblick auf die Selektion zwischen Aphasie und Nicht-Aphasie ohne Berücksichtigung der medizinischen Informationen über den Patienten halten wir für unzulässig, weil auch Krankheitsbilder wie Schizophrenie oder Demenz zu sprachlichen Auffälligkeiten führen können.

3 Patienten mit Schädel-Hirn Trauma oder Tumorpatienten werden bei uns nur äußerst selten rehabilitiert.

Nun zu den linguistischen Kriterien, nach denen wir eine SP beurteilen. Als auffällig gelten auf der Wortebene :
- Wortabbrüche,
- Auslassungen,
- Überproduktionen,
- Substitutionen,
- Umstellungen (Antizipationen, Perseverationen, Vertauschungen).

Diese Fehler können alle auf der Wortebene relevanten linguistischen Einheiten betreffen, also einzelne Buchstaben, Konsonantencluster, Silben oder Morpheme. Als Auffälligkeiten auf der Wortebene gelten auch semantische und phonematische Neologismen sowie semantische Paraphasien. Letztere sind allerdings manchmal schwer zu identifizieren.[4]

Auffälligkeiten auf der Satzebene sind:
- agrammatische Strukturen, wobei wir allerdings eine im Telegrammstil geschriebene Äußerung wie "bin im Krankenhaus", wenn sonst keine Auffälligkeiten vorliegen, als nicht-pathologisch einstufen würden,
- paragrammatische Strukturen,
- Satzabbrüche,
- alle anderen Formen von Auslassungen, Verdoppelungen oder Umstellungen von Wörtern, Partikeln oder Phrasen.

Bei der Beurteilung von SP haben wir es gelegentlich mit kritischen Fällen zu tun, in denen keine klaren Aussagen zu erwarten sind: ein Patient kann u.U. trotz Aphasie eine einwandfreie SP erstellen, wenn
- eine modalitätsspezifische Störung bzw. eine Diskonnektionsstörung vorliegt, bei der die produktiven schriftsprachlichen Fähigkeiten in Isolation erhalten sind,
- oder wenn sehr leichte aphasische Störungen vorliegen, die der Patient kompensieren kann, wenn ihm für die SP viel Zeit gelassen wird und er die Möglichkeit zu Korrekturen hat. Diese Patienten werden erfahrungsgemäß erst beim Schreiben von längeren Sequenzen auffällig.

---

4 Es wäre sicherlich interessant, einmal zu untersuchen, ob nicht sogar formale Kriterien zur Beurteilung der SP vollkommen ausreichen. Wir vermuten, daß man semantische Beurteilungskriterien hierzu gar nicht braucht.

Die SP erlaubt keinen Rückschluß auf den Aphasiestatus:
- bei Analphabetismus,
- bei schwerer konstruktiver Apraxie.

Zu den Zweifelsfällen zählen auch die SP, die von Patienten erstellt sind, deren prämorbide schriftsprachlichen Fähigkeiten nur als rudimentär zu bezeichnen sind. Dies ist im Einzelfall natürlich schwer zu überprüfen. Manchmal erlaubt der Beruf des Patienten Rückschlüsse auf das ungefähre prämorbide Leistungsniveau. Ist eine SP nur geringradig auffällig, verfahren wir in der Praxis so, daß der Patient nicht die längere Wartezeit auf einen Platz in der Aphasietherapie in Kauf nehmen muß, sondern er wird als Nicht-Aphasiker betrachtet. Eine aphasiologische Begutachtung erfolgt dann von unserer Seite bei der Aufnahme des Patienten in unserer Klinik.

4. Bisherige Erfahrungen

Um die Zuverlässigkeit der SP als Instrument der Differentialdiagnostik zu überprüfen, haben wir alle SP, die im Jahr 1990 bei uns eingegangen sind, ausgewertet:

als unauffällig beurteilt:	77
als auffällig beurteilt:	42
davon aufgenommen und mit dem AAT getestet:	21
nach AAT Aphasie:	17
nach AAT keine Aphasie:	4

Abb. 1: Externe Schriftproben im Jahre 1990, N = 120

Von 120 SP sind 42 als auffällig beurteilt worden. 21 der 42 vermutlichen Aphasiker wurden in unserer Klinik aufgenommen und mit dem AAT untersucht. Hierbei zeigte sich, daß bei 17 Patienten tatsächlich eine Aphasie vorlag. 3 der insgesamt 4 Patienten ohne Aphasie zeigten bei einer erneuten SP keine Auffälligkeiten, so daß davon ausgegangen werden kann, daß sich die Aphasie zwischen dem Zeitpunkt der Anmeldung und der Aufnahme komplett zurückgebildet hat. Bei dem nun noch verbleibenden Patienten der bei uns eingegangenen SP stießen wir immer wieder auf folgende Probleme:

- der Patient hatte nur seinen Namen geschrieben,
- der Patient hatte nicht frei formuliert, sondern er hatte offensichtlich etwas abgeschrieben.

In beiden Fällen lag für uns keine ausreichende Beurteilungsgrundlage vor, weil auch Patienten mit schwerer Aphasie u.U. noch in der Lage sind, ihren Namen frei zu schreiben oder vorgegebene Sätze abzuschreiben. Auf der Grundlage unserer Erfahrungen mit diesen häufigsten Anlaufschwierigkeiten erstellten wir ein Informationsblatt, auf dem die wichtigsten "Indikationen" für die SP und deren Durchführungskriterien zusammengestellt sind. Dieses Informationsblatt wurde an alle Einrichtungen verschickt, die uns regelmäßig Patienten überweisen. Inzwischen funktioniert unser Verfahren. Unser Ziel, eine reibungslose Einbestellpraxis zu ermöglichen, haben wir erreicht. Man kann also zusammenfassend sagen, daß die von uns praktizierte Schriftprobe ein sinnvolles Instrument zur vorklinischen Differentialdiagnose Aphasie vs. Nicht-Aphasie ist.

Literatur

Huber, W., Poeck, K., Weniger, D. & Willmes, K. (1983). *Der Aachener Aphasie Test*. Göttingen: Hofgrefe.

Die mentale Vorstellung beim Buchstabieren. Klinische Daten einer unsichtbaren Leistung

Ernst G. de Langen

1. Einleitung

Beim Vergleich der deutschsprachigen mit der angelsächsischen Fachliteratur zum Thema Schriftsprache fällt vordergründig folgender Unterschied auf: Während hierzulande immer von "Lesen und Schreiben" gesprochen wird, spricht man im Vereinigten Königreich und in den Vereinigten Staaten immer von "reading, writing, and spelling". Warum wird im deutschsprachigen Raum das "spelling" immer unterschlagen? Warum wird seine Bedeutung im Lese- und Rechtschreibprozeß verkannt?

In der Klinik wird man oft mit Bemerkungen konfrontiert, daß "der Patient im Hinblick auf das Lesen nicht untersuchbar ist, weil er nicht richtig sehen kann", oder daß "die Untersuchung der Schreibleistung nicht klappt, weil er nicht über ausreichend motorische Fähigkeiten verfügt". Es ist durchaus legitim, auf solche Äußerungen mit der Bemerkung zu reagieren, daß "das Auge für das Lesen und die Hand für das Schreiben außerordentlich nützlich sind, sie aber keineswegs eine unabdingbare Voraussetzung für die Beantwortung der Frage sind, inwiefern jemand noch über schriftsprachliche Fähigkeiten verfügt". Gerade hier ist das "spelling" ein wichtiges diagnostisches Mittel.

"Spelling" ist nicht mit "Buchstabieren" gleichzusetzen. Es bedeutet soviel wie der Umgang mit Schriftsprache und der zugrundeliegenden Phonologie, ohne daß dabei das Schriftbild real als Lesevorlage vorhanden ist und ohne daß es zu einer schreibmotorischen Ausführung der durchgeführten Operationen kommt. Natürlich bedeutet "spelling" auch orthographisch richtig schreiben. Jedoch steht der rein orthographische Aspekt hier nicht im Vordergrund. Die Aufgabe, ein Wort zu buchstabieren, bedeutet, über die phonologischen und orthographischen Aspekte dieses Wortes zu reflektieren, ohne zu einem sichtbaren schriftlichen Ergebnis zu kommen.

2. Klinische Bedeutung des Buchstabierens

Der Buchstabiervorgang ist losgelöst von automatisierten Vorgängen, die im schreibmotorischen Prozeß eine Rolle spielen können. Das Buchstabieren ist bei allen aphasischen Patienten, die schreibmotorische Beeinträchtigungen haben, besonders deshalb wichtig, weil die automatisierten Vorgänge, die nur innerhalb eines Mindestzeitraums ablaufen können, diesen Patienten nicht mehr oder nur eingeschränkt zur Verfügung stehen. Der Schreibvorgang ist verlangsamt, und deshalb sind diese Patienten auf eine höhere Leistung des Arbeitsgedächtnisses angewiesen als gesunde Schreiber. Die Leistungsfähigkeit des Arbeitsgedächtnisses im Hinblick auf die schriftsprachliche Leistung zu prüfen ist deshalb von zentraler Bedeutung in der Diagnostik und Therapie von Agraphien, weil sie gewissermaßen die entscheidende Voraussetzung für eine Schreibleistung darstellt.

Ein weiterer Grund, weshalb die Buchstabierleistung von großer klinischer Bedeutung ist, ist die Tatsache, daß Patienten, die aus Gründen der Motorik nicht zu einer Schreibleistung fähig sind, zum Teil dennoch über ein Wissen über Schriftsprache verfügen, das für eine Aphasietherapie nutzbar gemacht werden kann. Diese Fähigkeiten gilt es zu diagnostizieren.

In der herkömmlichen Diagnostik wird diese Leistung im AAT (Huber et al., 1983) beim Zusammensetzen nach Diktat abgeprüft. Allein schon durch die häufige Dissoziation zwischen der Leistung beim Zusammensetzen und beim Schreiben nach Diktat wissen wir, daß diese beiden Aufgaben unterschiedliche Leistungen prüfen und auch daß es erhebliche Unterschiede gibt zwischen dem Operieren mit Einzelbuchstaben und dem Zusammensetzen mit Wortkärtchen. Die Rohwerte, die sich bei den entsprechenden Prüfungen ergeben, vermitteln jedoch noch keinen Einblick in die Ursachen, die das Leistungsdefizit letztendlich auslösen, und lassen deshalb auch keine Hypothese zu, wie diese Störung therapeutisch angegangen werden kann.

3. Mögliche Störungsursachen

Für die Klärung der Frage, wie es bei Patienten mit agraphischen Störungen zu verschiedenen Symptomen kommen kann, stehen folgende mögliche Störungsursachen hypothetisch zur Diskussion:

1. Der Patient kann aufgrund einer Sprachverständnisstörung keine Wortvorstellung generieren, weil der Zugriff zum mentalen orthographischen Lexikon zunächst einen Zugang zur spezifischen Semantik des modalitätsunabhängigen Lexikoneintrags voraussetzt.
2. Der Patient hat zwar Zugang zu der Bedeutung des Stimulus, ist aber nicht in der Lage, eine Wortvorstellung zu generieren.
3. Der Patient ist zwar in der Lage, eine Wortvorstellung zu generieren, kann diese aber nicht in den "orthographic buffer" übertragen, wo sie während des Buchstabiervorgangs zur Verfügung stehen soll.
4. Es gelingt dem Patienten zwar, die mentale Wortvorstellung in den "orthographic buffer" zu übertragen, kann aber dort die benötigte orthograpische Information nicht lange genug aufrechterhalten.
5. Der Patient kann aufgrund phonologischer oder sprechapraktischer Störungen die Information im buffer nicht durch den sog. "articulatory refreshing loop" stabilisieren.
6. Die orthographische Information ist zwar im "buffer" vorhanden, sie kann aber aufgrund einer Diskonnektion zwischen orthographischer und phonologischer Information nicht einem Segmentierungsprozeß auf Phonemebene zugänglich gemacht werden.
7. Es ist die orthographische Information in der Vorstellung stabil vorhanden, die einzelnen graphemischen Elemente können aber aufgrund einer Graphem-Phonem-Konvertierungsstörung nicht benannt werden.
8. Das Arbeitsgedächtnis ist in einem Ausmaß gestört, durch das es den Patienten nicht möglich ist, sich an bereits segmentierte und konvertierte Elemente zu erinnern, so daß er die Orientierung innerhalb des Wortes verliert.

9. Der Patient ist aufgrund einer Störung der phonologischen Bewußtheit nicht in der Lage, sich von der konkreten Bedeutung eines Wortes zu lösen und über die sprachliche Form zu reflektieren, wodurch ihm die abstrakte Phonemebene nicht bewußt ist.
10. Der Patient verfügt zwar noch partiell über eine phonologische Bewußtheit, diese reicht aber nicht aus, um nach dem Alphabetprinzip zu segmentieren, wodurch er auf eine syllabische Stufe zurückgeworfen ist.

Die Leistung der mentalen Vorstellung beim Buchstabieren wurde nicht deshalb eine unsichtbare Leistung genannt, weil das Endprodukt nicht geschrieben oder zusammengelegt werden muß, sondern weil die Prozesse, die dem Endprodukt vorangehen, nicht der direkten Beobachtung zugänglich sind. Wir brauchen deshalb Beobachtungen oder Daten, die

- die Existenz von postulierten Teilleistungen belegen können und
- das defizitäre Moment in diesem Prozeß eingrenzen können,

um so durch eine Identifikation der Störungsursache zu einem therapeutischen Konzept zu kommen.

Grundsätzlich stehen uns vier Wege zur Informationssammlung offen:

1. die Anamnese, bei der der Patient beschreibt, was er empfindet,
2. die Verhaltensbeobachtung,
3. das (nicht-)standardisierte Untersuchungsverfahren,
4. das Experiment.

Es sollen hier einige dieser Wege beschritten werden, damit einige der oben aufgeführten Postulate etwas gefestigt werden können.

4. Anamnese und mentale Wortvorstellung

Wenn Patienten dazu befragt werden, welche Erfahrungen sie in der Zeit zwischen auditiver Stimulusvorgabe und dem Versuch, diesen Stimulus (ortho)graphisch darzustellen, empfinden, bekommt man Antworten, wie:

"Ich kann mir nicht vorstellen, wie das Wort aussehen soll";

"Gerade habe ich es noch ganz deutlich vor Augen gehabt, und jetzt ist es plötzlich weg";

"Vorhin habe ich es noch deutlich gesehen, jetzt ist das alles wie durch eine Milchglasscheibe";
"Das Bild ist so unruhig, es flackert irgendwie";
"Wie oft ich mir das Wort auch vorspreche, ich kann es mir nicht vorstellen";
"Ja, ein Boot ist ein Boot, ich kann mir da nur ein Boot vorstellen";
"Ja, jetzt hatte ich es gerade wieder, und jetzt ist es schon wieder weg";
"Früher konnte ich alles buchstabieren, jetzt kriege ich es gar nicht mehr vor die Augen" oder
"Wenn ich es nicht ganz schnell schreibe, ist es wieder weg, und dann komme ich nicht mehr weiter".

Mit der Anamnese von Empfindungen bei Patienten mit Aphasie sind zwei wesentliche Probleme verbunden:

- Die Äußerungen von Aphasikern sind oft so bruchstückhaft, daß eine eindeutige Aussage daraus nicht abzuleiten ist, und
- die Hirnschädigung erschwert es oft, eine subtile Selbsterfahrung bzw. -beobachtung durchzuführen.

Dennoch ergibt eine solche Befragung sehr häufig eine Antwort, die in eine bestimmte Richtung weist. Viele aphasische bzw. agraphische Patienten sind anscheinend nicht in der Lage, eine komplette und stabile Wortvorstellung zu generieren. Besonders schwierig ist es, eine solche mentale Vorstellung über längere Zeit aufrechtzuerhalten.

Es fehlt auch nicht an Warnungen von Fachleuten, bloß nicht allzu fixe Vorstellungen von dem zu haben, was wir "Wortbild" oder "mentale orthographische Information" nennen. Ein Blick über den Zaun der Aphasiologie vermittelt allerdings interessante Einblicke in die Natur bzw. Struktur der mentalen Wortvorstellungen. Durch Untersuchungen bei Neglect-Patienten ist nachgewiesen worden, daß die mentale Wortvorstellung durchaus ein räumliches Phänomen ist, das in seiner Lage eine gewisse Stabilität haben muß, damit es systematisch entweder von links oder von rechts (je nach Seite des Neglects) defizitär ist. Eine Untersuchung von Caramazza und Hillis (1990) bei einer linkshändigen Patientin mit einer linksparietalen Läsion, die einen rechtsseitigen Neglect zur Folge hatte, ergab aufgrund ausführlicher Experimente zur Buchstabierfähigkeit, daß zum einen die Reihenfolge der Grapheme in einer orthographischen Repräsentation räumlich kodiert und zum anderen die orthographische Struktur in einem wortzentrierten Koordinatensystem repräsentiert ist. Orthographische Repräsentationen sind sicherlich nicht physikalischer Natur, aber über das Ausmaß ihrer Abstraktheit läßt sich durchaus streiten.

5. Zerfallshypothese und Interferenzhypothese

Die Beobachtungen beim Schreiben bzw. beim Schreiben nach Diktat bei aphasischen Patienten mit einer Agraphie untermauern die Hypothese, daß es eine orthographische Information in einer relativ detailreichen Repräsentation gibt und daß diese plötzlich zusammenbrechen kann. Die sog. Abbruchphänomene und die häufige Zunahme der Fehlerhäufigkeit nach dem ersten Teil eines Wortes sprechen für eine positionsabhängige Variable bei mehreren agraphischen Syndromen, die mit einer zeitbedingten Variable gekoppelt sein kann.

Nolan und Caramazza (1983) befürworten die Hypothese eines zeitabhängigen Zerfalls der orthographischen Information in dem "buffer". Dagegen stellen Caramazza et al. (1986) in einer Einzelfallstudie die höchste Fehlerrate für die mediale Position (beim Schreiben) fest, ebenso Wing und Baddeley (1980) bei der Analyse von "slips of the pen" bei gesunden Probanden. Die Autoren erklären diesen medialen Effekt damit, daß die Grapheme in medialer Position einer stärkeren Interferenz ausgesetzt sind als die Grapheme in initialer oder in terminaler Position mit weniger Nachbarn. Somit gibt es für die Störungsanfälligkeit von orthographischer Information zwei Hypothesen:

- *die Zerfallshypothese*,
  nach der die generierte Information im Arbeitsspeicher zeitabhängig zerfällt, wodurch mehr Fehler gegen Ende des Informationsgebrauchs auftreten, und
- *die Interferenzhypothese*,
  nach der mehr der positionale Effekt und weniger der zeitliche Effekt eine Rolle spielt und wobei mehr Fehler in medialer Position vorkommen.

Diese Hypothesen können grundsätzlich durch Untersuchungen bei Gesunden verifiziert oder falsifiziert werden. Als Klinische Linguisten interessiert uns jedoch besonders die Funktionsweise beim geschädigten Gehirn und die Frage, ob bestimmte spezifische Phänomene in ihrer jeweiligen Ausprägung außerdem eine Abhängigkeit zum Schweregrad der Störung aufweisen.

Das Problem bei der Beantwortung dieser Frage besteht bei den aphasischen Patienten vor allem darin, daß das übliche laute Buchstabieren als Antwortmodus oft durch stark phonologische oder sprechapraktische Störungen nicht möglich ist. Gesucht wurde deshalb nach einer Möglichkeit, das Wissen über die Verfügbarkeit orthographischer Information ohne Einbeziehung der Lautsprache zu untersuchen. Dazu wurde die folgende empirische Untersuchung durchgeführt.

6. Empirische Untersuchung

Die Patienten mußten graphemische Minimalpaare im Hinblick auf das bedeutungsunterscheidende Graphem, die sog. Distinktivposition, beurteilen. Dazu bekamen sie jeweils ein solches Minimalpaar vorgesagt und dazu eine Reihe von Kästchen auf Papier vorgelegt, die der Anzahl der Buchstaben im Wort entsprach. Darauf sollte der Patient die jeweilige Distinktivposition ankreuzen.

Insgesamt mußten in dem Experiment 216 solcher Minimalpaare beurteilt werden. Die Wortpaare hatten drei Buchstaben (n = 36), vier Buchstaben (n = 60), fünf Buchstaben (n = 60) oder sechs Buchstaben (n = 60). Die unterscheidende Position war für jede Gruppe gleichmäßig über die entsprechende Anzahl der möglichen Positionen verteilt. Es wurde die Ausgangshypothese aufgestellt, daß die Fehlerrate hinsichtlich der Unterscheidung der Distinktivposition für die Zerfallshypothese sprechen würde, weil angenommen wird, daß die Fehlerverteilung beim Zusammensetzen oder beim Schreiben nach Diktat, wie sie z.B. im AAT zu beobachten ist, die Folge einer zeitabhängigen Variable beim mentalen Durchmustern der Wortvorstellung ist, wodurch für die vorderen Distinktivpositionen eine bessere Leistung als bei den mittleren erzielt wird, die mittleren Distinktivpositionen wiederum besser als die hinteren gemeistert werden.

Die Patienten durften lautsprachliche Hilfen oder auch das Aufmalen von Buchstaben in der Luft oder auf dem Tisch in Anspruch nehmen, sie durften sich aber keine schriftlichen Notizen machen.

Es wurden 30 Patienten untersucht. Alle hatten eine aphasische Sprachstörung unterschiedlichen Schweregrades. Bei allen Patienten wurde der AAT und die neurolinguistische Untersuchung der Schriftsprache (de Langen, 1988) durchgeführt. Patienten mit einer vollständigen Nullreaktion bei schriftsprachlichen Aufgaben oder mit schweren Sprachverständnisstörungen wurden von der Untersuchung ausgeschlossen.

Es wurden folgende Daten ausgewertet:

- Gesamtzahl der Fehler und Anzahl der Fehler pro Stimulusgruppe (3, 4, 5 oder 6 Buchstaben),
- Anzahl der Fehler für die verschiedenen Distinktivpositionen sowie deren Verteilung über die relativen Positionen Wortanfang (A), Wortmitte (B) und Wortende (C), analog dem Verfahren bei Wing und Baddeley (1980) sowie Caramazza et al. (1986),
- Ausmaß und Abweichung von der Distinktivposition bei den fehlerhaften Antworten.

7. Ergebnisse

Die Auswertung ergab, daß die Patienten durchschnittlich 28% Fehler (4 bis 74%) machten. Die Gruppe der leichter gestörten Patienten unterhalb des Medians (28,5%) machten durchschnittlich 17% Fehler (4 bis 27%), die Gruppe der schwerer gestörten Patienten durchschnittlich 39% Fehler (30 bis 74%).

Die Verteilung über die Positionen A, B und C für alle Patienten zeigt einen Fehleranstieg bis zum Wortende hin. Während die leichter gestörten Patienten am Wortanfang deutlich weniger Fehler und etwa gleich viele Fehler in der Wortmitte und am Ende des Wortes machten, zeigten die schwerer gestörten Patienten einen deutlichen Anstieg der Fehlerzahl zum Wortende hin.

Die Abweichung von der Distinktivposition ist bei den schwerer gestörten Patienten generell größer als bei den leichter gestörten Patienten. Mit Zunahme der Anzahl von Graphemen wird der Unterschied zwischen leichter und schwerer gestörten Patienten deutlich größer.

Die Ergebnisse legen nahe, daß die Zerfallshypothese favorisiert werden muß. Der Interferenzeffekt, der bei dieser Art der Aufgabenstellung für die mediale Position aus statistischen Gründen begünstigt wird, zeigt sich in den Daten nicht. Bei den leichter gestörten Patienten ist der Zerfall von graphemischer Information weniger deutlich als bei den Patienten mit einer absolut höheren Fehlerrate. Der Zerfall von graphemischer Information ist somit als schweregradabhängiges Phänomen zu deuten. Die Fehlerzahl, die positionelle Verteilung der Fehler und der Grad der Abweichung von der Position liefern gute Hinweise auf die Verfügbarkeit orthographischer Informationen bei aphasischen Patienten.

8. Diskussion der Ergebnisse und therapeutische Relevanz

Dennoch bleibt es schwierig, mit diesen Daten die zu Anfang aufgestellten Hypothesen zur Störung der Buchstabierleistung generell und auf den Einzelfall bezogen zu bestätigen oder mit Sicherheit abzulehnen. Natürlich ergeben ergänzende Daten, Beobachtungen während der Untersuchungen und weitere Auswertungen dieser Daten noch spezifischere Informationen.

Wir können vermuten, daß bei Patienten mit schweren semantisch-lexikalischen Störungen im auditiven Wortverständnis keine bzw. keine ausreichende orthographische Information generiert werden kann. Inwiefern ein Zugang zum mentalen Lexikon überhaupt erforderlich ist für das Generieren der orthographischen Information, läßt sich durch einen Vergleich der Leistung bei Wortpaaren mit realen Wörtern und mit Nicht-Wörtern überprüfen. Es wäre sicherlich sinnvoll, ergänzende Beobachtungen in die Auswertung miteinzubeziehen, z.B.:

- Wie zielsicher geht der Patient mit seinem Stift auf einen bestimmten Bereich der Kästchenreihe, oder schwankt er ziellos hin und her?
- Welche Hilfsstrategien verwendet er, z.B. phonologischer Art oder durch "finger spelling"?
- Wieviel Zeit braucht der Patient für seine Entscheidung?
- Wieviele Wiederholungen der Stimulusvorgabe braucht der Patient, und steht die Anzahl der Wiederholungen im Zusamenhang mit seiner Fehlerrate?
- Wieviele Effekte lassen sich durch bereits in der neurolinguistischen

Anosognosie bei Aphasie?
Eine Fallstudie*

Rüdiger Mellies / Andreas Winnecken

1. Einleitung

Wir möchten im folgenden den Fall eines Patienten vorstellen, der bei einer schweren globalen Aphasie mit recurring utterances mit großer Wahrscheinlichkeit eine Anosognosie bezüglich seiner sprachlichen Probleme aufweist. Aus folgenden Gründen erscheint uns dieser Fall interessant:

- Anosognosie wird in der Literatur häufig ursächlich auf eine Läsion der nichtdominanten Hirnhemisphäre (überwiegend der rechten) zurückgeführt.

Im vorliegenden Fall beschränken sich die im EEG und CT nachweisbaren Läsionen ausschließlich auf die bei diesem Patienten dominante linke Hirnhemisphäre.

- Für die sprachtherapeutischen Interventionen ist es von entscheidender Bedeutung abzuklären, ob eine die Aphasie begleitende Anosognosie bezüglich der sprachlichen Probleme vorliegt.

Es stellt sich die Frage, wie diese differentialdiagnostische Abklärung bei

* Wir danken G. Hökendorf, D. Olbrich, H. Radtke und S. Wagner für ihre Unterstützung.

einer schweren globalen Aphasie mit recurring utterances vorgenommen werden kann.

Es ist keine umfassende Aufarbeitung der Literatur zum Thema "Anosognosie bei Aphasie" angestrebt. Wir verweisen diesbezüglich auf die entsprechenden Stellen bei Lebrun (1986;1987), Leischner (1987), Linke (1981), Luria (1973), McGlynn, Schacter (1989), Poeck (1982;1989), Peuser (1978) sowie v. Cramon und Zihl (1988).

Nach der Vorstellung des Patienten werden wir einige Verfahren darstellen, mit denen wir versuchten, Indizien für das Vorliegen einer Anosognosie zu erhalten. Da es unseres Wissens bisher keine psychometrisch abgesicherten und standardisierten Diagnoseverfahren zur Ermittlung einer Anosognosie gibt, haben die von uns ermittelten Indizien natürlich nur Plausibilitätscharakter.

Abschließend werden wir versuchen, die Symptomatik des Patienten vor dem Hintergrund von Modellen zur kognitiven Handlungskontrolle zu erklären.

Zur Terminologie:
Anosognosie bedeutet: Nichterkennen von Krankheit. Nach Poeck (1989) bezieht sich der Terminus im engeren Sinne jedoch "nicht auf jegliche Art von Krankheit, sondern nur auf solche, die durch Läsion des Gehirns hervorgebracht ist. Gemeint ist auch nicht Krankheit schlechthin, sondern ein umschriebenes neurologisches Symptom, wie Halbseitenlähmung, Blindheit, Taubheit und auch Aphasie." (Poeck, 1989, S.341)

Anosognosie als neuropsychologisches Phänomen: die Patienten scheinen ihre Krankheit zu ignorieren; ihr Verhalten ist so, als sei eine krankhafte Störung nicht vorhanden (vgl. Poeck, 6. Auflage, 1982, S.120).

2. Der Patient

Der folgende Fallbericht basiert auf einer mehr als viermonatigen linguistischen Untersuchung, Beobachtung und Betreuung eines 63jährigen Patienten, im Berufsleben Oberstleutnant, derzeit berentet.

Neurologische Befunde:
Ätiologie - linkshirniger cerebrovaskulärer Insult

7.7.1988

Lokalisation	-	ausgedehnter Mediainfarkt links
Parese	-	Hemiplegie rechts
Ideomotorische Apraxie	-	V.a. buccofaciale Apraxie
Gesichtsfeld	-	Hemianopsie rechts
Hörvermögen	-	ohne Befund
Händigkeit	-	rechts
Schreiben	-	rechts

Beurteilung des EEG vom 26.8.1988:
Grundaktivität rechts vom langsamen Alpha-Typ an der Grenze zur leichten Allgemeinveränderung.

Links Verlangsamung im Rahmen eines Hemisphärenbefundes mit temporalem Maximum. Keine hypersynchrone Aktivität. Pathologischer Befund für eine ausgedehnte linksseitige Hirnfunktionsstörung entsprechend. Die Aufnahmen zeigen eine großflächige, gegenüber dem übrigen Hirngewebe sehr scharf abgrenzbare und wie ausgestanzt erscheinende Hypodensität, welche praktisch die vorderen 2/3 des Mediaversorgungsgebiets links umfaßt, nach medial bis zur Capsula interna reicht und zu einer erheblichen Sogwirkung auf den linken Seitenventrikel führt, welcher entsprechend seitensymmetrisch erweitert ist. Miteinbezogen sind sowohl die Hirnrinde im genannten Mediaversorgungsgebiet links wie auch Teile des Marklagers. Rechtshemisphärisch sind keine Besonderheiten auffällig.

Suspekte hyperdense Substrate ergeben sich darüber hinaus nicht. Beurteilung: ausgedehnter alter Hirninfarkt im medialen Gebiet links mit persistierender großflächiger Nekrose.

Der Patient befand sich vom 07.07.1988 bis 24.08.1988 in der stationären Behandlung eines Akutkrankenhauses; am 24.08.1988 wurde er zur weiteren rehabilitativen Versorgung ins Neuro-Orthopädische Rehabilitationskrankenhaus Soltau verlegt. Am 26.08.1988 ist der Patient der Abteilung *Klinische Linguistik* mit der Diagnose motorische Aphasie, schlaffe Hemiparese re., Hemianopsie re. vorgestellt worden.

Aachener Aphasie Test (AAT) vom 30.08.1988

ERGEBNISSE IN DEN UNTERTESTS:		erreichte Punktwerte	Prozentrang	Schweregrad allgemein (Stanine)	Schweregrad Syndrom (Terzile)
Spontansprache	Profil	0 4 0 0 0 0			
Token Test alterskorr. Fehlerpunkte	max=50	n.d. (50)	2/29 T	--------	schwer
Nachsprechen	max=150	n.d. (0)	2/29 T	--------	schwer
Schriftsprache	max=90	n.d. (0)	5/34 T	--------	schwer
Benennen	max=120	n.d. (0)	6/34 T	--------	schwer
Sprachverständnis	max=120	49	18/41 T	3	mittel

Diagnose: APH. JA 100.0%; APH. NEIN 0.0% - Diagnose: APHASIE JA
SYNDR: GL: 100.0%; WE: 0.0%; BR: 0.0%; AM: 0.0% - GLOBALE APH.

Die am 30.08.1988 durchgeführte neurolinguistische Untersuchung mit dem Aachener Aphasie-Test erbrachte folgendes Ergebnis: Bis auf den ersten Teil des Untertests 'Sprachverständnis' (auditives Verständnis für Wörter und Sätze) waren alle übrigen Untertests des AAT nicht durchführbar. Im ersten Teil des Untertests 'Sprachverständnis' des AAT zeigte der Patient schwere Sprachverständnisstörungen. Die Spontansprache konnte nur auf der sprachlichen Ebene 'Artikulation und Prosodie' beurteilt werden, alle übrigen sprachlichen Ebenen waren entweder wegen der deutlichen Beeinträchtigung im Sprachverständnis oder der fast ausschließlich auftretenden 'recurring utterances' nicht beurteilbar. Eine Zusatzdiagnostik ergab eine *Buccofaciale Apraxie*, einen Verdacht auf *Sprechapraxie*, große Probleme im Umgang mit Zahlen, keine *Kopierfähigkeit* (auch Zeichnen und Abzeichnen waren nicht möglich), die Zuordnung von Buchstaben klappte nicht. Räumlich zeigte sich der Patient relativ schnell und gut orientiert, das Wiedererkennen von Personen gelang - so schien es - problemlos. Die zeitliche Orientierung war über die gesamte Zeit des Reha-Aufenthaltes schlecht.

Neuropsychologische Untersuchungen ergeben keinen Hinweis auf einen Neglect, jedoch wurde der Verdacht auf eine Gliedmaßenapraxie geäußert.

Die Leistungen bezüglich des 'figuralen Gedächtnisses' wie auch des 'konstruktiven-räumlichen Denkens' bewegten sich stark im klinisch-pathologischen Bereich. Das Ergebnis der neurolinguistischen Erstuntersuchung nach AAT-Norm ergab eine *Globale Aphasie* schweren Grades mit *Recurring Utterances* und gut erhaltener *Intonation* und *Prosodie*. Der Patient wurde von

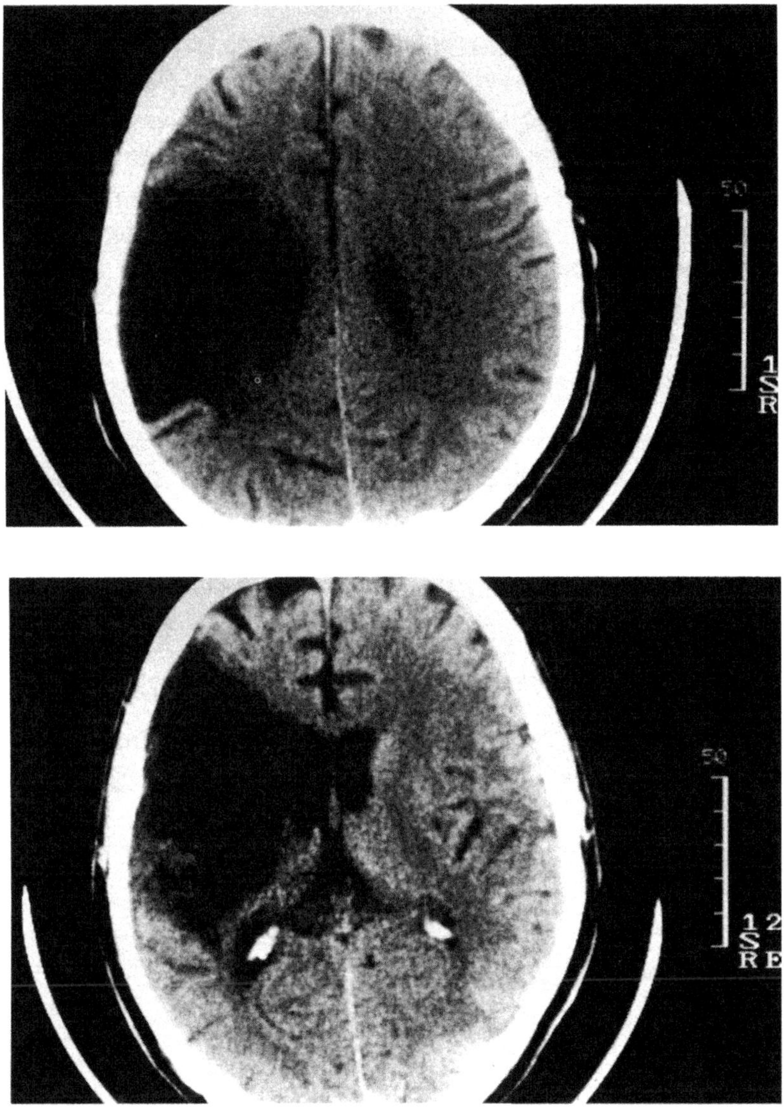

*CT-Aufnahmen vom 1.11.1989**

Ausgedehnter Mediainfarkt links;
zur Beurteilung s. CT-Befundung im Test vom 01.11.1989

* Wir danken Dr. Pöhls und Dr. Bostel für die Überlassung der CT-Bilder.

August 1988 bis Dezember 1988 täglich durch die Abteilung *Klinische Linguistik* des Reha-Zentrums Soltau betreut. Nach längerer eingehender Beobachtungsphase mit diagnostisch wie therapeutischen Interventionen war klar, daß das sprachliche Verhalten, wie eingangs ärztlicherseits vermutet wurde, nicht dem Bild einer motorischen Aphasie entsprach. Auch hatten wir den Eindruck, daß es sich nicht ausschließlich, wie im 'Eingangs-AAT' diagnostiziert, um das Syndrom einer *Globalen Aphasie* handeln konnte; wir vermuteten vielmehr eine sprachübergreifende neuropsychologische Störung, ohne diese zunächst näher benennen zu können.

T-Wert Profil der Untertests

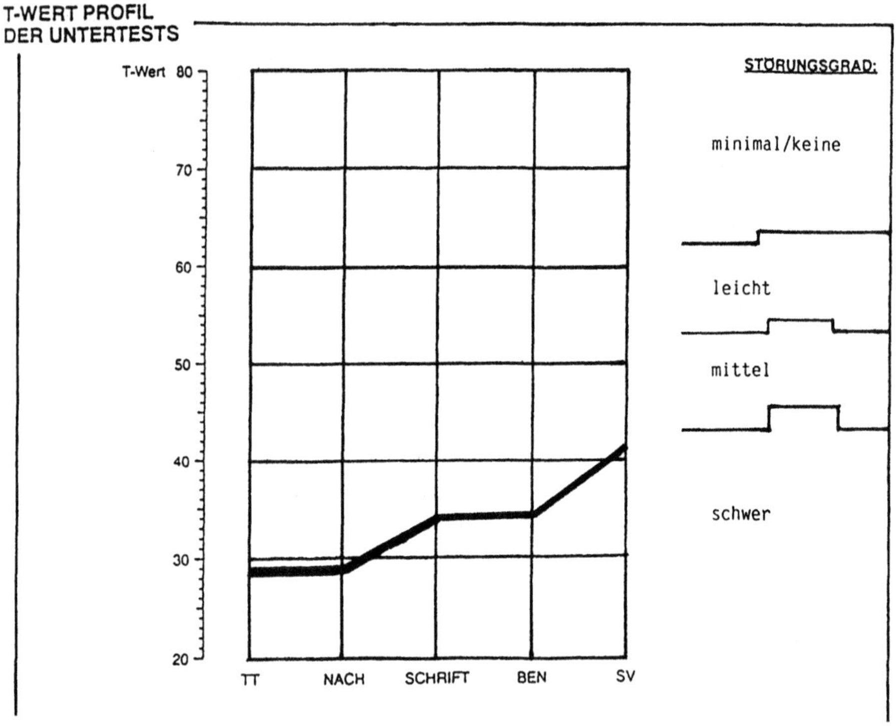

2. *Zur weiteren Spezifizierung*

Spontansprachlich bot der Patient ausgeprägte recurring utterances, begleitet von wenigen, jedoch immer wiederkehrenden Sprachautomatismen. Nur vereinzelt wurde ein, dem 'Gesprächskontext' angemessenes Lexem geäußert. Auffallend war, daß keine spontansprachlichen Störungen der Artikulation und Prosodie auftraten. Der Patient war - bis auf ganz wenige Ausnahmen, in denen dann Perseverationen auftraten - nicht in der Lage, Phoneme wie Lexeme nachzusprechen (Ausnahmen: situative Imitation der Mundbewegung des Untersuchenden). Satzergänzungen von Nomen, Verben und Adjektiven mit einem starken semantischen Zusammenhang zum Kontext sowie Satzergänzungen von Nomen, Verben und Adjektiven mit einem schwachen semantischen Zusammenhang/Abstrakta waren nicht durchführbar. Schriftsprachlich bestand eine nahezu komplette Alexie und Agraphie. Außerdem lag eine Akalkulie vor. Bezüglich des Sprachverständnisses gab der Patient dem Kommunikationspartner in vielen Fällen das Gefühl, als würde er die Informationen, die ihm dargeboten wurden, uneingeschränkt verarbeiten, d.h. verstehen können. Laut AAT-Untertest 'Sprachverständnis' vom 17.11.1988 (Nachuntersuchung) bestand jedoch eine schwere Beeinträchtigung des Sprachverständnisses. Diese offensichtliche Gegensätzlichkeit galt es zu spezifizieren:

- Es war mehr als auffällig, daß unterschiedliche Intonationen bei gleicher Frageproposition beim Patienten unterschiedliche Antworten bei Entscheidungsfragen, wo der Patient mit 'ja' oder 'nein' antworten mußte, hervorriefen.
- Ähnlich verhielt es sich bei kontradiktorischen Fragesequenzen (contradictio in adjecto), was durchaus den Schluß zuließ, daß der Patient in der jeweiligen Situation die Proposition nicht oder nur zu einem geringen Teil verarbeitete.

So z.B. bei gleicher Intonation und kontradiktorischer Proposition:

"Die Sonne scheint? / Es regnet?"

Auf beide Fragen antwortete der Patient mit "ja".

Ähnlich verhielt es sich bei Fragen ohne parasprachlichen Hinweis auf die Antwort:

"Es geht Ihnen gut? / Es geht Ihnen nicht gut?"

Der Patient antwortete jeweils mit "ja".

Auch in der Diskrepanz von Gestik und Proposition:

"Die Sonne scheint nicht?" - Nicken des Untersuchers;

"Die Sonne scheint?" - Kopfschütteln des Untersuchers.
Der Patient legte in seinem Antwortverhalten die Gestik des Untersuchers zugrunde ("ja" bei Nicken; "nein" bei Kopfschütteln).

Ebenso bei gleicher Proposition und veränderter Gestik:
Nicken des Untersuchers;
"Die Sonne scheint?"
Kopfschütteln des Untersuchers.
Der Patient legte in seinem Antwortverhalten die Gestik des Untersuchers zugrunde ("ja" bei Nicken; "nein" bei Kopfschütteln).

Bei veränderter Proposition und gleicher Gestik:
"Die Sonne scheint."
Nicken des Untersuchers;
"Die Sonne scheint nicht."
Der Patient legte in seinem Antwortverhalten die Gestik des Untersuchers zugrunde.

- Fragen zur eigenen Person konnten nicht eindeutig beantwortet werden.

Wir vermuteten, daß der Patient die verbalen sprachlichen Informationen - wenn überhaupt - nur sehr rudimentär semantisch und syntaktisch verarbeitete und unter Bezugnahme von Gestik, Mimik und Intonation des Gesprächspartners möglicherweise nur auf 'Weltwissen' rekurrierte.

Interessant waren für uns die Einschätzungen der Kollegen aus der Psychologie, Ergotherapie, Krankengymnastik und aus dem Pflegebereich.

- Die Kollegen aus der Psychologie sprachen von nur gelegentlichen Mißverständnissen in der sozialen Kommunikation:
  - Der Patient verstehe einen großen Teil der verbalen Information (Testinstruktionen , Fragen zur Person etc.).
  - Gespräche über persönliche Dinge gelängen besser als über andere Themen.
  - Einfache Fragen könnten adäquat beantwortet werden (ja/nein).
  - Das Sprachverständnis sei nur teilweise herabgesetzt - so der Eindruck, ohne nähere Differenzierung und Spezifikation.

- Die Kollegen aus der Ergotherapie waren der Meinung, daß der Patient in der Lage sei, all' das zu verstehen, was ihm gesagt werden würde.
- Die Kollegen aus der Krankengymnastik sprachen von Verständnisstörungen.
- Der Pflegedienst war erstaunt, daß Sprachverständnisprobleme vorhanden seien.
- Die Ehefrau war der festen Überzeugung, daß ihr Mann alles verstehen könne.

Wir erklärten uns das anscheinende 'Sprachverständnis' so, daß der Patient offensichtlich nichtsprachliche Informationen verarbeiten konnte, was wir darauf zurückführten, daß Instruktionen in Therapiesituationen von nonverbalen Handlungen begleitet sind, die dem Patienten Hinweise lieferten, was zu tun sei.

Während unserer Beobachtungsphasen konnte der Patient bei weitem nicht alles verstehen, was ihm an sprachlicher Information angeboten wurde. Dies hing möglicherweise damit zusammen, daß die Transformation von Lautstruktur in Bedeutungsinhalte nicht intakt war. Die Auswertung nichtsprachlicher Informationen funktionierte demgegenüber sehr viel besser; dies nahmen wir dann auch als Erklärungsansatz für die oben stehenden Aussagen unserer Kollegen.

Was uns jedoch in der Zeit der linguistischen Betreuung als überaus interessantes und gleichsam - bezüglich des Störungsbildes - als dominantes Phänomen auffiel war, daß der Patient kein ausgeprägtes Störungsbewußtsein zeigte. Ebenso kamen Trauerreaktionen in den seltensten Fällen - und dann auch nur ansatzweise - vor.

Dies veranlaßte uns zu der Annahme, daß die aphasischen Störungen des Patienten durch eine Anosognosie begleitet, wenn nicht gar stark überlagert wurden.

Es verfestigte sich der Eindruck, daß der Patient infolge seines 'Weltwissens' reagieren würde.

Auf die sehr gewagte Vorgehensweise der Konfrontation mit der eigenen Sprache (die dem Patienten per Kassette vorgespielt wurde) hat der Patient in keiner Weise erstaunt, traurig oder aggressiv reagiert. Testuale Anweisungen, die dem Patienten in dem ihm eigenen recurring utterances dargeboten worden sind, lösten weder Verärgerung, Trauer noch ein Störungsbewußtsein über den momentanen Zustand bei dem Patienten aus. Der Patient vermittelte den Eindruck, als besäße er keinen Leistungsdruck, keine Notwendigkeit, sprachlich etwas verändern zu müssen. Bei mißlungenen Interaktionen suchte er die Fehler nicht bei sich selbst, sondern schrieb sie den betroffenen Interaktionspartnern zu.

Mit der Begegnung dieses Patienten wurde uns immer wieder der von dem New Yorker Neurologen und Neuropsychologen Oliver Sacks formulierte Satz lebendig: "Ein kleiner Tumult in der cerebralen Chemie und wir befinden uns in einer anderen Welt."

3. Zusammenfassung

Neurolinguistisch ist der Patient einer längeren und eingehenden Test- wie Beobachtungsphase unterzogen worden, wobei sich herausstellte, daß das sprachliche Verhalten des Patienten keiner motorischen Aphasie - wie es in der neurologischen Vorstellung geheißen hatte - entsprach. Es war aus linguistischer Sicht nicht möglich, das sprachliche Verhalten des Patienten im Sinne einer Global-Aphasie therapeutisch anzugehen, da es sich bei dem Patienten offensichtlich um eine sprachübergreifende, neuropsychologische Prozeßstörung handelte.

Die Annahme, es könne sich bei dem Patienten um eine, die aphasischen Störungen begleitende, wenn nicht gar überlagernde, *Anosognosie* handeln, schöpften wir aus folgenden Beobachtungen:

- Bezüglich seines Sprechens waren keine Trauer- , Angst- oder Wutreaktionen zu bemerken.
- Er vermittelte nie den Eindruck, daß er es als notwendig erachtete, sein momentanes sprachliches Verhalten zu verändern.
- Bei Kommunikationsproblemen reagierte er hin und wieder mit Wut und machte dann offensichtlich die Interaktionspartner für die Probleme verantwortlich.
- Es lagen keine allgemeinen degenerativen Beeinträchtigungen vor.
- Es konnten keine gravierenden intellektuellen Beeinträchtigungen festgestellt werden.
- Er zeigte ein ausgesprochen gutes Sozialverhalten: So führte er z.B. einen blinden Patienten durch das Haus.

Der Patient bot kein Störungsbewußtsein bezüglich seiner Sprache.

Zur weiteren Untersuchung, ob eine Anosognosie vorlag, wendeten wir folgende Verfahren an:

- Konfrontation mit der eigenen Sprache (s. Transkript);
- Fragen bezüglich seiner sprachlichen Fähigkeiten (s. Transkript);
- wir gaben ihm Instruktionen mit seinen *Recurring Utterances (")*.

Auch bei diesen Verfahren zeigte der Patient keine Irritationen.

Als Ergebnis unserer Beobachtungen kamen wir zu dem Schluß, daß uns derzeit kein therapeutischer Zugang zur Behebung der Sprachproblematik möglich war.

Unserer Ansicht nach hätten alle therapeutischen Interventionen zu einer Manipulation des Patienten geführt.

4. Diskussion

Der russische Physiologe Anochin (1967) hat Anfang der dreißiger Jahre dieses Jahrhunderts die Hypothese aufgestellt, daß eine kognitive Instanz existiert, die kontrolliert, ob eine realisierte Handlung in Übereinstimmung mit der Handlungsintention ist: er postulierte die Existenz eines sog. Handlungsakzeptators (vergleichbar, wenn auch differenzierter, mit dem gegenwärtig geläufigen Begriff des 'monitoring').

Aufbauend auf Anochin hat der Arbeitspsychologe Hacker (1986) ein Modell der kognitiven Handlungsregulation vorgeschlagen, in welchem er u.a. von der Vorstellung ausgeht, daß vor Beginn einer Handlung vom kognitiven System eine Handlungsplankopie erstellt wird und prophylaktisch von diesem System geprüft wird, ob die zur Realisierung einer (sprachlichen) Handlung notwendigen (sprachlichen) Operationen im Fähigkeitsbereich des Handelnden liegen.

Unsere Beobachtung, daß der Patient zwar realisiert, daß Verständigungsprobleme bestehen, diese aber dem Interaktionspartnern zuschreibt, kann so erklärt werden, daß die interne Prüfung des sprachlichen Handlungsplans dem Patienten signalisiert, daß er die Fähigkeit besitzt, seine Intentionen sprachlich zu realisieren.

McGlynn und Schacter (1989) haben ein Modell zur Erklärung von Anosognosie vorgeschlagen, in dem sie ein "conscious awareness system (CAS)" postulieren, das "domain specific deficits of consciousness" zeigt, wenn dieses System selektiv von spezifischen Inputs diskonnektiert wird. Möglicherweise stehen dem Patienten die von ihm geäußerten sprachlichen Produkte nicht mehr als Input für sein CAS zur Verfügung.

Natürlich kann nicht mit letzter Sicherheit ausgeschlossen werden, daß der Patient - zumindest teilweise - seine sprachlichen Probleme realisiert und - im Sinne von Lebrun (1987, S. 257) "gibberish better than silence"- sie zu überspielen versucht, um eine Kommunikation nicht völlig zusammenbrechen zu lassen und/oder "Image-Wahrung" zu versuchen.

Hierfür fanden sich aber während der langen und intensiven Beobachtungs und Untersuchungsphase keinerlei Hinweise.

Anhang

1. Transkripte:

Transkriptionsnotation:

U: Untersucher/in
P: Patient
oder-: Stimme in der Schwebe
Sta:tistik: Längung eines Vokals
möcht=ich: Verschleifung
zähln, aba: Phonetisch orientierte Notation in der Standardsprache
Fett: Betontes Wort
(): Charakterisierung der Sprechweise und außersprachlicher Phänomene
*: Markierung des Endes von ()
. : Kurze Pause bzw. kurzes Absetzen (bis ca. 1 sec.)
.. : Pause (bis ca. 2 sec.)
... : Pause (bis ca. 3 sec.)
(20 sec.): Lange Pause
(...?) : Unverständliche Passage

(das nich?): Vermuteter Wortlaut
hm: Eingipfliges Rezeptionssignal
mhm: Zweigipfliges Rezeptionssignal
: Überlappung: gleichzeitiges Sprechen
/r/: Phonetische Umschrift

Benennen von Gegenstandsbildern

Datum: 17.11.1988

P: Patient
U: Untersucherin

U: was is das
P: das mamamamamamama
U: und das
P: wa mamamamamama
U: und das
P: ja mamamamamamama

Nachsprechen:

Datum: 17.11.1988

P: Patient
U: Untersucherin

U: ich sag . ein buchstabn . und sie sprechen den nach
P: mhm
U: /l/
P: /r:/
U: mhm . /f/
P: /r:f/
U: mhm . /k/

P: /r:/

....

U: (laut) /r:/ *
P: (laut) /r:/ *
U: mhm . /t/
P: /r::/
U: mhm . /b/
P: be
U: mhm . /d/
P: ge:de
U: mhm . /f/
P: /r:/
U: /b/
P: ke

....

U: ast
P: (resignierendes Pusten) *
U: so gut es geht . versuchn sie mal
P: ... mamamamamama
U: mhm . floh
P: keil
U: zwist
P: P: hei . tsch . mamama
U: strumpf
P: hei . di

Nachdem eine Bandaufnahme seines Sprechens vorgespielt wurde:

Datum: 18.11.1988

P: Patient
U: Untersucher

U: ham sie mitgekricht wer da gesprochen hat
P: ja

U: wer war denn das
P: de mamamamamamama (lacht) höhöhö *
U: warn sie das
P: ne: . eh . mamamamamamama. eh . mamamamama . mamamamama . eh.
mamama . eh mamama . eh . mamamamamamamama
U: ham sie das gesagt
P: ja .. mamamamamama
U: mhm
P: mhm
U. das kann man nich verstehn
P: ne:

Instruktionen in recurring utterances:

Datum: 18.11.1988

P: Patient
U: Untersucher

Bei jeder Äußerung von U legt dieser P ein Gegenstandsbild vor:

U: mama
P: ja
U: mama
P: ja
U: mama
P: ja
U: mama
P: ja
U: mama
P: ja

Die folgende Äußerung von U spricht dieser in Aufforderungsintonation und deutet auf die Bilder:

U: mamamama ma

P: .. eh . (fragend) mama *
U: (auffordernd) mama *
P: mamamama
U: (auffordernd) mama ma *
P: ach so .. hier
P zeigt auf ein Bild
U: ja .. (auffordernd) mama . mama *
P: hier
P zeigt auf ein anderes Bild

P liegen fünf Wortkärtchen vor
U: (auffordernd) mama . buch *
P: .. (fragend) pa mamamama *
U: (auffordernd) mama . buch *
P fängt an, die Wortkärtchen in einer Linie zu ordnen

Datum: 23.11.88

P: Patient
U: Untersucher

U: was lesen sie am liebsten
P: e:hm . mamamama . mamamama . mamamama . mamama . mama
U: hm .. hm
P: **und** . ehm . mamamamama . mamamama . e:h . (och och ?)
U: (..?)
P: jo hier . mamamama:ma-
U: ja: ja: .. fülln sie sich in irgendeiner weise jetze hier im zentrum eingeschränkt
P: **nein** . ma .. mo
U: sind sie manchmal traurig über irgendwelche.dinge
P: mö mö
U: ärgert sie irgendetwas

P: mö (lacht) ne:he *
U: habn sie das gefühl das irgendetwas jetz anders is . als-.. vor
fünf monaten
(Pause, 5 sec.)
P: (leise) ne:mö = mamama *
U: habn sie das gefühl . das . sich irgendetwas verändert hat
P: (leise) nemö = mamama nö.*
U: oder fülln sie sich genau so wohl wie vor fünf monaten . zum beispiel
P: (..?)
....
U: alles okay
P: (zustimmend) na *
U: ja
P: (ironisch entrüstet) aba: *
U: aha
P: (ironisch) na *
U: prima

Datum: 26.4.1989

P: Patient
U: Untersucher

U: wie klappts denn . mit dem sprechen . zu hause
P: och (lacht) mamamamama * . ja und . eh mamamama .e: . na
mamama
U: mhm
P: . mamama . mamama . (pu?) mamamamama . (ne?)
U: mhm
P: (öh?) mamama
U: komn sie mit ihrer frau sprachlich zurecht
P: (lacht) jaha * . joho . naja . e: . mamamama . e: .. na
..mamamamama mama . ja
U: mhm .. aber manchmal klappts nich so gut
P: o:h . ne: .. ne

U: klappt immer
P: o:ber .. me:nsch .. mamamamama . **ha**

Datum: 26.4.1989

P: Patient
U, U1: Untersucher

U : herr d. was haltn sie denn von dem wetter
P : (fragend) mama *
U : von dem wetter
P : (lächelnd) ki * . mamamamama .. **ha** .. ne: .. nenenene . nein nein
U : ist es gut
P : ja
U : gefällt ihnen
P : ja . mamamamama . awa .. (ironisch) mensch *
U1: also sie mögen nur schönes wetter
P : **ja** . mamamamama . mamamamama
U1: hm
P : **ja**
U1: also auch wenn . sie mögen wenn die sonne scheint
P : **ja**
U1: so wie heute
P : **ja**
U1: ja
P : pah . (bekräftigend) na *
U : und regen . gefällt ihnen nicht
P : ne:

Anmerkung: *Während des gesamten Gesprächs regnete es!*

Literatur

Anochin, P.K.(1967). *Das funktionelle System als Grundlage der physiologischen Architektur des Verhaltensaktes*. Jena.

Cramon, D. v. & Ziehl, J. (Hrsg.)(1988). *Neuropsychologische Rehabilitation*. Berlin.

Dogil, J., Hildebrandt, J. & Schürmeier, K. (1990). The Communicative Function of Prosody in a Semantic Jargon Aphasia. *Journal of Neurolinguistics*, Vol.5, No. 2/3, S. 353-369.

Hacker, W. (1986). *Arbeitspsychologie. Psychische Regulation von Arbeitstätigkeiten*. Bern.

Huber, W., Poeck, K., Weniger, D. & Willmes, K. (1982). *Der Aachener Aphasie Test*. Göttingen.

Lebrun, Y. (1986). Aphasia with recurrent utterance; a review. *British Journal of Disorders of Communication* 21, S. 3-10.

Lebrun, Y. (1987). Anosognosia in Aphasics. *Cortex*, 23, S.251-263.

Leischner, A. (1987). *Aphasien und Sprachentwicklungsstörungen*. Stuttgart, 2. Auflage.

Linke, I, (1981). Ganzheit und Teilbarkeit des Gehirns. Aphasie ist keine Störung des Kommunikationsvermögens. In: H. Schnelle (Hrsg.), *Sprache und Gehirn*. Frankfurt, S. 81-96.

Luria, A.R (1973). *The Working Brain*.

McGlynn, S.M. & Schacter, D.L. (1989). Unawareness of Deficits in Neuropsychological Syndromes. *Journal of Clinical and Experimental Neuropsychology*, Vol. 11, No. 2, S. 143-205.

Peuser (1978). *Aphasie*. München.

Poeck, K. (1982). *Neurologie*. Stuttgart, 6. Auflage.

Poeck, K. (1989). *Klinische Neuropsychologie*. Stuttgart, 2. Auflage.

Prosiegel, M. (1988). Psychopathologische Symptome und Syndrome bei erworbenen Hirnschädigungen. In: D. v. Cramon & J. Ziehl (Hrsg.), *Neuropsychologische Rehabilitation*. Berlin, S. 57-82.

Sacks, O. (1987). *Der Mann, der seine Frau mit einem Hut verwechselte*. Hamburg.

Säring, W. (1988). Neglect." In: D. v. Cramon & J. Ziehl (Hrsg.), *Neuropsychologische Rehabilitation*. Berlin, S. 182-196.

Die Effektivität einer akustischen Analyse für die Therapie. Diskutiert am Beispiel dysarthrischer Symptome bei Kindern mit Cerebralparese

Angelika Bien

Das Erscheinungsbild dysarthrischer Symptome bei Kindern mit Cerebralparese (CP) ist sehr komplex und bisher kaum erforscht. Für eine effektive Therapie und Frühförderung ist es daher notwendig, dieses komplexe Bild aufzufächern und zu analysieren.

Im Rahmen meiner Dissertation "Eine akustische Analyse dysarthrischer Symptome bei Kindern mit Cerebralparese" bin ich folgenden Fragen nachgegangen:

- Welche Unterschiede gibt es zwischen der Vokalproduktion gesunder Kinder und der Vokalproduktion bei Kindern mit CP?
- Gibt es im Vergleich zu erwachsenen Dysarthrikern ähnliche Fehlermuster, oder äußern sich die Sprechprobleme der Kinder in anderen Mustern?
- Gibt es für die einzelnen Krankheiten typische Fehlermuster?
- Gibt es bei der Produktion der einzelnen Vokale Unterschiede innerhalb eines Krankheitsbildes?
- Welche Vorteile hat die akustische Analyse gegenüber anderen Verfahren bei der Diagnose dysarthrischer Symptome, insbesondere bei schwerstbehinderten Kindern, und welche Rückschlüsse können aus dieser Art der Diagnose für die Therapie gezogen werden?

1. Die Cerebralparese

1.1 Krankheitsbild und Erscheinungsformen der kindlichen Hirnschädigung

Unter dem Sammelbegriff Cerebralparesen (CP) sind die Folgen eines frühkindlichen Hirnschadens, der die "primitiven spinalen Reflexmechanismen für Haltung und Bewegung von der Hemmung durch höhere Zentren ausschaltet", zusammengefaßt (Luchsinger & Arnold, 1959, S. 725).

Die CP wurden erstmals von Little (1843 und 1862) näher klassifiziert. Er unterschied dabei zwischen hemiplegischen und diplegischen Störungen. Seine Unterscheidung der Untergruppen "paraplegische und generalisierte Rigidität" sind bis heute als die Littlesche Krankheit klassifiziert. Der nach diesem Pionier benannte Little-Club definiert CP folgendermaßen:

> "Dauernde, aber nicht unveränderliche Störung von Bewegung und Haltung, die zurückzuführen ist auf eine nicht fortschreitende Krankheit des unreifen Gehirns" (in: Schulz, 1988, S.1015).

Entscheidend ist, daß es sich um ein nicht fortschreitendes Leiden handelt, obwohl die Krankheitssymptome gewöhnlich veränderlich sind.

Bei der Einteilung der CP unterscheidet man zwischen pränatalen, perinatalen und postnatalen Hirnschädigungen. Ursachen dieser Störungen können z.B. Infektionskrankheiten oder Stoffwechselstörungen der Mutter während der Schwangerschaft oder ein Geburtstrauma bzw. Sauerstoffmangel bei der Geburt oder enzephalitische und meningitische Prozesse in den ersten Jahren sein.

Im Laufe der Jahre wurden immer wieder neue Bewertungskriterien, wie z.B. der Muskeltonus, für die Diagnose von Cerebralparesen vorgeschlagen, die sich aber z.T. schwer oder gar nicht durchsetzen konnten. Heute wird syndromologisch zwischen Hemiparesen mit stärkerer Betroffenheit der oberen Extremitäten und Diparesen mit stärkerer Funktionseinschränkung beider Beine unterschieden (vgl. Schulz, 1988, S.1016).

Die Klassifikationen orientieren sich dabei an den drei Regulationskreisen der Motorik:

a) cortico-spinaler Regulationskreis,
b) extrapyramidaler Regulationskreis,
c) cerebellarer Regulationskreis.

Es ist zu unterscheiden zwischen einer Plegie als einer schwerwiegenden Störung (15% der Fälle) und einer Parese als einer leichteren Störung (85% der Fälle). Die Lokalisation und das Ausmaß des Hirnschadens, der einen der oben erwähnten Regulationskreise betrifft, sind von entscheidender Bedeutung für die auftretende Lähmungsform. Zu den wichtigsten Ausprägungstypen zählen:

- *Die Spastik:*
  Folge einer Pyramidenschädigung. Die betroffenen Muskeln weisen Dehnungswiderstand auf.
- *Die Dyskinesie:*
  Folge einer extrapyramidealen Schädigung. Zu den Dyskinesen zählen die verschiedenen Formen der Athetosen und die Chorea.
- *Die Cerebellare Störung:*
  Schädigung des Kleinhirns oder seiner Verbindungen. Charakteristische Merkmale sind Störungen der Koordination und des Gleichgewichts.

Eine weitere Unterscheidungsmöglichkeit ist die nach der Lokalisation, d.h. ob z.B. der ganze Körper betroffen ist wie bei der spastischen Tetraplegie oder nur einzelne Körperteile, wie z.B. die spastische Diplegie, bei der in erster Linie die Beine betroffen sind.

1.2 Die sprachlichen Charakteristika

Für den Sprachtherapeuten sind die mit der Läsion verbundenen Sprachauffälligkeiten von vorrangiger Bedeutung. Wie bereits erwähnt, ist dieses Gebiet bisher nicht systematisch untersucht worden. Bisher stützte sich die Beschreibung der Sprechauffälligkeiten in erster Linie auf den auditiven Befund. Dabei kam es zu folgenden Resultaten:

Spastik: schwerfällige, mühsame, gepreßte und verlangsamte Artikulation. Die Zunge liegt oft schwer am Mundboden. Die Stimme ist aphonisch mit offenem Nasalklang. Die Atmung ist oberflächlich, teilweise abgehackt. Die gesamte Kopf- und sonstige Körperhaltung sind schlecht. Weiterhin ist ein mangelhafter Mundschluß vorhanden. Die Kinder schlucken nur sehr selten, es entsteht Speichelfluß (vgl. Seemann, 1959; Müller, 1966; v. Arentsschild, 1982).

Bei den *Dyskinesen* wechselt der Muskeltonus zwischen Hypo- und Hypertonus, d.h. die Bewegungen sind unkontrolliert. Man findet häufig "unmotivierte" Unterbrechungen des Redeflusses. Auf der anderen Seite erfolgt ein Sprechen auf Einatmung als Folge der unregelmäßigen Atmung. Ebenso kommen ein intermittierendes Näseln und Stammeln vor. Die Stimme wechselt in der Lautstärke zwischen Makro- und Mikrophonie (vgl. v. Arentsschild, 1982 und Müller, 1966).

Bei der *Ataxie* klingt die Stimme abgehackt, monoton und sehr leise. Die Artikulation ist verwaschen, langsam und dysrhythmisch. Die Atmung ist kurz und oberflächlich.

Weitere Differenzierungen erlauben folgende Zuordnung spezifischer Auffälligkeiten:

- Bei *hemiplegischen* Formen finden sich oft aphasische Störungen, aber auch Stammeln, offenes Näseln, Störungen der Sprechakzente mit Veränderungen der Sprechmelodie, der Stimmstärke und des Redetempos.
- Die *cerebrale Diplegie* (betroffen ist die koritko-bulbäre Pyramidenbahn) weist oft schwere Sprechstörungen auf, wie z.B. das organische Stottern, das sich vom gewöhnlichen Stottern u.a. durch die fehlende Sprechangst auszeichnet. Die Störungen treten bei allen Sprechleistungen, d.h. bei Spontansprache, Nachsprechen, Lesen, Flüstern etc., in gleichem Maße auf.

Die *infantile Suprabulbärparalyse* (auch Pseudobulbärparalyse) ist eine besonders schwere Ausprägungsform der CP. Je nach Sitz der Läsion ergeben sich paralytische oder spastische Erscheinungen.

- *Spastische* Form: Aufgrund der von der spastischen Lähmung betroffenenen Lippen, Zunge oder Gaumen ergibt sich eine hochgradig gestörte Aussprache aller Laute, besonders aber der Zischlaute sowie [l] und [r]. Die willkürlichen Bewegungen des Sprechens sind stärker betroffen als die automatischen Handlungen. Die Lähmung der Stimmlippen äußert sich durch eine leise und schnell ermüdende Stimme.
- *Paralytische* Form: Diese Form der Störung zeichnet sich überwiegend durch ataktische Artikulationsbewegungen aus. Das offene Näseln wird entweder durch eine Gaumenschwächen (Rhinolalia aperta organica passiva) oder durch ein spastisches Herabziehen des Gaumens (Rhinolalia aperta organica activa) bedingt. Durch die unkoordinierten bzw.

athetoiden Krampfbewegungungen von Kiefer-, Zungen- und Gesichtsmuskulatur ist die Sprache mühsam, hastig und stoßweise (vgl. Arnold, 1970). Vereinzelt wurde diese Sprache auch als dysarthrisches Stottern bezeichnet. Bradylalie bzw. eine skandierende Sprache sind ebenfalls sehr häufig. Im großen und ganzen ist die Artikulationsart mehr betroffen als die Artikulationsstelle.

Bei der *Athetose* hängen der Charakter und die Intensität der Symptome von der Dauer der Krankheit ab. Der Sprachbeginn ist generell verzögert. Die Sprache ist verlangsamt. Durch die unwillkürlichen athetoischen Bewegungen der Artikulationsmuskeln (hauptsächlich der Zunge) treten starke Artikulationsstörungen auf, besonders für Laute, die eine genaue Muskelkoordination erfordern. Das offene Näseln verändert sich aufgrund der athetotischen Bewegungen. Die Stimmstärke kann sowohl extrem gesteigert (hohe und schrille Stimme) als auch herabgesetzt sein. Die Kinder sind alle im Gesichts- und Mundbereich sehr sensibel.

2. Die akustische Analyse dysarthrischer Symptome

Wie bereits zu Beginn erwähnt, handelt es sich bei der CP um eine frühkindliche Hirnschädigung, d.h. um eine Schädigung des noch unreifen Gehirns. Dadurch bedingt ist die Sprachentwicklung mehr oder weniger stark betroffen. Bei der Diagnose solcher Störungen trifft man von daher auf ganz andere Voraussetzungen als bei Erwachsenen mit dysarthrischen Störungen aufgrund von Läsionen nach abgeschlossenem Spracherwerb. In der Literatur (vgl. z.B. Amorosa,1988) wird auf eine generelle Berücksichtigung der Bewegungsentwicklung und der Bewegungsfähigkeiten hingewiesen.

Die Sensibilität der behinderten Kinder im Kopf- und Mundbereich, die geringere Belastbarkeit, die sehr unterschiedlichen Voraussetzungen bezüglich der Sprachentwicklung sind alles Faktoren, die deutlich machen, daß die Untersuchung der kindlichen Sprechstörungen nicht anhand derselben Kriterien erfolgen kann wie bei Erwachsenen.

Die Untersuchung von Sprechbewegungen muß folgende Kriterien erfüllen:
- Die Bewegungen müssen während des Sprechens untersucht werden.

- Die Sprechbewegungen dürfen durch die Untersuchung nicht behindert werden.
- Es muß eine Reihe von verschiedenen Parametern gleichzeitig erfaßt werden.
- Die Methode muß bei Kindern anwendbar sein und darf für sie keine allzu große Belastung darstellen (Amorosa, 1988, S.76).

Im allgemeinen werden für die Untersuchung von Sprechstörungen von Erwachsenen folgende Verfahren eingesetzt:
- Palatographie,
- EMG- Verfahren,
- Ultraschallverfahren,
- Mikrobeamverfahren (vgl. Hirose, 1986).

Bei all diesen Verfahren sind z.B. durch das Anlegen von Elektroden Manipulationen im Kopf- und Mundbereich notwendig.

Ziegler und Cramon (1983, 1986) haben bei Untersuchungen von dysarthrischen Symptomen die akustische Analyse eingesetzt, die es ermöglicht, Rückschlüsse auf die Physiologie der Sprechmotorik zu ziehen, ohne dabei Manipulationen im Mund- und/ oder Kopfbereich vorzunehmen. Genau dies ist bei CP-geschädigten Kindern von entscheidender Bedeutung.

Zwischen der untersten Ebene der Sprechbewegungsabläufe (in ihren elektrophysiologischen, dynamischen und kinematischen Aspekten) und der obersten Ebene der auditiv wahrgenommenen Sprache steht als Vermittler die Ebene des physikalisch beschreibbaren Sprechschalles (vgl. Ziegler et al., 1990, S.13).

Auf das komplizierte Verhältnis des Sprechschalls als physikalische Meßgröße zu den komplexen und vieldimensionalen geometrischen Veränderungen der am Sprechen beteiligten Strukturen möchte ich an dieser Stelle nicht eingehen. Die Vorteile der akustischen Analyse liegen
- in ihrer Objektivität, da sie nicht durch wahrnehmungsphysiologische Aspekte beeinflußt wird,
- in ihrer Flexibilität, d.h. in der Möglichkeit, die Beobachtungen zu fokussieren und z.B. besondere Merkmale der phonetischen Feinstruktur herauszugreifen, und

- in ihrer Adäquatheit, die akustischen Parameter verhaltensrelevanter Störungsaspekte wiederzugeben, d.h. mit Hilfe der akustischen Daten ist es möglich, "reliable und für die Kommunikationsfähigkeit des Patienten relevante Störungsprofile zu erstellen und spontane oder therapeutisch induzierte Veränderungen zu messen (Ziegler et al., 1990, S.13).

3. Darstellung der Ergebnisse

Ich möchte mich im Rahmen dieses Beitrages auf die Darstellung der Ergebnisse meiner Arbeit zur Vokalanalyse beschränken.

Die Vokalqualität wird akustisch durch die Ausprägung in der Formantstruktur bestimmt. Artikulatorisch basiert dies auf der ausgeprägten Hohlraumgestaltung des Ansatzrohres, d.h. die Lage der Formanten der einzelnen Vokale wird beeinflußt durch eine entsprechende hohlraumverändernde Artikulation.

Die akustische Vokalrealisierung ist von einer Reihe paralinguistischer Einflüsse abhängig, d.h. auch bei großer akustischer Variabilität, die u.a. abhängig ist vom Alter und Geschlecht des Sprechers (letzteres ist bei Kindern nicht so entscheidend), der Länge des Ansatzrohres, der Sprechlautstärke (bei Kindern mit CP sehr variabel) usw. ist die phonetische Identität des Vokals aufgrund perzeptiver Normalisierungsprozesse im allgemeinen gewahrt.

Die ersten beiden Formanten unterliegen starken Variationen, da sie von der Mundöffnung und der Zungenstellung abhängig sind. Als Einflußfaktoren sind hier Verengungen im Ansatzrohr, die Lippenrundung und die Kieferwinkelöffnung zu nennen. Je größer der Grad der Engebildung, desto niedriger ist der erste Formant (F1), z.B. bei [i] und [u]. Findet die Verengung nicht in der vorderen Hälfte des Ansatzrohres statt, sondern im pharyngealen Teil, steigt die Frequenz von F1, z.B. beim [a]. Der Einfluß auf den zweiten Formanten (F2) ist umgekehrt, d.h. findet eine Verengung im vorderen Teil des Mundraumes statt, so erhöht sich automatisch F2, d.h. [i] weist den maximalen F2 auf. Bei einer Verengung im hinteren Teil des Mundraumes sinkt F2, z.B. für [u] und [o].

Die verengte Lippenrundung hat zur Folge, daß alle Formanten niedriger werden. Eine Vergrößerung des Kieferwinkels (Abstand zwischen den oberen und unteren Schneidezähnen) ist mit hohen Frequenzwerten bei F1 verbunden ([a]), im Gegensatz dazu [i] mit einem kleinen Kieferwinkel und von daher niedrigem F1. Es ist zu vermuten, daß bei Kindern mit Lähmungen im Mundbereich, z.B. des "Nervus Hypoglossus", die Formantwerte entsprechend betroffen sind.

In meiner Arbeit habe ich 30 cerebralgeschädigte Kinder und 10 normalsprechende Kinder analysiert. Im deutschsprachigen Raum gibt es bisher keine systematische und umfassende Untersuchung zur Vokalentwicklung bei Kindern, die die Formantwerte berücksichtigt. Daher liegen Vergleichswerte für gesunde Kinder nicht vor. Aus diesem Grunde habe ich zunächst einmal Vergleichswerte erwachsener Sprecher mit hinzugezogen (s. Abb. 1). Alle Werte der Kinder lagen daher deutlicher höher als die der erwachsenen Sprecher.

Zunächst einmal wurde der Mittelwert von F1 über jeden Vokal für jedes Krankheitsbild berechnet. Eine multivariate Varianzanalyse zeigte, daß sowohl die Vokale ($p = .00$) als auch über das Krankheitsbild ($p = .00$) die Effekte hochsignifikant sind, aber nicht die Interaktion ($p = .09$), d.h. es gibt z.T. große Unterschiede zwischen den Krankheitsbildern und auch zwischen den Vokalen. Die nicht signifikante Interaktion spiegelt die Tatsache wider, daß die Verzerrungen sich über alle Laute erstrecken und nicht für bestimmte Laute spezifisch sind.

Die geringsten Abweichungen und wenigsten Verzerrungen ergaben sich für den Vokal [a] (800 Hz). Eine Ausnahme macht hier die Ataxie (996 Hz) (s. Abb. 3). Die Ursachen hierfür könnten eine zu weit nach hinten in den pharyngealen Bereich verlagerte Verengung sein. Die Ataxie weist in der Regel immer die schlechtesten Werte auf. Das Charakteristikum der Ataxie, die Fehlkoordination der Sprechbewegungen, scheint sich hier widerzuspiegeln.

Bei den Werten der Athetose (s. Abb. 2) treten große Streuungen auf. Die Werte für [i] und [u] sind extrem erhöht. Das Sprechen bei der Athetose erfolgt immer unter großen Anstrengungen und ist begleitet von starken Kopf- und Körperbewegungen. Ein relatives stabiles Bild zeigt die Spastik (s. Abb. 4).

Ergebnisse der F2-Auswertung

Die Zuordnung der Diagnosegruppen zu den F2-Mittelwerten über die Vokale ist uneinheitlich. Relativ stabil ist die Zuordnung der Gruppe der normalen Kinder. Auffallend ist, daß die Werte für [i] (besonders für Triparese (s. Abb. 5), Spastik, Ataxie und MCP; s. Anhang) in einen sehr niedrigen Bereich fallen. Eine genauere Untersuchung zeigte, daß in den meisten Fällen das [i] in einem dental-alveolaren Kontext stand. In weiteren Untersuchungen müßte das Problem der Koartikulation näher berücksichtigt werden. Weitere mögliche Ursachen könnten aber auch eine Verengung im hinteren Mundhohlraum sein, eine falsche Labilisierung (Tendenz zum [y]) oder ein zu großer Kieferwinkel.

Im nächsten Schritt wurde eine Trennung der Altersgruppen vorgenommen, um eventuelle Entwicklungsschritte bezüglich der Vokalformanten ausmachen zu können. Es zeigten sich zum einen starke Streuungen zwischen den Gruppen und zum anderen ergab die Berechnung der Unterschiede mit Hilfe eines Distanzmaßes, daß die Werte der Erwachsenen für einen Vergleich mit Kindern nicht geeignet sind, da die Abweichungen der normal sprechenden Kinder zu den Referenzwerten der Erwachsenen z.T. größer waren als die Abweichungen der Kinder mit CP. Diese Tatsache macht noch einmal deutlich, wie dringend notwendig die entsprechenden altersgerechten Vergleichsdaten sind.

Aus der Untersuchung lassen sich folgende Schlußfolgerungen ziehen:

- Die Referenzwerte der Erwachsenen haben keine Bedeutung für Vergleiche zwischen Kindern und mit Kindern. Für eine angemessene Diagnose sind dringend alterspezifische Referenzwerte von Kindern notwendig.
- Kinder mit CP unterscheiden sich in der Vokalproduktion von denen der Kontrollgruppe.
- Die differenzierte Beschreibung einzelner CP-Formen zeigt Unterschiede zwischen den einzelnen Krankheitsbildern in der Vokalproduktion.

Um die dritte Aussage zu untermauern, wurden die Distanzmittelwerte der einzelnen Zellen auf signifikante Unterschiede geprüft (multiple range test). Dabei zeigte sich, daß selbst bei den geringen Zellenbesetzungen dieser

Untersuchung (teilweise nur zwei Versuchspersonen pro Krankheitsbild) systematische, d.h. signifikante Unterschiede zwischen:

- normalen und Spastikern bzw. der schlaffen Lähmung,
- MCP-Patienten und Spastikern bzw. schlaffer Lähmung,
- Athetose-Patienten und Spastikern bzw. schlaffer Lähmung,

nachzuweisen sind. Die Unterschiede in der Vokalproduktion zwischen den einzelnen Gruppen machen deutlich, daß eine Zusammenfassung aller Krankheitsformen zu einem Gesamtbild Cerebralparese nicht ratsam wäre.

4. Zusammenfassung

Die Sprache cerebralgeschädigter Kinder ist durch eine Fülle von Störungen und Auffälligkeiten gekennzeichnet. Die Analyse zeigt, daß alle Laute in ihrer Produktion betroffen sind.

Die Analyse der F1-Werte ergab im Vergleich zu der Auswertung der F2-Werte ein eher homogenes Bild, d.h. es gab Gruppen, wie z.B. die Ataxie, die im Vergleich zu den Referenzwerten bei allen Lauten die größten Abweichungen zeigten. Der Vokal [a] ist am wenigsten von den starken Verzerrungen betroffen, was scheinbar darauf zurückzuführen ist, daß bei der Produktion von [a] u.a. ein relativ großer Kieferwinkel vorhanden ist, d.h. die Muskelanspannung relativ gering ist.

Laute wie [i] und [u] bei den Faktoren wie Lippenrundung und Kieferwinkel, also Faktoren, die eine mehr oder weniger starke Muskelanspannung erfordern, sind am meisten betroffen, d.h. zeigen die größten Abweichungen.

Der zweite Formant variiert mit der Artikulationsstelle, d.h. wie und wo die Verengungen im vorderen oder hinteren Teil des Mundraumes stattfinden. Durch die Hypoglossusparese z.B. ist es den Kindern wohl nicht möglich, die hier notwendigen Bewegungen exakt und rechtzeitig auszuführen. Man kann also zusammenfassend sagen, daß die erhöhten Werte und die großen Streuungen eine Folge der begrenzten Zungen- und Lippenbewegungen sind (vgl. u.a. Kent, 1975; Ziegler & v. Cramon, 1983).

Im Vergleich zu gesunden Kindern zeigen die Kinder mit CP eine wesentlich größere Variabilität in der Vokalproduktion, wie die Streuungen zeigen.

Bei der Analyse, bezogen auf das Alter und Krankheitsbild, zeigte sich, daß vor allem bei der Versuchsgruppe der Altersfaktor eine sehr geringe Rolle spielt. Entscheidend sind Krankheitsbild und Schweregrad.

Für weitere Arbeiten in diesem Bereich wäre es dringend erforderlich, auf Vergleichswerte deutschsprachiger Kinder zurückgreifen zu können.

5. Die Relevanz für die Therapie

Die Voraussetzung für eine effektive Therapie ist eine vorangegangene gründliche diagnostische Abklärung der zu behandelnden Störung.

Gerade im Bereich der Therapie dysarthrischer Symptome bewirken akustische Verfahren eine Erhöhung der Objektivität und Reliabilität. Vor allem die Vermittlerposition der akustischen Analyse bewirkt die besondere Relevanz dieses Verfahrens.

Ein Zielkriterium für die Behandlung dysarthrischer Patienten (Kinder und Erwachsener) sollte die Verbesserung der Kommunikationsfähigkeit sein. Andere Verfahren, wie z.B. die Messung isometrischer Zungenkräfte etc., lassen nur indirekte Schlüsse auf die Qualität der Realisierung von Sprachlauten zu. Über die für die Kommunikation relevanten Parameter sagen sie nichts aus.

Bei einer rein perzeptiven Analyse gibt es bisher noch keine geeigneten Verfahren, die die Therapieziele operationalisieren bzw. die relevanten Variablen messen.

Mit Hilfe der akustischen Verfahren, z.B. Messung des Sprechtempos, Formantbestimmung, Präzisierung der Stimme und der Prosodie usw., ist es möglich, ohne wahrnehmungspsychologische Artefakte eine Beurteilung der dysarthrischen Symptome vorzunehmen und darauf aufbauend präzise therapeutische Maßnahmen zu ergreifen.

Ziegler et al. (1990) weisen darauf hin, daß sich die akustischen Verfahren nicht nur auf die Bestimmung von "Therapiezielen und die Kontrolle von spontanen oder therapeutisch induzierten Veränderungen" beschränken, sondern "sich auch auf die Entwicklung der therapeutischen Maßnahmen selbst erstrecken" (S.91). "Viele der vorgestellten Parameter eignen sich zur visuellen Darstellung der Leistung des Patienten in Echtzeit und damit für

Biofeedback-Therapiemaßnahmen." Die Autoren verfolgen in Zusammenarbeit mit dem Institut für Nachrichtentechnik der Universität der Bundeswehr das Ziel, solche Verfahren für die klinische Anwendung zu implementieren.

Literaturverzeichnis

Amorosa, H. (1988): "Die Untersuchung kindlicher Sprechbewegungsstörungen mit Hilfe der akustischen Analyse" - Habilschrift, 1988.

Arentsschild von, O. (1982): "Kindliche Dysarthrien" - in: Biesalski & Frank (ed.): Phoniatrie - Pädaudiologie; Thieme Verlag.

Müller, H.A. (1966): "Spracherziehung bei zerebralgelähmten Kind" - in: Pädiatrie und Pädologie, Bd.2:229-232.

Schulz, P. (1988): "Klassifikationsschemata der infantilen Cerebralparesen" - in: Der Kinderarzt 19Jg., Nr.8.

Seemann (1959): "Sprachstörungen bei Kindern" - VEB Carl Marhold Verlag Halle (Saale).

Ziegler, W. & Cramon von, D. (1983): "Vowel distortion in traumatic dysarthria: A formant study" - in: Phonetica 40: 63-78.

Ziegler, W. & Cramon von, D. (1986): "Spastic dysarthria after aquired brain injury and acoustic study" - in: British Journal of Disorders of Communication 21: 173-184.

Ziegler, W. u.a. (1990): "Akustische Dimensionen dysarthrischer Störungsmerkmale" - Forschungsbericht, GSF, 1990.

Anhang

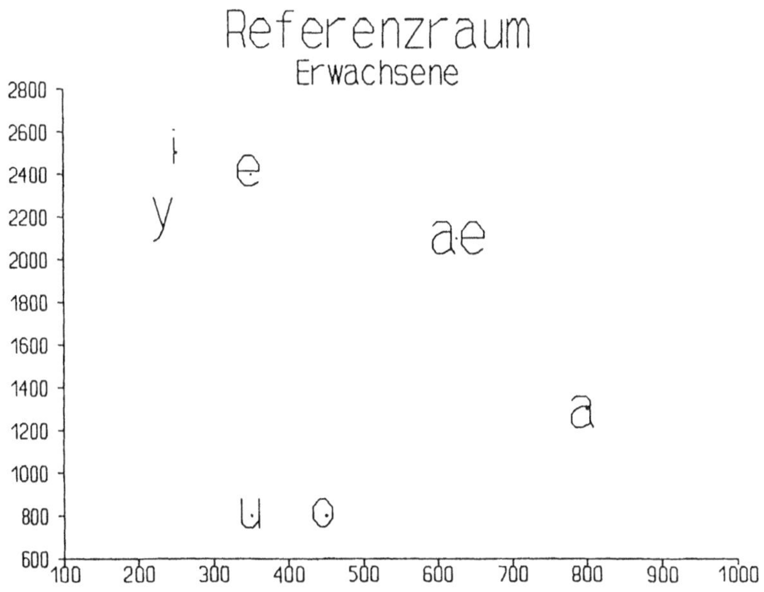

Abb. 1: Referenzraum Erwachsene

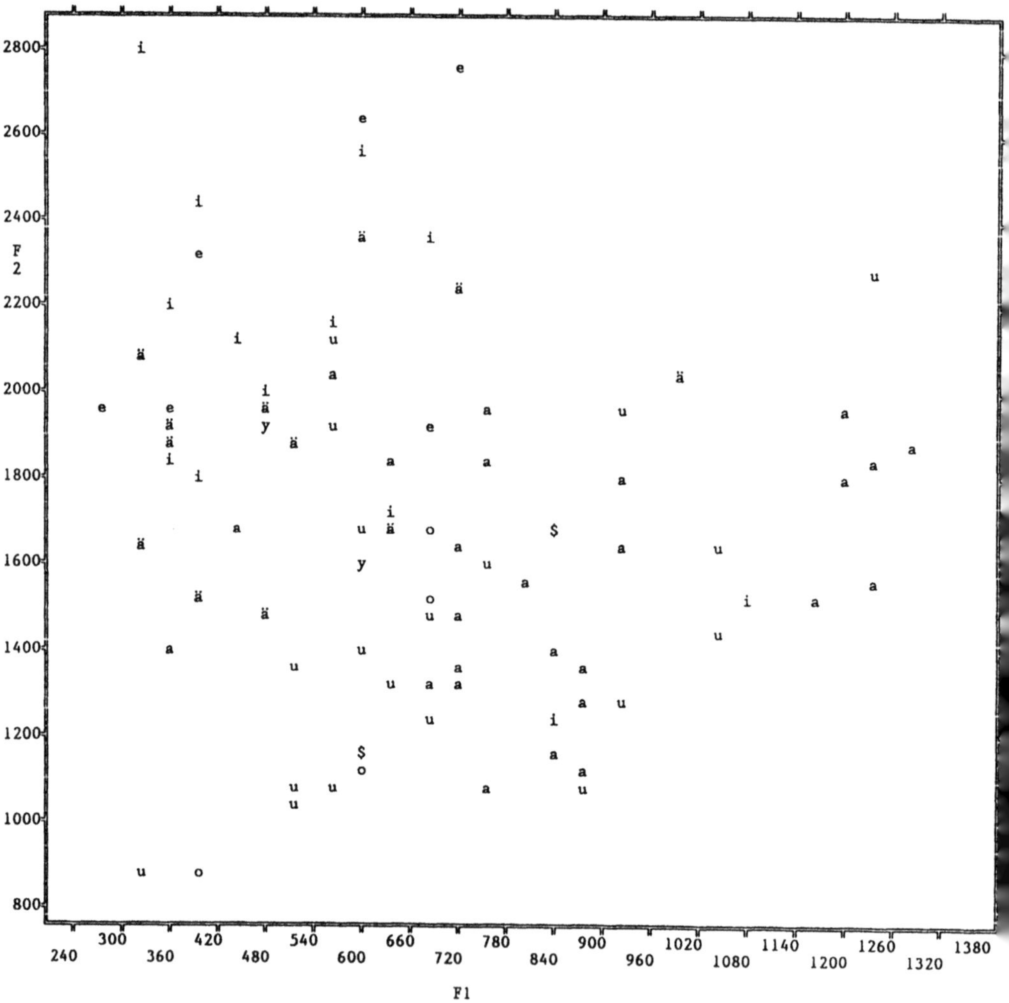

Abb. 2: Formantenraum (F2 über F1) verschiedener Vokale für die Diagnose *Athetose* ($ = mehrere Vokale auf einem Platz)

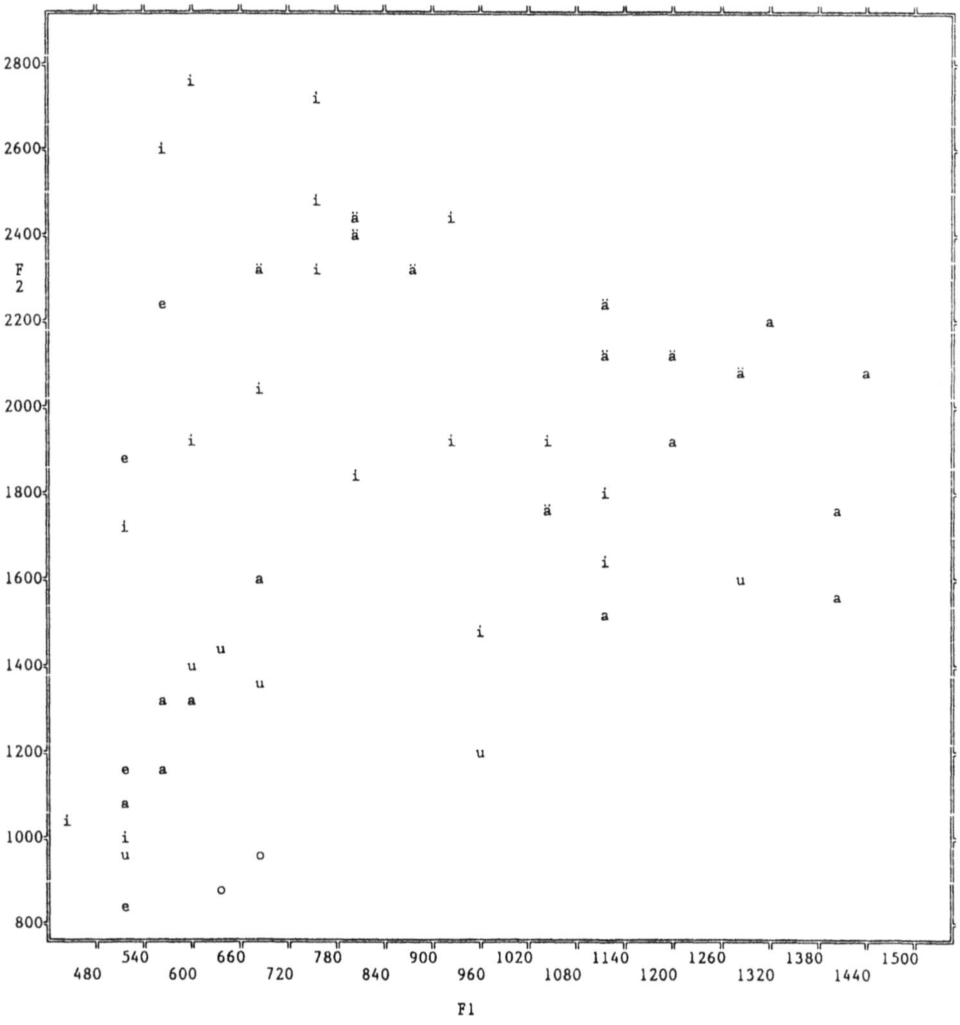

Abb. 3: Formantenraum (F2 über F1) verschiedener Vokale für die Diagnose *Ataxie* ($ = mehrere Vokale auf einem Platz)

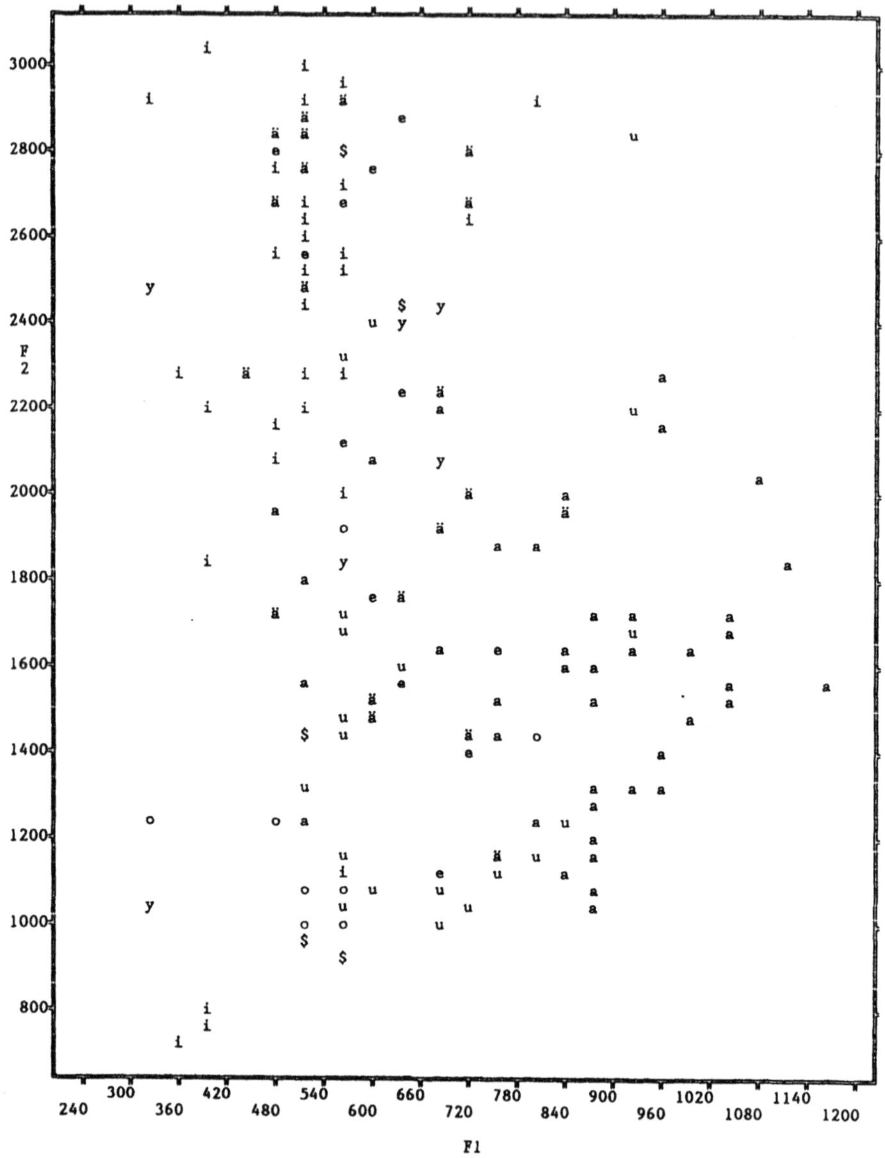

Abb. 4: Formantenraum (F2 über F1) verschiedener Vokale für die Diagnose *Spastik* ($ = mehrere Vokale auf einem Platz)

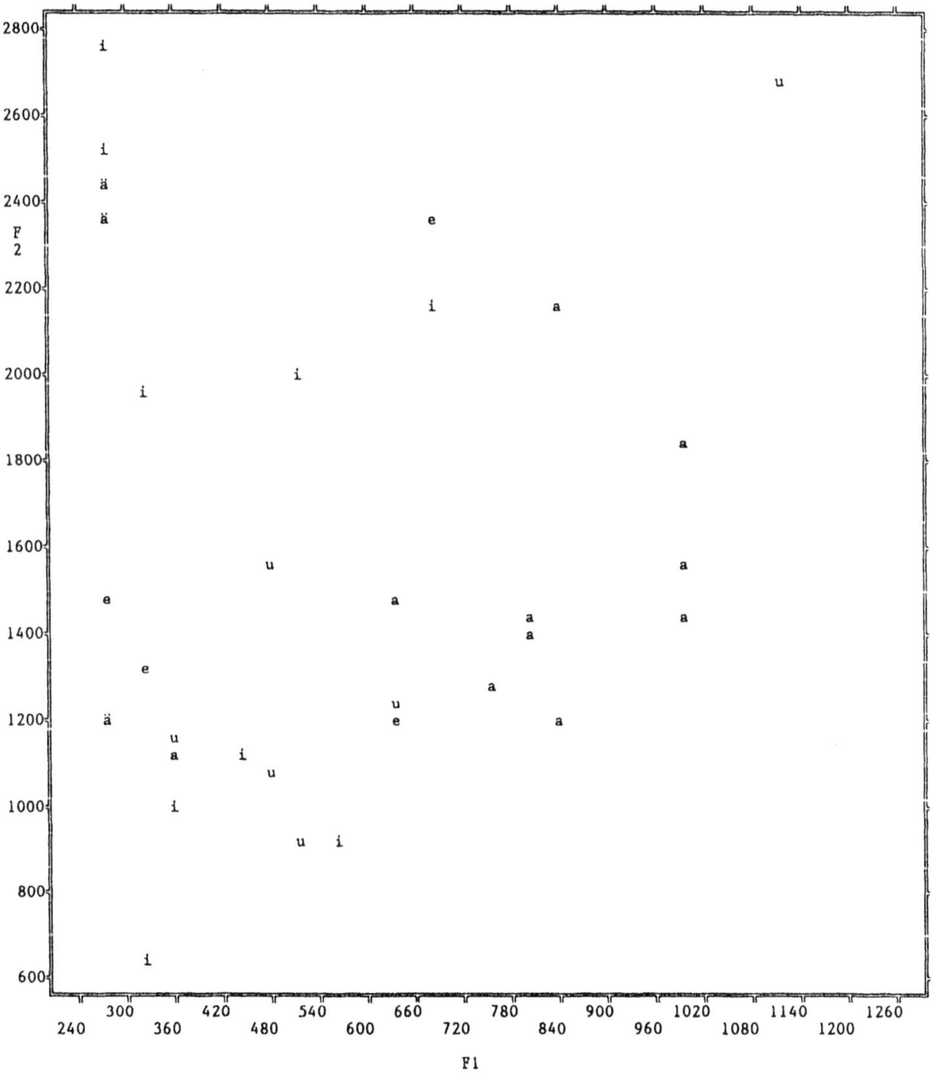

Abb. 5: Formatenraum (F2 über F1) verschiedener Vokale für die Diagnose *Triparese* ($ = mehrere Vokale auf einem Platz)

Teil III

Computereinsatz in Diagnose und Therapie

Erste Erfahrungen mit einem Expertensystem in der Aphasiediagnostik

Wolfram Bettermann

1. Einleitung

Bei psychometrischen Testverfahren, wie z.B. bei dem Aachener Aphasie-Test (AAT) (Huber, Poeck, Weniger & Willmes, 1983), wird eine Syndromzuordnung beeinträchtigt bzw. unmöglich, wenn der Patient neben der Aphasie einen weiteren zentralen Defekt, wie z.B. einen Neglect oder eine Apraxie, hat. Aber auch andere nichtsprachliche periphere Störungen, wie z.B. Seh- und Hörbeeinträchtigungen, führen unter Umständen zu einer Verfälschung des Testergebnisses. Berücksichtigt man die große Zahl der Analphabeten in der alten Bundesrepublik, die Zahlen schwanken zwischen 300.000 bis ca. 1 Million (Hoberg, 1990)[1], so erhöht sich der potentielle Kreis der Patienten, der durch pathologische bzw. prämorbide Defizite unsicher zu diagnostizieren ist.

Mit dem Expertenentwicklungswerkzeug (shell) und Konsultationssystem "Rough", basierend auf der mathematischen "Rough-sets"-Theorie (Pawlak, 1982), besteht die Möglichkeit, die oben genannten Unsicherheitsfaktoren zu umgehen und eine Syndrombestimmung zu erreichen.

1 Die Zahl bezieht sich auf die sogenannten "funktionalen" Analphabeten (nach UNESCO-Definition). Diese sind nicht in der Lage, das Notwendigste zu lesen oder zu schreiben. Diese Menschen können z.B. keinen Zeitungsartikel lesen oder einen Brief schreiben.

Generell soll in einem Expertensystem das komplexe Fachwissen eines oder mehrerer Spezialisten simuliert und bearbeitet werden. Dieses Wissen wird vom Fachmann häufig intuitiv angewandt.

Ein Expertensystem ermöglicht mit einer entsprechend aufgebauten Daten- bzw. Wissensbasis eine regelabgeleitete Aussage, die das intuitive Expertenwissen formalisiert. Die effiziente Darstellung und Auswertung formalisierbaren Wissens in einem eingegrenzten Fachgebiet ist das spezielle Anwendungsgebiet eines solchen Systems. Eines der typischen Einsatzgebiete dieser Systeme ist die Medizin. Für einige Anwendungen erscheinen Expertensysteme auch in der Klinischen Linguistik als sinnvoll.

Mit einem Expertensystemwerkzeug ist es ohne besonderes mathematisches Wissen und große Programmierkenntnisse möglich, eine Wissensbasis zu erheben und zu bearbeiten. Das Expertensystemwerkzeug "Rough" dient als Grundlage für eine Diagnosehilfe, die dem Klinischen Linguisten/Logopäden die Diagnostik aphasischer Störungen (unter oben beschriebenen Bedingungen) erleichtern soll. Mögliche Unsicherheiten in einer Befunderhebung können "umgangen" werden, und neben dem subjektiven Urteil des Therapeuten kann eine Absicherung mit dem Rough-Programm erreicht werden.[2]
Nachfolgend sollen die ersten Erfahrungen mit dem Einsatz des Programms in der Aphasiediagnostik beschrieben werden. Die hier beschriebenen Möglichkeiten des Programms decken seine Fähigkeiten nicht völlig ab. Weitere Einsatzmöglichkeiten werden am Ende dieser Arbeit kurz skizziert und zu einem späteren Zeitpunkt vorgestellt.

Die hier vorgestellten Ergebnisse sind keine endgültigen, da, durch die Software bedingt, die Verarbeitungskapazität noch nicht ausreicht, eine wünschenswerte Anzahl von 350-400 Datensätzen (Aphasieauswertungen) innerhalb der Wissensbasis des Systems zu bearbeiten. Die von uns in der Wis-

2 Das Programm hat in seiner hier beschriebenen Funktion nicht die Aufgabe, standardmäßig den AAT zu ersetzen.
Die Funktionen eines Aphasietests und das Erstellen eines individuellen Leistungsprofils des Patienten kann und soll dieses Programm nicht ersetzen. Es stellt in dieser Version lediglich ein Analyseinstrument - hier speziell für AAT-Auswertungen - dar. Die Syndromklassifikation mit reduzierten Testparametern ist nur für jene Fälle gedacht, in denen andere Tests ihre Schwächen zeigen, nämlich bei der Diagnosebewertung mit unvollständigem oder unsicherem Wissen.

sensbasis verwandte Anzahl von Aphasieauswertungen reicht jedoch für den Betrieb des Systems in der Praxis aus. Lediglich die Anzahl der nicht zu klassifizierenden Aphasien ist höher als erwartet. Dieser Mangel dürfte aber durch den Einsatz einer erweiterten Version in Kürze behoben sein.

Am Evangelischen Johanneskrankenhaus in Bielefeld wird dieses Programm seit Ende 1989 als Diagnosehilfe in der Aphasiediagnostik erprobt.

Ausgehend von der Annahme, daß eine Syndrombestimmung bei aphasischen Patienten immer eine Aussage über die spezifische Symptomkonstellation einschließt und diese Konstellation typisch für das spezielle Störungsbild ist, messen wir der Syndromklassifikation im klinischen Alltag einen hohen Stellenwert zu.

Neben dem Vergleich eines Aphasikers mit anderen aphasischen Patienten und dem Erstellen einer Prognose ist eine Syndromzuordnung - gerade anfangs - für eine Therapieplanung interessant, da die Aufmerksamkeit des Therapeuten auf spezielle Sprachstörungen des Patienten gelenkt werden kann. Auch innerhalb des Kreises derer, die am Rehabilitationsprozeß beteiligt sind, erleichtert sich der Informationsaustausch, wenn eine gesicherte Syndromzuordnung vorliegt.

Da der AAT in den letzten Jahren als psychometrisch konzipierter Test in der Aphasiediagnostik immer mehr an Bedeutung gewonnen hat (vgl. Niemeier-Wind & Rickheit, 1988), wählten wir ihn als Bezugs- und Vergleichsinstrument aus. Diese Basis erleichtert auch eine Reklassifikation unserer Auswertungsergebnisse, da ein Vergleich mit der ALLOC-Klassifizierung möglich wird. Die Definition und Einteilung der Syndromklassen orientiert sich an der Syndromeinteilung, die im AAT (Huber et al., 1983) vorgeschlagen wird.

2. Systembeschreibung

Das Expertensystem Rough basiert auf einer dreiwertigen Logik, die von der mathematischen "Rough sets"-Theorie[3] abgeleitet ist. Das Programm bietet die Möglichkeit, Wissensbasen[4] zu erstellen, zu bearbeiten und zu analysieren. Diese Fähigkeit ermöglicht die transparente Darstellung von Strukturen der ihnen zugrundeliegenden Regeln sowie die Möglichkeit, aufgrund reduzierter Auswahlkriterien Entscheidungen über individuelle Objekte zu treffen.

Für die Praxis bedeutet das, daß die im AAT gegebenen Testparameter reduziert werden können, ohne daß eine Syndromzuordnung beeinträchtigt wird.

Die in der Wissensbasis verborgenen Strukturmuster und Beziehungen wurden von Rough entdeckt und in den Entscheidungsprozeß integriert. Repräsentiert werden die Ergebnisse in der Form von Wenn-dann-Regeln und in einem speziellen Konsultationsmenue.

Die Analyse der Beziehungen zwischen Objekten ist eine der Hauptaufgaben des Programms. Diese möglichen Objekte können unterschiedlicher Natur sein. Voraussetzung ist lediglich die Meßbarkeit und qualitative Bewertung der Daten.

Das Rough-Programm läßt sich nicht mit statistischen Verteilungsverfahren vergleichen. Die Grundannahme in der Roughsets- Theorie ist die zunehmende Erkennbarkeit von Datenmustern mit zunehmender Verringerung des Präzisionsgrades der Objekte. Bei einer zu großen Abnahme des Präzisionsgrades der Daten kann es jedoch zu einem allzu hohen Verlust von Informationen kommen. Ein dem Programm zugrundeliegender Algorithmus bearbeitet die eingegebenen Daten so, daß ein ausreichender Präzisionsgrad, der die Kategorisierung von Objekten ermöglicht, erreicht wird.

Das Programm bietet verschiedene Möglichkeiten, die erstellten Ergebnisse zu analysieren und zu begründen. Die Abhängigkeiten zwischen den einzelnen Kategorien in der Wissensbasis, die die Verwertbarkeit und den Präzisionsgrad der Daten bestimmen sowie die Signifikanz der einzelnen nicht-redundanten gegebenen Attribute und eine Ermittlung der Kernattribute, die in jedem Reduct[5] vorhanden sein müssen, will man eine hundertprozentige Alternative zu allen Testparametern der Grundmenge erreichen,

3 Die mathematischen Grundlagen des Programms sind in den Aufsätzen von Pawlak (1982) sowie von Wong und Ziarko (1988) näher beschrieben. In dieser Arbeit wurde aus Platzgründen auf eine ausführliche Darlegung dieser Theorie verzichtet.

4 Die Wissensbasis im Rough-Programm besteht aus einer Ansammlung von Datensätzen (records) eines bestimmten Bereiches, die in Beziehung zueinander stehen. Hier werden die Informationen über die einzelnen Objekte gespeichert, die später bearbeitet werden können.

ermöglichen eine zusätzliche Transparenz der Struktur der untersuchten Objekte.

Rough ist ein ausbaufähiges Programm, denn im Falle einer falschen oder unzureichenden Entscheidung des Systems, diese beruht in der Regel auf einer unzureichenden Datenbasis (d.h. es sind zu wenig Fälle möglicher Aphasiesyndrome berücksichtigt), kann der Therapeut die falsche bzw. unzureichende Entscheidung analysieren und korrigiert in die Datenbasis des Systems eingeben. Diese Dynamik des Programms ermöglicht eine stetige Verbesserung der Wissensbasis des Systems und eine immer bessere Generierung von Regeln und Entscheidungen.

Technische Voraussetzungen zum Betreiben des Computerprogramms Rough ist ein IBM oder IBM-kompatibler PC, XT oder AT mit 512 KB RAM und einer Festplatte. Rough arbeitet ab DOS-Version 3.0 und höher. Alle Grafikkarten werden unterstützt.

3. Erstellen einer Wissensbasis

Als Datengrundlage zur Erstellung der Wissensbasis des Expertensystems dienten 249 AAT-Auswertungen[6]. Jede einzelne AAT-Auswertung wurde mit der nichtparametrischen Diskriminanzanalyse ALLOC vorgenommen.

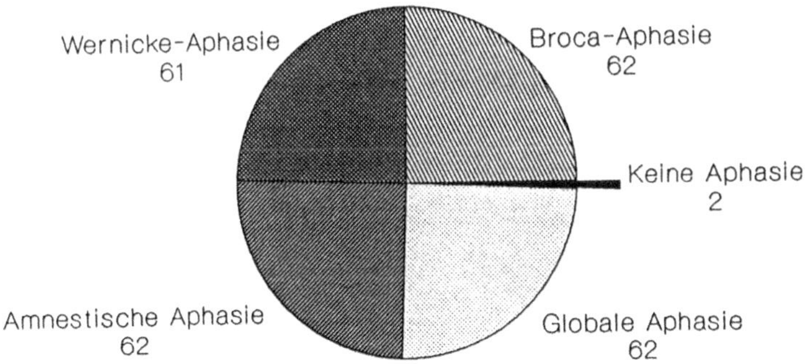

Abb. 1: Anzahl der AAT-Auswertungen (ALLOC)

5 Ein Reduct ist eine minimale nicht redundante Menge von Testparametern (Zustandsattributen), die für eine Entscheidungsfindung notwendig ist.

Hauptsächlich wurden Aphasien in die Datenbasis des Systems aufgenommen, die als eines der vier Hauptsyndrome, Wernicke-Aphasie (61), Broca-Aphasie (62), globale Aphasie (62) und amnestische Aphasie (62) klassifiziert wurden.

Die AAT-Bewertungskriterien der Spontansprache und die restlichen Untertests dienen als Testparameter, die im Expertensystem benutzt werden.

Dieses sind für die Spontansprache die Parameter: Kommunikationsverhalten (KOMM), Artikulation und Prosodie (ART), automatisierte Sprache (AUTOM), semantische Struktur (SEM), phonematische Struktur (PHONEM) und syntaktische Struktur (SYNT).

Die Bewertung ist identisch mit der Klassifikation im AAT (vgl. Huber et al., 1983, S. 25 f.). Weiterhin werden die Untertests Token Test (TT), Nachsprechen (NACH), Schriftsprache (SCHRIFT), Benennen (BEN) und Sprachverständnis (SV) benutzt. Die Bewertungsgrundlagen dieser Testparameter bilden die einzelnen Stanine-Werte, also der jeweilige allgemeinspezifische Störungsgrad, der sich in einer Testauswertung mit dem AAT leicht ermitteln läßt.

Hierbei wurde nur die qualitative Form für eine Bewertung übernommen, also die Einteilung: minimal/keine (MI), leicht (L), mittel (M) und schwer (S).

Diese Vereinfachung der Testparameter TT, NACH, SCHRIFT, BEN und SV bedingt einen Informationsverlust, der eine Syndromzuordnung in den Grenzbereichen zwischen den einzelnen Syndromen erschwert. Dieser Nachteil kann aber durch ein Variieren der in Frage kommenden Testparameter im Konsultationsmenue ausgeglichen werden.

---

6 Wir möchten den Autoren des AAT besonders herzlich für ihre Unterstützung danken. Sie überließen uns die Daten der AAT-Lernstichprobe und ein ALLOC-Auswertungsprogramm. Unsere Wissensbasis wurde hauptsächlich mit Datensätzen aus der AAT-Lernstichprobe erstellt.

Schweregrad		Nachsp.	Schriftsp.
schwer	1	1- 4	1- 3
	2	5- 31	4- 8
	3	32- 74	9- 21
mittel	4	75-101	22- 42
	5	102-122	43- 63
leicht	6	123-135	64- 75
	7	136-143	76- 81
minimal/keine	8	144-147	82- 86
	9	148-150	87- 90

Abb. 2: Allgemeine Schweregradeinteilung der Aphasien (nach: AAT)

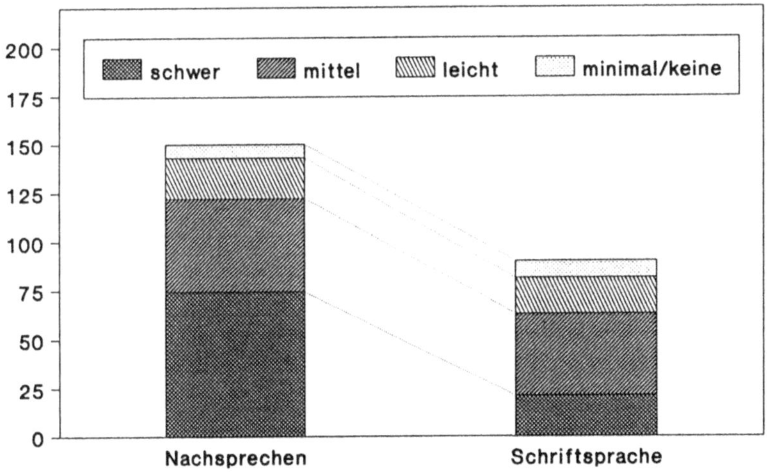

Abb. 3: Schweregradeinteilung Rohpunktwerte

Die Auslese Aphasie/Nicht-Aphasie wird symbolisch durch zwei Datensätze repräsentiert. Diese beiden Datensätze wurden aufgenommen, um bei leichten amnestischen Aphasien bzw. leichten Broca-Aphasien im Konsultationsmenue die Alternative Restaphasisch/keine Aphasie (KEINE APH.) anzubieten.

Ähnlich wie bei einer Tabellenkalkulation können die Daten in die Wissensbasis, deren Struktur vorher definiert wurde, eingegeben werden.

Die eingegebenen Testparameter können in der Wissensbasis in zwei Kategorien gruppiert werden. Diese unterteilen sich in Zustandsattribute und

Entscheidungsattribut, also z.B. als Zustandsattribute KOMM, ART, SEM, SYNT, TT und SV oder als Entscheidungsattribut z. B. DIAGNOSE. Es kann immer nur ein Entscheidungsattribut existieren. Die Anzahl der Zustandsattribute ist dagegen variabel, und diese können unterschiedlich kombiniert werden. Die unterschiedlichen Attributklassen sind die Voraussetzung für eine Analyse der Relationen zwischen den einzelnen Attributklassen mit ihren verschiedenen Attributwerten und dem Entscheidungsattribut. Als Wert des Zustandsattributes gilt die einzelne qualitative Aussage des Testparameters, z.B. Sprachverständnis (SV) = schwer (S) oder Syntax = 5 (keine syntaktischen Störungen). Das Entscheidungsattribut wird in folgende Klassen unterteilt: GLOBALE, AMNESTISCHE, WERNICKE, BROCA und KEINE APH. (für Restaphasie/keine Aphasie).

4. Reduktion der Testparameter

Die 11 Testparameter, die in diesem Programm installiert wurden, können nun in bezug auf das Entscheidungsattribut "Diagnose" reduziert werden, d.h. daß anstatt mit 11 Bewertungskriterien, wie z.B. im AAT, mit 6-8 Parametern eine gesicherte Aussage über das Aphasiesyndrom gemacht werden kann. Diese Reduktion auf die bedeutenden Bestimmungsattribute der Wissensbasis ist eine der wichtigen Leistungen, die das Rough-Programm ermöglicht. Jeder Reduct ist eine vollwertige Alternative zur Grundmenge der 11 Testparameter. Die redundanten Anteile der Datenbasis werden von dem Programm erkannt und eliminiert. Es wird eine minimale Untermenge von Zustandssattributen erstellt, die eine gleiche Aussage wie die Grundmenge erlauben. In der Version Rough 2.21 können zur Zeit mit der oben beschriebenen Wissensbasis 48 Reducts produziert werden. Nachfolgend wird eine Tabelle mit den möglichen 48 Reducts der Grundmenge (11 Testparameter) aufgelistet.

Reduktion der Bewertungskriterien: KOMM, ART, AUTOM, SEM, PHONEM, SYNT, TT, NACH, SCHRIFT, BEN, SV

Reduct:

1	SEM SYNT TT SCHRIFT BEN SV
2	AUTOM SYNT TT NACH BEN SV

3	ART SYNT TT NACH SCHRIFT BEN SV
4	KOMM ART SEM PHONEM NACH SCHRIFT SV
5	KOMM ART AUTOM PHONEM NACH SCHRIFT BEN SV
6	SEM PHONEM SYNT NACH SCHRIFT BEN SV
7	KOMM AUTOM PHONEM SYNT SCHRIFT BEN SV
8	KOMM ART SYNT SCHRIFT BEN SV
9	ART SEM SYNT SCHRIFT BEN SV
10	KOMM AUTOM SEM SYNT BEN SV
11	AUTOM SEM PHONEM SYNT SCHRIFT BEN SV
12	ART PHONEM SYNT TT NACH SV
13	ART SEM SYNT NACH BEN SV
14	KOMM ART AUTOM PHONEM TT NACH BEN SV
15	AUTOM SEM PHONEM SYNT NACH BEN SV
16	KOMM AUTOM PHONEM SYNT NACH BEN SV
17	KOMM ART AUTOM SYNT BEN SV
18	KOMM ART AUTOM SEM PHONEM NACH BEN SV
19	AUTOM SEM SYNT TT BEN SV
20	ART SEM PHONEM SYNT BEN SV
21	ART AUTOM SYNT TT BEN SV
22	KOMM AUTOM PHONEM SYNT TT BEN SV
23	KOMM ART PHONEM SYNT TT BEN SV
24	SEM PHONEM SYNT TT NACH SCHRIFT SV
25	AUTOM SYNT TT NACH SCHRIFT SV
26	KOMM SEM SYNT TT SCHRIFT SV
27	ART AUTOM SEM SYNT SCHRIFT SV
28	KOMM ART SEM SYNT SCHRIFT SV
29	KOMM ART AUTOM SYNT SCHRIFT SV
30	AUTOM PHONEM SYNT TT SCHRIFT SV
31	KOMM ART PHONEM SYNT TT SCHRIFT SV
32	AUTOM SEM PHONEM SYNT TT NACH SV
33	ART AUTOM SYNT TT NACH SV
34	KOMM ART SEM SYNT NACH SV
35	ART SEM PHONEM SYNT NACH SV
36	KOMM ART AUTOM SYNT NACH SV
37	AUTOM SEM SYNT TT NACH SCHRIFT BEN
38	ART SEM SYNT TT SCHRIFT BEN

39	ART AUTOM SYNT TT NACH BEN
40	KOMM AUTOM PHONEM SYNT TT NACH SCHRIFT BEN
41	AUTOM SEM PHONEM SYNT NACH SCHRIFT BEN
42	KOMM ART SEM PHONEM SYNT SCHRIFT BEN
43	KOMM ART AUTOM PHONEM SYNT SCHRIFT BEN
44	KOMM ART AUTOM SYNT TT SCHRIFT BEN
45	ART AUTOM SEM PHONEM SYNT SCHRIFT BEN
46	ART SEM PHONEM SYNT TT NACH BEN
47	ART AUTOM SEM PHONEM SYNT NACH BEN
48	KOMM ART AUTOM PHONEM SYNT NACH BEN

Im Reduct 39 werden nur noch die Parameter ART, AUTOM, SYNT, TT, NACH und BEN aufgeführt, mit denen eine hundertprozentige Syndromzuordnung möglich ist. Alle schriftsprachlichen Elemente wie Schriftsprache und Lesesinnverständnis fallen weg. Diese Kombination von Testparametern eignet sich z. B. für rechtshändige Patienten mit einer Hemiparese (rechts), da beim Untertest Schriftsprache (besonders Schreiben nach Diktat) u. U. keine Daten erhoben werden können. Eine Anwendung wäre auch bei einem Analphabeten denkbar. Wird eine Beurteilung der sprachlichen Äußerungen durch eine schwere Dysarthrie oder Sprechapraxie erschwert, könnten beeinträchtigte Parameter z.B. Nachsprechen oder die Beurteilung der phonematischen Struktur durch den Reduct 1: (SEM SYNT TT SCHRIFT BEN SV) oder den Reduct 26: (KOMM SEM SYNT TT SCHRIFT SV) ausgelassen werden.

5. Regelgenerierung

Die von dem Programm generierten Regeln charakterisieren den Abhängigkeitsgrad zwischen den Zustandsattributen und dem Entscheidungsattribut. Die erstellten Regeln beeinhalten die Grundlagen für die unten vorgestellte Konsultationsfunktion des Systems und eine Strukturrepräsentation der Wissensbasis. Die Qualität der einzelnen Regeln wird bestimmt durch die Anzahl der Datensätze, die die jeweils erstellte Regel bestätigen bzw. mit ihr übereinstimmen. Je höher diese Bestätigung ist, desto fundierter ist die Aussage dieser Regel. Eine Regel, die nur durch einen oder wenige Datensätze unterstützt wird, ist nur mit einer großen Unsicherheit zu verwenden.

Beispiel/Auszug:
Regelgeneration für den Reduct 1: SEM SYNT TT SCHRIFT BEN SV

SEM	SYNT	TT	SCHRIFT	BEN	SV	/ DIAGNOSE
3	3			M		/ WERNICKE 19 von 61
2	3					/ WERNICKE 24 von 61
	3				S	/ WERNICKE 15 von 61
	3				M	/ WERNICKE 31 von 61

Auf der Basis von Wenn-dann-Abhängigkeiten sind die generierten Regeln zu interpretieren. Durch einen speziellen Operator werden die verschiedenen Attribute bzw. Testparameter mit der speziellen Entscheidung verbunden. Die in der Tabelle aufgeführten Attribute und deren Werte bilden die unverzichtbaren Elemente einer generierten Regel. Es gilt folgende Lesart: Wenn SEM = 3 und SYNT = 3 und BEN = M oder SEM = 2 und SYNT = 3 und SV = S, dann ist die Diagnose WERNICKE. Die "blanken" Attribute können mit unterschiedlichen Werten gefüllt werden. Sie beeinflussen die Syndromentscheidung nicht.

Huber, Poeck und Weniger (1989, S. 135) stellen eine stark vereinfachte Merkmalsliste verschieden kombinierter Grundparameter mit einer qualitativen Bewertung der Aphasiesymptome auf. Diese werden den verschiedenen Syndromkategorien zugeordnet.

Auch bei der Rough-Regelerstellung werden bestimmte Parameter (Zustandsattribute) zur Syndrombestimmung bevorzugt.

Für die Globale Aphasie sind dies die Parameter: schwere Störungen der Syntax und schwere Störungen der Schriftsprache sowie mittlere bis schwere Störungen der Benennleistung.

Die Wernicke-Aphasie weist eine mittlere Störung[7] der Syntax (3) und eine mittlere bis schwere Störung des Sprachverständnisses auf.

Die Broca-Aphasie wird durch eine mittel bis leicht gestörte Syntax und ein mittel bis schwer gestörtes Nachsprechen gekennzeichnet. Alternativ wird

7 Huber et. al. (1983, S. 20) differenzieren den Schweregrad der Äußerungen innerhalb der syntaktischen Struktur nach der Beeinträchtigung der syntaktischen Komplexität. Eine agrammatische Syntax wird als schwere Störung interpretiert. Eine paragrammatische Störung wird als leichtere Störung eingestuft.

der Parameter Schriftsprache mit einer mittel bis leichten Störung aufgeführt. Linguistische Parameter, wie z.B eine leichte Störung der Syntax und eine mittlere bis leichte Beeinträchtigung der phonematischen Struktur, häufig mit leichten Beeinträchtigungen im Token-Test verbunden, charakterisieren die amnestische Aphasie.

Diese grobe Einteilung reicht natürlich nicht für eine ausreichend belegbare Syndromklassifikation aus, sie gibt aber Hinweise auf möglichst abzutestende Leistungen bzw. Testparameter.

7. Konsultation des Systems

Die auf der Grundlage der Wissensbasis generierten Regeln bilden die Voraussetzung der Konsultationsfunktion des Systems. Die vorab definierten Testparameter (Zustandsattribute) werden in die Konsultationsfunktion übernommen; sie erscheinen automatisch in einem entsprechenden Fenster und können vom Anwender mit den ihm zur Verfügung stehenden neuen Testwerten belegt werden.

Das System präsentiert dem Anwender umgehend die Syndromklassifikation sowie mögliche Syndromalternativen. Weiterhin wird die Anzahl der Datensätze, welche das Ergebnis motivieren, angezeigt.

Der Einsatz des Rough-Programms in der Praxis kann durch nachstehendes Beispiel verdeutlicht werden. Der Patient P.W. hatte Anfang Oktober 1989 einen linkshemissphärischen Insult. Neben einer Aphasie konnte noch eine buccofaciale Apraxie, eine Hemiparese rechts und eine Hemianopsie rechts diagnostiziert werden.

Im Rahmen der sprachtherapeutischen Behandlung wurde der AAT durchgeführt. Es ergab sich folgendes Profil:

Spontansprache:

KOM	ART	AUTOM	SEM	PHONEM	SYNT
2	5	4	3	2	3

Untertests:

TT	NACH	SCHRIFT	BEN	SV
21	73	23	56	92

Die ALLOC-Auswertung ergab eine hundertprozentige Wernicke-Aphasie. Die Beurteilung der phonematischen Struktur erwies sich anfänglich als schwierig, da eine genaue Differenzierung zwischen sprachsystematischen und apraktischen Lautentstellungen nicht möglich war. Die Analyse der Schriftsprache (Schreiben nach Diktat) wurde erschwert durch die Hemiparese rechts. Ein Schreiben mit der linken Hand lehnte der Patient zum Testzeitpunkt ab. Die Testergebnisse wurden mit dem Rough-Programm überprüft, und eine Absicherung der AAT-Syndromzuordnung konnte erreicht werden.

Um Unsicherheiten zu beseitigen, wurden die phonematische Struktur und die Schriftsprache in der Rough-Auswertung nicht berücksichtigt. Es wurden der

Reduct 2: AUTOM SYNT TT NACH BEN SV und der
Reduct 10: KOMM AUTOM SEM SYNT BEN SV ausgewählt.

- Reduct 2:

AUTOM	SYNT	TT	NACH	BEN	SV
4	3	L	S	M	L

Bei dem Einsatz dieser Parameterkombination erstellt das System zwei Regeln, die eine Syndromzuordnung Wernicke-Aphasie absichern.

Die unsichere Regel 1 begründet sich auf 1 von 61 Datensätzen. Die zweite Regel wird durch 2 von 62 Datensätzen fundiert.

Reduct 2, Regel 1: *Automatisierte Sprache*: einige sprachliche Stereotypien und/oder leichte Echolalie + *Syntaktische Struktur:* lange komplexe Sätze mit vielen Satzverschränkungen bzw.Verdoppelungen von Satzteilen und/oder mit sehr vielen Satzabbrüchen und/oder mit vielen falschen Flexionsformen bzw. Funktionswörtern + TT: leichte Beeinträchtigungen.

Reduct 2, Regel 2: *Syntaktische Struktur:* lange komplexe Sätze mit vielen Satzverschränkungen bzw.Verdoppelungen von Satzteilen und/oder mit sehr vielen Satzabbrüchen und/oder mit vielen falschen Flexionsformen bzw. Funktionswörtern + *TT:* leichte Beinträchtigungen + *Benennen* mittel gestört.

- Reduct 10:

KOMM	AUTOM	SEM	SYNT	BEN	SV
2	4	3	3	M	L

Bei dieser Auswertung motivieren 19 von 61 Datensätzen die Entscheidungsregel, die eine Syndromzuordnung Wernicke-Aphasie begründet. Diese Regel ist sehr sicher, da eine hohe Übereinstimmung zwischen den Datensätzen in der Wissensbasis und der vom Programm generierten Regel gewährleistet ist.

Reduct 10, Regel 1: *Semantische Struktur:* viele semantische Paraphasien und/oder viele inhaltsleere Redefloskeln und/oder sehr starke Wortfindungsstörungen + *Syntaktische Struktur:* lange komplexe Sätze mit vielen Satzverschränkungen bzw.Verdoppelungen von Satzteilen und/oder mit sehr vielen Satzabbrüchen und/oder mit vielen falschen Flexionsformen bzw. Funktionswörtern + *Benennen* mittel gestört.
Der nachfolgende Reduct wird nur zu Demonstrationszwecken aufgeführt, um die Variationsmöglichkeiten des Programms zu verdeutlichen. Hier fehlen die Parameter AUTOM, SYNT, TT und BEN.

- Reduct 4:

KOMM	ART	SEM	PHONEM	NACH	SCHRIFT	SV
2	5	3	2	S	M	L

Mit zwei Regeln (2 von 61 und 7 von 61) wird die Diagnose Wernicke-Aphasie begründet.

Reduct 4, Regel 1: *Artikulation/Prosodie:* keine Störung der Artikulation und der Prosodie + *Semantische Struktur:* viele semantische Paraphasien und/

oder viele inhaltsleere Redefloskeln und/oder sehr starke Wortfindungsstörungen + *Nachsprechen* : schwer gestört.

Reduct 4, Regel 2: *Kommunikationverhalten*: Der Patient kann sich über fast alle Alltagsprobleme mit nur geringer Unterstützung unterhalten, und das Gespräch ist erschwert wegen deutlicher sprachlicher Beeinträchtigungen + *Artikulation/Prosodie:* keine Störung der Artikulation und der Prosodie + *Schriftsprache* : leicht beeinträchtigt.

8. Zusammenfassung und Schlußbemerkungen

Die hier vorgestellte Einsatzmöglichkeit eines Expertensystems zeigt eine wertvolle Hilfe in der Aphasiediagnostik auf. Speziell wurden die Einsatzmöglichkeiten des Computerprogramms Rough bei der Bestimmung der vier aphasischen Hauptsyndrome mit unsicherem Wissen in der Befunderhebung dargestellt.

Im Falle einer unsicheren Befunderhebung bei psychometrischen Testverfahren (hier AAT) kann mit reduzierten Testparametern eine Syndromzuordnung erfolgen[8]. Mit diesem Programm kann ein Defizit bei der Auswertung psychometrischer Tests behoben werden. Das System ist einfach in der Anwendung, und die Auswertungsdauer ist relativ gering.

Durch das Eliminieren der redundanten Anteile der Datenbasis kann das Programm interessante Hinweise auf die Struktur aphasischer Syndrome liefern. Diese Analyse der Struktur gewährt möglicherweise wichtige Informationen, die bei einer zukünftigen Aphasietestentwicklung berücksichtigt werden müßten. Eine flexible Gruppierung der einzelnen Testparameter in bestimmende Parameter einerseits und entscheidende Parameter andererseits ermöglicht die Darstellung verschiedenster Abhängigkeiten und Strukturmuster der gegebenen Testparameter untereinander. So wäre es z.B. denkbar, verschiedene Parameter in Relation zu dem Parameter *Kommuni-*

8 Da die Daten für dieses Programm auf dem AAT basieren, treffen natürlich auch wichtige Einschränkungen dieses Verfahrens auf unsere Entwicklung zu. Die Klassifikation von Akutpatienten sowie die Syndromzuordnungen bei Patienten mit nicht vaskulär bedingten Hirnschädigungen ist nicht ratsam.

kationsverhalten zu setzen. Eine solche Auswertung könnte zu einer besseren Übersicht über die am kommunikativen Verhalten beteiligten sprachlichen Parameter führen.

Bei dem Einsatz kurzer Screening-Verfahren eignet sich das Programm zur Absicherung des subjektiven Urteils des Diagnostikers. Der Unterschied bei der Bewertung des Schweregrades der Testparameter zwischen den persönlichen Einschätzungen des Untersuchers und der Zuordnung zu den qualitativen Bewertungen der Testparameter im Programm dürfte nicht allzu stark differieren. Die Simulation aphasischer Syndrome und damit verbundene Rückschlüsse ergänzen den Einsatzbereich und die Anwendungsmöglichkeiten des Programms. Die bisherigen Erfahrungen mit dem Rough-Programm ermutigen zu einer Weiterarbeit mit diesem System. Eine empirische Absicherung[9] der Ergebnisse des Programms erfolgt mit einer weiter entwickelten Version.

Die oben erwähnten Einschränkungen dürften in einer neueren Version entfallen, und weitere Differenzierungen (Restaphasie/keine Aphasie, aphasische Sonderformen) wären dann möglich.

Anhang

Auswahl der generierten Regeln für die vier Hauptsyndrome auf der Grundlage von 249 Datensätzen und 11 Testparametern. Die hier aufgeführten Regeln stellen nur einen Teil der generierten Aussagen dar. Es werden hier lediglich die gut fundierten Regeln aufgezeigt. Die Kommentierung erfolgt nach der AAT-Auswertung für die Spontansprache und der qualitativen Aussage der Stanine-Norm.

Globale Aphasie:

Semantische Struktur: nahezu nur sinnlose flüssige bzw. nichtflüssige Aneinanderreihung von Wörtern, Redefloskeln und sprachl. Stereotypien + *Syntaktische Struktur:* meist Ein- und Zweiwortsätze und nahezu keine Flexionsformen bzw. Funktionswörter (5/62).

9 Bei der hier beschriebenen Version konnte zwischen AAT- und Rough-Auswertungen eine Übereinstimmung von ca. 90% erreicht werden. Die Ursache der Ungenauigkeiten kann auf die geringe Menge der Datensätze in der Wissensbasis zurückgeführt werden.

Syntaktische Struktur: meist Ein- und Zweiwortsätze und nahezu keine Flexionsformen bzw. Funktionswörter + SCHRIFT = schwer + BEN = schwer (9/62).

Syntaktische Struktur: keine Äußerung oder nicht beurteilbar wegen recurring utterances, Sprachautomatismen, sehr starker Dysarthrie, phonematischer Neologismen + SCHRIFT = schwer (43/62).

Syntaktische Struktur: kurze einfache Sätze mit häufigem Fehlen von Satzteilen und mit häufigen Fehlen von Flexionsformen bzw. Funktionswörtern + BEN = schwer (4/62).

Wernicke - Aphasie:

Artikulation/Prosodie: keine Störung der Artikulation und der Prosodie + *Syntaktische Struktur:* lange komplexe Sätze mit vielen Satzverschränkungen bzw. Verdoppelungen von Satzteilen und/oder mit sehr vielen Satzabbrüchen und/oder mit vielen falschen Flexionsformen bzw. Funktionswörtern + NACH = mittel (22/61).

Semantische Struktur: sehr viele semantische Paraphasien und/oder semant. Neologismen und/oder sehr viele inhaltsleere, oft kommunikativ nicht adäquate Redefloskeln + *Syntaktische Struktur:* lange komplexe Sätze mit vielen Satzverschränkungen bzw. Verdoppelungen von Satzteilen und/oder mit sehr vielen Satzabbrüchen und/oder mit vielen falschen Funktionsformen bzw. Flexionswörtern (24/61).

Syntaktische Struktur: lange komplexe Sätze mit vielen Satzverschränkungen bzw. Verdoppelungen von Satzteilen und/oder mit sehr vielen Satzabbrüchen und/oder mit vielen falschen Flexionsformen bzw. Funktionswörtern + SV = schwer (15/61).

Syntaktische Struktur: lange komplexe Sätze mit vielen Satzverschränkungen bzw. Verdoppelungen von Satzteilen und/oder mit sehr vielen Satzabbrüchen und/oder mit vielen falschen Flexionsformen bzw. Funktionswörtern + SV = mittel (31/61).

Broca - Aphasie:

Kommunikationverhalten: Kommunikation erfolgt nur durch unvollständige bzw. meist unverständliche Äußerungen und *Semantische Struktur:* viele semantische Paraphasien und/oder viele inhaltsleere Redefloskeln und/oder sehr starke Wortfindungsstörungen + NACH = mittel + SV = mittel (6/62).

Semantische Struktur: wenige semantische Paraphasien und/oder starke Wortfindungsstörungen und/oder einige inhaltsleere Redefloskeln + NACH = mittel + SV = leicht (11/62).

Syntaktische Struktur: kurze einfache Sätze mit häufigem Fehlen von Satzteilen und mit häufigem Fehlen von Flexionsformen bzw. Funktionswörtern + SCHRIFT = leicht (19/62).

Syntaktische Struktur: kurze einfache Sätze mit häufigem Fehlen von Satzteilen und mit häufigem Fehlen von Flexionsformen bzw. Funktionswörtern + NACH = mittel + SCHRIFT = mittel (18/62).

Semantische Struktur: viele semantische Paraphasien und/oder viele inhaltsleere Redefloskeln und/oder sehr starke Wortfindungsstörungen + *Syntaktische Struktur:* kurze einfache Sätze mit häufigem Fehlen von Satzteilen und mit häufigem Fehlen von Flexionsformen bzw. Funktionswörtern + SCHRIFT = mittel (16/62).

Semantische Struktur: viele semantische Paraphasien und/oder viele inhaltsleere Redefloskeln und/oder sehr starke Wortfindungsstörungen + *Syntaktische Struktur:* meist Ein- und Zweiwortsätze und nahezu keine Flexionsformen bzw. Funktionswörter + SCHRIFT = mittel (11/62).

Amnestische Aphasie:

Phonematische Struktur: einige phonematische Paraphasien und/oder phonematische Unsicherheiten + *Syntaktische Struktur:* einige falsche Flexionsformen bzw. Funktionswörter und/oder einige Satzverschränkungen bzw. Verdoppelungen von Satzteilen und/oder viele Satzabbrüche bzw. fragmentarische Sätze + TT = mittel (5/62).

Phonematische Struktur: einige phonematische Paraphasien und/oder phonematische Unsicherheiten + *Syntaktische Struktur:* einige falsche Flexionsformen bzw. Funktionswörter und/oder einige Satzverschränkungen bzw. Verdoppelungen von Satzteilen und/oder viele Satzabbrüche bzw. fragmentarische Sätze + TT = leicht (15/62).

Phonematische Struktur: einige phonematische Paraphasien und/oder phonematische Unsicherheiten + *Syntaktische Struktur:* einige falsche Flexionsformen bzw. Funktionswörter und/oder einige Satzverschränkungen bzw. Verdoppelungen von Satzteilen und/oder viele Satzabbrüche bzw. fragmentarische Sätze + SCHRIFT = mittel (7/62).

Phonematische Struktur: einige phonematische Paraphasien und/oder phonematische Unsicherheiten + *Syntaktische Struktur:* lange komplexe Sätze mit vielen Satzverschränkungen bzw. Verdoppelungen von Satzteilen und/oder mit sehr vielen Satzabbrüchen und/oder mit vielen falschen Funktionsformen bzw. Funktionswörtern (5/62).

Semantische Struktur: wenige semantische Paraphasien und/oder starke Wortfindungsstörungen und/oder einige inhaltsleere Redefloskeln + *Phonematische Struktur:* keine phonematischen Störungen + *Syntaktische Struktur:* einige falsche Flexionsformen bzw. Funktionswörter und/oder einige Satzverschränkungen bzw. Verdoppelungen von Satzteilen und/oder viele Satzabbrüche bzw. fragmentarische Sätze (10/62).

Semantische Struktur: wenige semantische Paraphasien und/oder starke Wortfindungsstörungen und/oder einige inhaltsleere Redefloskeln + *Phonematische Struktur:* einige phonematische Paraphasien und/oder phonematische Unsicherheiten + *Syntaktische Struktur:* einige falsche Flexionsformen bzw. Funktionswörter und/oder einige Satzverschränkungen bzw. Verdoppelungen von Satzteilen und/oder viele Satzabbrüche bzw. fragmentarische Sätze (24/62).

Literatur

Hillert, D. (1990). *Sprachprozesse und Wissensstrukturen*. Opladen: Westdeutscher Verlag.

Hofmann, E. (1987). Der Aachener Aphasie-Test als therapierelevantes Abklärungsverfahren? Ein Beitrag zu seiner kritischen Anwendung. *Neurolinguistik*. 1, 27-41.

Hoberg, R. (1990). Sprachverfall? Wie steht es mit den sprachlichen Fähigkeiten der Deutschen. *Muttersprache. Zeitschrift zur Pflege und Erforschung der deutschen Sprache*. 100, 233-243.

Huber, W., Poeck, K., Weninger, D. & Willmes, K. (1983). *Aachener Aphasie Test (AAT): Handanweisung*. Göttingen: Hogrefe.

Huber, W., Poeck, K. & Weninger, D. (1989). Aphasie. In: K. Poeck (Hrsg.) *Klinische Neuropsychologie*. 2. Aufl., Stuttgart, New York: Thieme, 89-137.

Niemeier-Wind, K. & Rickheit, G. (1988). Zur Aphasiediagnostik in der klinischen Praxis-Ergebnisse einer schriftlichen Befragung. *Rehabilitation*. 27, 91-96.

Pawlak, Z. (1982). Roughsets. *International Journal of Computer and Information Sciences*. 11, 341-356.

Pawlak, Z., Slowinski, R. & Slowinski, Z. (1986). Rough classification of patients after highly selective vagotomy for duodental ulcer. *International Journal of Man-Machine Studies*. 24, 413-433.

Pawlak, Z., Wong, S.M.K. & Ziarko, W. (1988). Roughsets: Probabilistic versus deterministic approach. *International Journal of Man-Machine Studies*. 29, 81-95.

Puppe, F. (1988). *Einführung in Expertensysteme*. Berlin, Heidelberg, New York, London, Paris, Tokyo: Springer.

Computersoftware:

Voytech Systems Inc., (1989): Rough-Knowledge Acquisition and Analysis System. PC DOS Version 2.21, Voytech Systems Inc., 3034 Moffat Bay, Regina, SK, S4V-2B5, Canada.

W E G E : " infotainment " und Klinische Linguistik. Computer in der Sprachtherapie

*Volkbert M. Roth**

1. Einleitung

In diesem Beitrag werden Grundzüge eines Programms für PCs mit dem Betriebssystem DOS dargestellt, das bei Aphasie (und darüber hinaus) eingesetzt werden kann. Die Ausstattung mit Mikrophon und Scanner erlaubt eine individuell abgestimmte Zusammenstellung von Bild und (Sprach-)Ton. Es lassen sich sprachhandlungsbezogene und sprachsystematische WEGE-Spiele erstellen. Ein WEGE-Bildschirm enthält 9 frei belegbare Fenster und in der Mitte das bewegliche ICH, das jeweils einen Weg (zum "passenden" Fenster) zurücklegen soll.

Die Programmfamilie W E G E entstand im Rahmen eines Forschungsprojekts der Universität Konstanz in der Zeit von 1988 bis 1991. WEGE ist nach dieser relativ kurzen Entwicklungszeit nun in einem Zustand, der den klinischen Einsatz (insbesondere in Verbindung mit einer Selbsthilfegruppe, die

* Ich bedanke mich bei Dietmar Messmer und Paul W. Schönle für handfeste Hilfe und Anregungen. Diesem Text liegt ein gemeinsamer Vortrag auf der Jahrestagung der Deutschen Gesellschaft für Neurologie 1991 in Erlangen zugrunde. Greg Dogil und Peter Clarenbach gaben mir die Gelegenheit einer life-Demonstration von WEGE in der Abteilung Neurologie des Ev. Johannes-Krankenhauses in Bielefeld, deren WEGE-Beispiele der Text umreißt. Siehe auch: WEGE-Demonstration in Bielefeld, in: Roth 1992 (Grafik).

von Studierenden betreut wird) ermöglicht. Die Arbeitsgruppe Patholinguistik an der Universität Graz hat ein orginelles WEGE-Derivat, das österreichische Programm AUSWEGE erstellt. Hier wird automatisch ein Protokoll über die jeweils letzte Anwendung des Programms erstellt (Gadler & Zehrer, 1992).

WEGE unterstützt die aktuelle Therapiekonzeption eines integrierenden Ansatzes (Pulvermüller & Roth, 1992; Roth, 1990; Stachowiak, 1989). PC-Training soll in die Begegnung von Menschen beim Rehabilitationsprozeß integriert sein (Roth & Schönle, 1992). Handlungstraining und Sprachhandlungstraining sollten in der Rehabilitation miteinander sinnvoll verbunden werden. Es sei gleich zu Beginn darauf verwiesen, daß der Einsatz des Computers in der Sprachtherapie nicht nur positiv, sondern auch skeptisch bis ablehnend bewertet wird.

Pro Computereinsatz in der Sprachtherapie

Über Erfahrungen mit einem Sprachtraining am "sprechenden Computer" berichtet Stachowiak (1990) in der Selbsthilfe-Zeitschrift "Aphasie": Sprachtherapie hat signifikante Effekte, und zusätzliches computerunterstütztes Training hat einen zusätzlichen Effekt.

Contra Computereinsatz in der Sprachtherapie

In einem Übersichtsartikel im Fachblatt "Aphasiology" zum Thema "computerized cognitive rehabilitation" kommt der schottische Neuropsychologe Ian Robertson zu dem Schluß: es gibt vielversprechende Ansätze, künftige empirische Studien müssen jedoch den Nachweis erst führen, daß "computer-based cognitive rehabilitation" mehr nütze als schade ("does more good than harm", Robertson, 1990, S. 381). Es sei bisher insbesondere nicht in publizierten und methodologischen Ansprüchen genügenden Untersuchungen gezeigt, daß ein Transfer in die alltägliche Anwendung kognitiver Leistungen, Gebrauch im Alltagshandeln und in der sprachlichen Verständigung erfolge.

2. Das Bielefelder Modell

Für mich ist es eine besondere Freude, über "Neue WEGE in der Sprachtherapie" hier in Bielefeld vorzutragen. Denn wie durch Leischner in Bonn initiiert und dann in Aachen durch die Gruppe um Poeck und Huber (mit eigener Akzentuierung) fortgeführt ist in Bielefeld - dies ist aber bisher auch in der Fach-Öffentlichkeit noch kaum bekannt - mit der Kooperation von Universität und Johannes-Krankenhaus ein beispielhafter Ort interdisziplinärer Praxis entstanden.

Anton Leischner folgend, werden Sprachpathologie und Sprachtherapie als thematischer Schwerpunkt im Hauptstudium "Klinische Linguistik" jungen Sprachwissenschaftlern vermittelt, dabei werden universitäre und klinische Praxis erfreulich früh miteinander verbunden.

Ich habe die Hoffnung, daß dieses jüngste Beispiel auch im Hinblick auf die notwendige Angleichung von professionellen Eingangsvoraussetzungen im zusammenwachsenden Europa Schule machen wird. Eine einleuchtende Handhabung von Computern sowohl in der universitären Ausbildung als auch in der klinischen Anwendung erleichtert Verständigung und Austausch über die Sprachgrenzen hinaus.

3. Mario & Mario

In der Schweiz gibt es die Organisation "Pro Infirmis", die sich speziell für Behinderte einsetzt. Enrico Matasci, Direktor von "Pro Infirmis" im Tessin, hatte Dietmar Messmer und mich zur Vorstellung einer Italienischen Fassung von WEGE (vgl. WEGE\Lugano in Roth, 1992) eingeladen. Im Tessin gab es in den letzten Jahren eine Kooperation mit einem Computerenthusiasten, deren eindrucksvolles Ergebnis durch den Videofilm "Mario & Mario" auf der "Fiera del futuro" 1991 in Lugano gezeigt wurde. Der Film dokumentiert zwei Projekte, die von Gabriele Scascighini realisiert wurden.

Dieser Video-Film eignet sich gut als Hintergrund. Dürre Worte hier, die auf ein eindrückliches Erlebnis verweisen. In Großaufnahme ist ein Detail von Mario Muttis Beatmungsmaschine zu sehen. Optische Assoziation: Atem-Schlauch eines Astronauten. In der Schulzeit war Marios Zwergwüchsigkeit durch einen ihm angepaßten Platz im Klassenzimmer ausgeglichen worden. Seine sprachliche und intellektuelle Entwicklung verlief normal. Im Alter von elf Jahren fiel er von einer Schaukel - mit der Folge einer fast totalen Lähmung, Tetraplegie, und Angewiesenheit auf ein transportables Gerät zur Unterstützung der Atmung, von dem er sich nur kurze Zeit lösen kann. Marios Stimme ist instabil. Mit dem "Kußlaut" (Unterdruck im Mundinnenraum erzeugen und dann die Lippen öffnen) gibt er ein turn-taking-Signal. So übertönt er Hintergrundgeräusche und erreicht die Aufmerksamkeit von Vater oder Mutter oder der nach seinem Unfall geborenen gesunden Geschwister. Sie kommen dann mit dem Ohr nahe an seinen Mund, damit sie ihn trotz Umweltgeräusche verstehen können. Mario verbringt viel Zeit am Computer. Er tippt mit einem Mundstab auf einer normalen Tastatur oder mit Hilfe einer "emulierten Tastatur" auf dem Bildschirm und einer kopfgesteuerten "Lichtmaus". Mario ist nun Anfang zwanzig und hat eine Anstellung. Er fertigt z.B. Textfiles mit den Lehrmaterialien für den Computer einer blinden Schülerin an. Dies ermöglicht ihr den Besuch der Normalschule. Mario Mutti hat durch den täglichen Umgang mit dem Computer zugleich eine visuelle Landschaft sich eröffnet, die ihm in den Bildschirmbildern Annäherung anbietet an Ausflüge, die er wegen der Einschränkung seiner körperlichen Beweglichkeit nicht "zu Fuß" machen kann.

Mario Vicari ist ein blinder Sprachwissenschaftler. Sein Spezialgebiet ist die Dialektologie der in den (früher) entlegenen Bergtälern des Tessin gesprochenen Mundarten. Sie gehen (wie die Gletscher) zur Zeit rasch zurück. Daher drängt die Zeit zur Dokumentation. Gabriele Scascighini stattete Mario Vicari mit einem elektronischen Arbeitsplatz für phonetische Transkription aus. Die Zeichen des phonetischen Alphabets wurden in Taktilenschrift dargestellt. Mario kann jedes phonetische Zeichen, das er blind schreibt, nun haptisch überprüfen. Dazu legt er einen Zeigefinger auf ein kleines Zusatzgerät (Optacon), das parallel zur Tastatur geschaltet ist. Durch bewegliche Stifte wird das Zeichen fühlbar (vgl. Roth, 1992).

4. Wo ist der Computer nützlich?

Die elektronische Hilfe, die Mario und Mario Arbeits-, Eindrucks- und Ausdrucksmöglichkeiten schafft, ist beeindruckend. Ihr Nutzen ist offensichtlich. Aber wie steht es, wenn nicht die "Peripherie" (die Schreibhand, das aufnehmende Auge beim Lesen und Schreiben) ausfällt, sondern das (Sprach-)Zentrum betroffen ist und eine mehrere bzw. alle Sprachmodalitäten einschränkende "supramodale" Störung, Aphasie, vorliegt?

Robertson (1990) zufolge ergaben sich psychometrisch signifikante Ergebnisse des Computereinsatzes in der Rehabilitation neurologischer Krankheitsbilder bisher nur in Testsituationen und für isolierte, sehr spezifische Ausfälle. Dieses Urteil stützt sich insbesondere auf die kritische Auseinandersetzung mit Berichten über Erfolge von amerikanischen Autoren. Robertson betont, daß er nicht Stellung nehme zur Nützlichkeit der Computer "in recreation" - hierauf spiele ich mit 'infotainment' im Titel an - "as protheses, as teaching machines or in other related areas". In der Übersicht über Computerprogramme für die Sprachrehabilitation (Robertson, 1990, S. 388 ff) wird eingangs daran erinnert, daß "effectiveness of computers as teaching machines" schon seit zehn Jahren feststehe. Namentlich werden Sprachtherapie-Programme Klinischer Linguisten, nämlich Stachowiak et al. (Bonn) und Kremin et al. (Paris) als besonders "promising" genannt. Im Jahr 1991 wurden unter Stachowiaks organisatorischer Regie verschiedene Forschergruppen in einem Europaprojekt "The Evaluation of the Efficacy of Technology in the Assessment and Rehabilitation of Brain Damaged Patients" vereint. Ein erster Bericht liegt vor (Stachowiak et al., 1991). Betont wird: nicht das, was technisch möglich ist, sondern das, was therapeutisch sinnvoll ist, ist zu tun.

Wer wollte dem widersprechen?

Was ist möglich? Dies kennenzulernen gehört in die Vorbereitung der therapeutischen Praxis, gehört zur Ausbildung in Klinischer Linguistik.

5. Zum Setting bei der folgenden Demonstration

Ich spreche hier vor Ärzten und Ärztinnen sowie anderen Therapeuten und Therapeutinnen sowie vor dem Kurs "Klinische Linguistik", wir sind im Vortragssaal des Johannes-Krankenhauses, und neben mir sitzt ein Patient der Sprachabteilung, Herr F.; er und ich sitzen in der Öffnung des durch das Auditorium gebildeten Halbkreises vor dem PC, wir haben uns schon bekannt gemacht, und nun möchte Herr F. sehen, was im WEGE-Programm enthalten ist. Zugleich gilt es, praktisch herauszufinden, wie ein schwer sprachgestörter Mensch (Aphasie mit Dysgraphie, phonematischer Jargon) mit so einem neuen Medium umgeht. Herr F. und ich sind etwa gleich alt. Er ist von Beruf Kraftfahrer.

Daher gibt es ein "joining", wenn ich mit einer Reisebeschreibung beginne. Ich mache meine eigene Reise vom Bodensee nach Bielefeld zum Thema: Auf dem Bildschirm sieht man ein Stück Landkarte. Diese Darstellung des Wegs einer wirklichen Reise hat als Grundlage ein kleinformatiges Übersichtsbild auf dem "Deckel" meiner Deutschlandkarte. Eingesetzt wurde "LOGITECH ScanMan" und die software "PaintShow" (PSPLUS).

Innerhalb dieses Grafikprogramms werden *.tif-Bilder durch Scanner-Einsatz erzeugt, die bearbeitet werden können.

Im WEGE-Rahmen läßt sich dieses Bild mit gesprochener und geschriebener Sprache aufladen.

Die Möglichkeiten dazu werden in laufend überarbeiteten Versionen des WEGE-Kernprogramms immer vielfältiger. Eine Übersicht über den 1991 erreichten Stand (wege034.exe - ein Turbo Pascal-Programm) enthält Roth und Messmer (1991b). Die wichtigsten Arten der hörbaren Sprachausgabe sind:

initiale Sprachaufgabe
(direkter oder indirekter Sprachakt),

auf Aktion antwortende Sprachausgabe
- positive Rückmeldung,
- Korrektur.

Schriftliche Sprachausgabe ist möglich als Inschrift der 9 Fenster (auch während einer Übung modifizierbar durch ein Drehbuch) und - auch längere - Texte in einer sich bewegenden "Laufzeile", die durch die Leertaste in jeder Position angehalten werden kann.

Durch ein "Drehbuch" läßt sich die Reihenfolge der Sprachausgaben (die Radioqualität haben) festlegen. So werden nacheinander die Etappen der Reise vom Bodensee nach Bielefeld durchlaufen. Bei jeder Etappe läßt sich die Teilstrecke sichtbar machen.

Die Bielefelder wollten nicht nur das WEGE-Programm als solches kennenlernen, sondern im Rahmen einer life-Demonstration zugleich einen Eindruck von der klinischen Verwendbarkeit gewinnen. Herr F. lernte sehr schnell, WEGE zu benutzen, und bewältigte die meisten der folgenden Programme.

Ich würde mich freuen, wenn dieser gute Anfang im Rahmen von koordinierten Seminararbeiten zu einer Reihe individueller Ausgestaltungen des WEGE-Sprach(verständnis)-Trainings- und zu Abschlußarbeiten motiviert, die Effektivitätskontrollen in der von Robertson geforderten Art einschließen.

6. Antwortendes Verstehen oder WEGE in Sizilien

Im Bakhtin-Kreis, Ende der zwanziger Jahre, wird die Position formuliert: " ... die sprachliche Form tritt dem Sprechenden ... nur im Kontext bestimmter Äußerungen ... gegenüber. Wir sprechen in Wirklichkeit keine Wörter aus und hören keine Wörter, sondern hören Wahrheit oder Lüge, Gutes oder Schlechtes, Wichtiges oder Unwichtiges usw." - Wir sprechen und hören Fragen, Aufforderungen, Antworten, Lob und Kritik, Bitten, Verabredungen - und weitere Sprachhandlungen -. "Das Wort (C/\OBO) ist immer mit ... aus dem Leben genommenem Inhalt und Bedeutung erfüllt ... nur, wenn es uns ... im Zusammenhang mit unserem Leben berührt, beantworten wir es." (Voloshinov, 1975, S. 126)

Ich hatte eine Aphasie-Patientin, die mir nicht antwortete. Erst als ich ein Thema fand, das sie ansprach, Sizilien, konnte ich mit ihr in einer Sprachgruppe Stücke des folgenden Szenarios aufbauen: der Monitor zeigt eine Landkarte von Sizilien, überblendet werden die WEGE-Fenster mit (variablen) Inschriften wie "Mandeln", "Mandarinen", ...

Sprachausgaben:

"Ich esse gerne Manmdeln"

"Essen Sie a gern O-ransche?"

"Ein ganzer Korb voll frischer Pfirsiche!"

"Mmh, Man - da - ri- nen!"

"Was ist das da für'n Baum?
- Ganz gelbe Früchte ...
Sind das Mandarinen?"
"Noi"
Sind das Orangen?
" ... Zitrone!"

"Sind klein, schwarz und haben 'nen Stein in der Mitte ..."
"Olive!"

Die Sprachausgaben müssen nicht monologisch formuliert sein, und es macht Sinn, die Stimme derer, die am Computer das Sprechen und Sprache-Verstehen üben wollen, ertönen zu lassen.

Sprechen wird in der Regel durch Gespräch ausgelöst. Geschickte Angehörige von Aphasikern und erfahrene Aphasietherapeut/inn/en bringen es zustande, die verbliebenen sprachlichen Möglichkeiten von Aphasikern - oft auch überraschend für die Betroffenen - im Gespräch aufzuspüren und "flüssig" zu machen. Für den therapeutischen Einsatz einer WEGE-Dialogmaschine läßt sich ein "Benutzermenü" nach den individuellen Bedürfnissen einrichten.

Durch "Enter" starte ich das mit einer Pfeiltaste oder durch die Maus ausgewählte Programm. In diesem Fall ist es "Sizilien". Ich bin nun im WEGE-Programm Sizilien.

Ich tippe " 7 " und wähle damit das siebte Fenster, in dem "Tintenfisch" steht, aus. Es ertönt:

"Heute möchte ich mal frischen Tintenfisch essen!"

Das Drücken einer Pfeiltaste bewegt das ICH in der Monitormitte. Ich löse mit F8 ein themenbezogenes Hintergrundbild aus: es zeigt eine Riesenkrake mit eindrucksvollen Fangarmen. Sobald eine Pfeiltaste gedrückt wird, werden die WEGE-Fenster eingeblendet, unter ihnen "Tintenfisch". Es lassen sich gesprochene oder geschriebene Synonyme auslösen.

Holquist (1990) nennt die Sprachauffassung des Bakhtin-Kreises "Dialogismus". Lachmann (1982, S. 62) spricht von der "Dialogizität". Was die "Wörter", die wir "nicht sprechen und nicht hören", angeht, so möchte ich noch verweisen auf Ryles (1961) originelle Zuordnung der "words, constructions etc." zur Sprache und der "Sätze" (sentences) zum Sprechen. Wichtig dabei ist der Sprachhandlungsaspekt, und nur in dieser Hinsicht besteht eine Parallele zu den Leningrader Sprachphilosophen. Ryle vergleicht - wobei das dialogische Moment scheinbar zurücktritt - das Verfügen über Sprache mit dem Verfügenkönnen über eine gewisse Geldsumme: "Saying something in a language involves but does not reduce to knowing the requisite pieces of that language. The speaker is here and now employing what he had previously acquired and still possesses." Freilich, gerade dies ist bei Aphasie partiell in Frage gestellt. "It is a momentary operation w i t h parts of that language, just as the buying or lending that I do with part of my capital is not itself a part of that capital" (Ryle 1961, S. 223f).

Ryle faßte den ihm wichtigen Gesichtspunkt in der Sentenz: "Roughly, as Capital stands to Trade, so Language stands to Speech." Aphasiker haben über einen Teil ihres ursprünglichen Sprach-Kapitals die Verfügung verloren, und dies droht sie aus dem "trade" herauszuwerfen.

PCs können den Marktplatz der Rede und des "antwortenden Verstehens" zu simulieren versuchen. Wird das darin enthaltene spielerische Moment (als "entertainment") geschätzt, "wird mitgespielt", so ergibt sich unter günstigen Umständen eine (trotz aller Sprachnot, die der Schicksalsschlag Aphasie mit sich bringt) "leichte Atmosphäre", die ein spielerisches Festigen erschütterter kommunikativer (Teil-)Leistungen ermöglicht. Manche Aphasiker lernen so, über das, was man in einer bestimmten Situation sprachlich äußern kann, innerhalb von WEGE-Sprachübungsspielen mit Computerhilfe sich selbständig zu informieren ("infotainment").

Pulvermüller und Roth (1992) plädieren mit Nachdruck dafür, das Sprachspiel am Computer ("Einerkonstellation") in Sprachübungsspiele mit mehreren Teilnehmern einzubetten. Dies kann in der klinischen Praxis innerhalb sprachtherapeutischer Gruppentherapien geschehen. Für die stützende Begleittherapie in der Phase nach dem Ende des Klinikaufenthalts bietet sich PAKT & WEGE an (vgl. "PAKT und STACH", Roth, 1989).

Beispiel

Initiale, hörbare Sprachausgabe:

"Wo ist mein Geld?" (Männerstimme)

Mit der Funktionstaste F7 läßt sich im Zielfenster eine Frauenhandtasche sichtbar machen.

Die Tastenkombination <<Alt+F1>> löst unterhalb der Bildschirmmitte eine Laufzeile mit Text aus:

"Wo ist mein Geld?" - "In meiner

(ich habe durch Drücken der Leertaste den Lauftext hier angehalten).

Trifft das durch Pfeiltaste bewegte ICH in das Fenster mit dem Bild der Tasche, erscheint die Inschrift "Tasche", und es ertönt eine Frauenstimme:

"In meiner Tasche"

Die Therapeutin kann die Auswahl initial durch die jedem der neun Fenster fest zugeordnete Zahl steuern. Sie kann aber auch den Zufallsgenerator bestimmen lassen. Ist das Lesen erschwert, kann die Inschrift der "Fenster" durch ein Bild unterstützt werden. Durch Drücken der Hilfetaste F1 wird die initiale Sprachausgabe erneut (und beliebig oft wiederholbar) abgerufen. Die Hilfetaste F2 ermöglicht Vereinfachung der Aufgabenstellung, z.B. durch Reduktion eines syntaktisch-semantisch komplexeren Sprachgebildes auf das Zielwort.

In unserem Beispiel, in dem F1

(1) "Wo ist mein Geld?"

auslöst, könnte F2 belegt werden mit der Sprachausgabe (Auflösung)

(2) "In der Tasche!"

Durch die Kombination von Bild, Sprachklang und Schrift wird ein Stück möglichen Weltenwissens aktiviert. Für die WEGE-Konstrukteure besteht bei der Zusammenstellung eine Verpflichtung zu systemischem Vorgehen. Denn die jeweilige Lösung gewinnt ihre Plausibilität durch die acht Alternativen: "Dusche", "Tasse", "Teller", "Suppe" usw. In die Konstitution der WEGE-Welt gehen neben diesem generellen Aspekt speziell auf den jeweiligen "Anwender$_2$" bezogene, hier: neuropsychologische Hypothesen über Stärken und Schwächen von Sprachpatienten, ein. So zielt die Belegung mit Minimalpaaren auf ein Training der phonematischen Diskriminierung und auf Abbau phonematischer Paraudien und Paraphasien. Eine positive Rückmeldung könnte auch durch den Satz

(3) "Das Geld ist in der Tasche."

formuliert werden. In allen drei Fällen wird die Sprachkarte (z.Z. : AUDIO-CARD 300E von Speech Design) aufgerufen, es wird ins Mikrophon, das mit der Sprachkarte des Computers verbunden ist, der jeweilige Text gesprochen. Beim Speichern werden in den aufgeführten Fällen verschiedene "Extensionen" statt der voreingestellten Endung "voc" vergeben,

(1) ist eine initiale Sprachausgabe "*.ini" (oder *.bef),
(2) gibt das Zielfenster an "*.trg",
(3) ist eine positive Rückmeldung "*.pos".

Diese (und eine Reihe weiterer) Endungen wirken als Steuerzeichen im Programm.

Ein Wechsel in der Sprachmodalität ist durch die Tastenkombination Alt+F2 möglich. Die so ausgelöste Hilfe wird nicht in gesprochener, sondern in geschriebener Sprache gegeben.

Alt+F2 verwendet die jeweilige Inschrift des Zielfensters, und deshalb muß hier keine besondere Datei angelegt werden. Solche schriftlichen Mitteilungen können auch ganze Sätze sein. Beispielsweise könnte der Text

"Das Geld ist in der Tasche."

im Verzeichnis TASCHE als "*.inf"-Datei gespeichert werden. Dieser geschriebene Text wird durch Alt+F4 ausgelöst.

Nächstes Beispiel

Der Betreuer tippt "8", und es ertönt:

"Ich möchte m e i n e Tasse!"

(Der Druck auf Taste F7 löst ein Bild aus)

"ICH" ins Feld "Tasse" bewegen. Beim Eintreffen ertönt als positive Rückmeldung:

"Das ist sie!"

Wird ein anderes Feld angefahren, kann eine explizite Korrektur ausgelöst werden, z.B. "Nein, bitte nochmal!". Ich nehme auch diese "*.kor" Sprachdateien gern in der Stimme der Spieler ins WEGE-Programm auf.

Eigene Rede

In der von uns verwendeten Hard- & Software-Konfiguration kann der Computer nicht hören und nur sehr eingeschränkt sehen oder fühlen. Wir haben auch noch nicht den von Friedemann Pulvermüller geforderten "Unluscht-Knopf" realisiert. Aber: Aphasiker, die in einer Sprachgruppe interaktiv mit dem stets nur halbfertigen Programm WEGE umgehen, können sich selbst und die Mitspieler innerhalb von WEGE hören, Bilder sehen, Texte lesen, und sie können (unter therapeutischer Anleitung, wenn nötig) sich gegenseitig als Sprecher erleben, ermuntern, Sprechleistungen akzeptieren oder Sprachaufnahmen verwerfen, löschen, erneut versuchen und dem praktischen Test auf Verständlichkeit im WEGE-Sprachspiel aussetzen. Die vom Programm geforderte Aktion, nämlich den Weg zum Ziel-Fenster fahren, ist schon ein - wenn auch sehr eingeschränkter - erster Schritt "aktiv antwortenden Verstehens". Es ist für Kliniker, die Erfahrung mit der Kommunikation unter Aphasikern haben (Hüttemann, 1991), inbesondere auch in sprachtherapeutischen Gruppen und im Selbsthilfezusammenhang, immer wieder beeindruckend, wie gut sich Aphasiker untereinander verstehen k ö n n e n (auch, wenn ein teilnehmender Beobachter nicht durchgängig den Eindruck hat, daß das Verstehenserlebnis auf den Worten fußt, die vom aphasischen Gesprächspartner gesagt wurden - und sich dann auch überlegen wird, (sprach-)therapeutisch zu intervenieren). Dort, wo in einer Gruppensituation solche Verstehensleistungen möglich sind, kann sensibler Einsatz einer WEGE-Maschine, "dem aktiv antwortenden Verstehen" eine Ausdrucksmöglichkeit geben, die über den Zusammenhang

"ein Signal wird gegeben",

"das Signal wird erkannt und befolgt"

hinausgeht. Daher sollte im therapeutischen Umgang mit Sprachtrainingscomputern stets auch die Möglichkeit bestehen und genutzt werden, nicht nur den Lautsprecher, sondern Lautsprecher und Mikrofon abwechselnd einzusetzen. Das durch Krankheit veränderte Sprechen darf im Computerprogramm nicht mundtot gemacht sein. Die fremde Rede aus dem Computer wird akzeptabler, wenn eigene Rede ihr antworten kann. In geglückten Momenten wird das gemeinsame Erstellen eines WEGE-Sprachspiels zum aktivierbaren Beleg für gelingendes Sprechen, das dann wiederum eingesetzt werden kann für wiederholbares Sprachverständnistraining der Aphasiker.

Dabei wirkt die eigene Stimme, durch den Apparat verstärkt, nach ersten Erfahrungen besonders stimulierend.

Ebensowenig wie ausschließlich "fremde Stimme" braucht ein Computerprogramm nur "fremde Bilder" (und Bilder von Fremden) anzubieten. Als "Bild-Mikro" dient ein Handscanner. Wir hören besser, wenn wir zugleich sehen können. Aber es gelingt nicht im gleichen Maß, in jedes Bild etwas Ansprechendes oder Entsprechendes hineinzusehen. Wenn es um die Orientierung in einer Frühreha-Station geht oder wenn die Namen der Angehörigen entfallen sind, dann ist die Stimme und das Foto - und nicht eine unpersönliche Standarddarstellung von "Mann", "Frau", "Kind" wirkungsvoll. Natürlich reizt die universale Wenn-dann-Maschine zum Einfangen von Grafik, Musik, Geräuschen, Stegreifspielen, zu Inszenierungen, Archivierung, Übersichten, Auskunftei, zum Anlegen von Foto-und-Stimm-Alben. Simuliert, d.h. symbolisch geschaffen, werden Weltausschnitte, um sich in diesen kleinen Welten zu bewegen und den Versuch zu machen, was von der verlorenen Sprache wiederzufinden ist.

7. Zur Entwicklung des WEGE-Systems

Die Programmfamilie WEGE entstand im Rahmen eines Forschungsprojekts der Universität Konstanz 1988-91. Vorausgegangen war in den Jahren 1980-83 ein Projekt mit Senta Trömel-Plötz und Dietmar Messmer "Kommunikation in von Aphasie betroffenen Familien", in dem PAKT, Partner-Aphasiker-Kommunikations-Training, entwickelt wurde. Die Frage nach der Verbindung von zwei meist als konträr angesehenen Ansätzen "Therapeutisches Gespräch in der Aphasikerfamilie und Sprachtraining am Computer. Zwei sich ergänzende Erweiterungen der Aphasietherapie?" (Roth, 1989) stellte sich für mich 1987 durch die multizentrische Studie über Sprachtraining für Aphasiker mit der Computer-Hilfe STACH (Stachowiak).

Der Schwerpunkt liegt im WEGE-Konzept bei Gestaltungsmöglichkeiten für Therapeuten und Therapeutinnen ($Anwender_1$) und Hilfen für $Anwender_2$: dies waren bei uns bisher vorwiegend erwachsene Aphasiker. Hanspeter Gadler und seine Arbeitsgruppe Patholinguistik an der Universität Graz adaptieren WEGE für eine in Intonation und Wortwahl für Österreich angemessene Version, genannt AUSWEGE, in der es auch ein nach

Aphasieformen und Schweregrad gestaffeltes Angebot von Sprachübungsspielen geben wird. Effektivitätsstudien könnten zukünftig geschlossene mit offenen WEGE-Fassungen vergleichen. Dabei sind die besonderen Erfordernisse beim Einsatz in der Frührehabilitation, der mittleren Phase der Rehabilitation und der Spätrehabilitation zu klären. Dies gilt insbesondere für das jeweilige Verhältnis von störungsspezifischer Ausrichtung der Sprachübungen und allgemeiner Stimulierung, Reizen des Interesses an den Möglichkeiten der Verbindung von Rede und Gegenrede, Schreiben und Lesen sowie dem grafischen Aufbau der jeweiligen kleinen Welt auf dem Monitor. Wichtig ist die Möglichkeit der Reduktion der Anzahl der "Fenster" auf dem Bildschirm.

7.1 Syntax

Der PC als neues Medium wird die Verwendung von Produkten der print-Medien in der Sprachtherapie nicht verdrängen. Das folgende Beispiel für Satzbautraining und Arbeit mit (häufig bebilderten) Texten in der Aphasietherapie stammt aus Ingeborg Ohlendorfs neuem Buch "Texte für die Aphasietherapie". Die 9 WEGE-Fenster sind in WEGE\Lorelei so belegt:

Die
Sonne
scheint
rot.
Ruhig fließt
der Rhein.
Es
wird
dunkel.

(Die Wörter können ausgewechselt werden.) Durch ein Drehbuch werden mehrere Durchgänge festgelegt. Die Sprachausgabe des ganzen Satzes ertönt zu Beginn automatisch, Schritt für Schritt, gefolgt von den einzelnen Wörtern des Satzes in der richtigen Reihenfolge. Erst wird der Benutzer im Uhrzeigersinn (=rechtsherum) geführt, dann linksherum. Auf diese Weise wird das matching des gesprochenen mit dem geschriebenen Wort massiv unterstützt. Das "Bewegungsgesetz" läßt sich leicht erkennen: Kreis. Herr F. bemerkte dies nicht. Die Änderung der Laufrichtung ist eine Vorbereitung auf den dritten Durchgang, wo im Satz aufeinanderfolgende Wörter auf dem Bildschirm nicht mehr nebeneinander stehen und gesucht werden müssen. In einer vierten Runde kann die Folge Sprachausgabe/Zeigehandlung (=Cursor setzen) umgekehrt werden. Nun muß zuerst das Fenster mit dem nächsten Wort ausgesucht werden, dann ertönt das Wort.

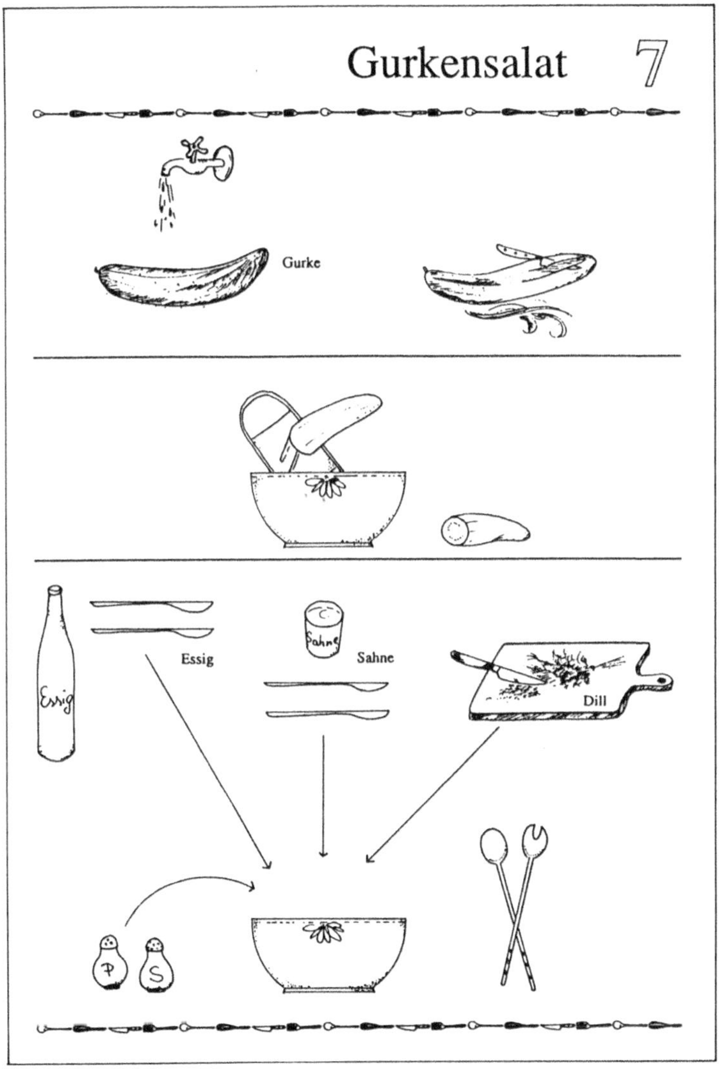

Abb. 1: Bildseite; Material für das WEGE-Grundverzeichnis: GURKENSALAT, waschen, schälen, hobeln, Essig, ÖL, Pfeffer & Salz, Dill, mischen.

Kombiniert mit einem grafikfähigen Drucker gestattet ein Multimedia-Programm wie WEGE individuelles Akzentuieren des Vorhandenen. Über den handlichen Scanner werden Texte und Bilder ins Programm geholt und bearbeitet, mit der Möglichkeit, Patienten während der Therapie am Computer und zwischen den Therapiesitzungen an korrespondierenden Ausdrucken arbeiten zu lassen.

7.2 Handlungssequenzen

Wichtig ist auch die Integration nicht-sprachlicher und sprachlicher Handlungen, etwa in Abstimmung von Haushaltstraining und Aphasietherapie. Als Beispiel sei eine WEGE-Adaptation von Steffi Hundertpfunds "Rezepte in Bildern" (1991) angeführt: "Wie macht man Gurkensalat?"
In den Fenstern 2 bis 9 sind passende Teile der folgenden Bildseite verwendet:
Die neun Fenster sind mit den folgenden Äußerungen belegt:
1: "Wie macht man Gurkensalat?"
2: "Zuerst die Gurke waschen!"
3: "Die Gurke schälen!"
4: "Die Gurke hobeln!"
5: "Essig dazu!"
6: "Und wenn Sie keine Sahne wollen, nehmen Sie Distelöl."
7: "Dill paßt gut zu Gurkensalat."
8: "Pfeffer und Salz - nicht zuviel!"
9: "Gut mischen!"
Rezepte sind ein gutes Beispiel für die Verschränkung der Sprache mit Handlungsabfolgen.

Die neun Fenster sind mit den folgenden Äußerungen belegt:
1: "Wie macht man Gurkensalat?"
2: "Zuerst die Gurke waschen!"
3: "Die Gurke schälen!"
4: "Die Gurke hobeln!"
5: "Essig dazu!"
6: "Und wenn Sie keine Sahne wollen, nehmen Sie Distelöl."

7: "Dill paßt gut zu Gurkensalat."
8: "Pfeffer und Salz - nicht zuviel!"
9: "Gut mischen!"
Rezepte sind ein gutes Beispiel für die Verschränkung der Sprache mit Handlungsabfolgen.

7.3 Auditive Diskriminierung

Auf einem WEGE-Fortbildungsseminar schilderte uns Gertrud Notz, Glarus, eine Patientin mit auditiver Diskriminationsschwäche, die sich besonders beim Verständnis von Zahlwörtern zeigte. Zum Training wurde WEGE mit Zahlwörtern, gemischt mit einsilbigen Funktionswörtern und bedeutungslosen (nonsense) Silben, belegt. Die Sprachaufgabe ertönt. Mit F1 kann sie erneut ausgelöst werden. Erwartet wird eine abnehmende Inanspruchnahme dieser Hilfe und eine erhöhte Trefferquote, wenn diese Übung anschlägt.

7.4 Schriftsprache

Wünschenswert ist ein an WEGE anschließendes Lückensatz-Übungsspiel. Durch eine Funktionstaste wird eine Laufzeile mit geschriebenem Text aktiviert. An jeder Stelle kann eine Lücke markiert werden, die mit einem Wort des Satzes korrespondiert. Dabei besteht das Ziel darin, in das Fenster mit dem richtigen Wort zu fahren. Ist dies geglückt, dann springt dieses Wort in die Lücke, und der fertige Satz wird ausgesprochen. Auch hier werden wir ein WEGE-Drehbuch einsetzen. Es liegt nahe, mit den vorhandenen Materialien aus der Fremdsprachenvermitlung Erfahrungen im Bereich der neurologischen Rehabilitation zu sammeln (van Leewen, 1989; Goethe-Institut, 1992).

Neil Horne, der im Adult Migrant Education Service in Sydney authentisches Sprachmaterial für "Communicative Teaching" einsetzt (Horne, 1991), bietet Anregungen für WEGE-Sprachübungsspiele, die auch für manche Restaphasiker geeignet sind. Die WEGE-Fenster habe ich im folgenden Beispiel wie folgt belegt:

warranty? skillfully ingredients protection textiles replacement

additives impure
(? - dieses Fenster enthält die Formulierung der Aufgabe)

Zu bearbeiten sind die folgenden Lückensätze:

Her house provided ..... during the storm.
He made a cake from the ..... he bought.
Food ..... are used to preserve and to colour.
"This food is ..... . It has a cockroach in it!"
The car broke down one week ago. Fortunately we still had...
He repaired it so ..... that it was like new. usw.

Horne schlägt vor, nach einem relativ festen Schema vorzugehen. Am Anfang steht eine Aufgabe zu "meaning in context", die das Zuordnen von zehn Paaren bedeutungsnaher Ausdrücke verlangt. Es folgt das Lesen einer wechselnden Anzahl von Fragen zum Thema. Dann wird eine sprachlich und inhaltlich vereinfachte Fassung des Artikels angeboten, gefolgt von Fragen, die eine Diskussion in der Gruppe auslösen sollen. Dann erst werden die Lückensätze angeboten. Den Abschluß bildet der authentische Zeitungsartikel - wiederum als Aufgabe, Stellen, die im Übungsmaterial ausgespart sind, mit den passenden Wendungen auszufüllen.

7.5 Technische Angaben zu W E G E

WEGE benutzt das Betriebssystem DOS und VGA-color. Die Tseng Labs-Grafikkarte ET3000 ermöglicht "hardware-zoom": das Monitorbild kann ausschnittsweise vergrößert werden. Für ein WEGE-Sprachübungsspiel werden je nach Umfang der Eingaben (gesprochene Sprache, Bilder, Schrift/Texte) vier oder mehr MB an Festplattenspeicher gebraucht. Für den therapeutischen Einsatz sollte eine Reihe von unterschiedlichen Spielen zur Verfügung stehen. 60 MB Gesamtumfang einer WEGE-Sammlung sind schnell erreicht, wenn die vorhandenen Realisierungen als Anregungen verstanden werden und die individuellen Ressourcen "ins Spiel" gebracht werden. Wir haben bisher die Sprachkarte Audio Card 300E verwendet. Zur Ausstattung gehören stets ein Lautsprecher und ein Mikrophon; doch ein "Handscanner" zur Integration persönlich ansprechenden Bildmaterials sollte nicht fehlen (z.B. LOGITECH ScanMan). Für die Erstellung von "Hausaufgaben-Blättern" und sonstigen Materialien ist ein handlicher Tintenstrahldrucker (der sehr leise arbeitet und grafikfähig ist) gut geeignet. Der Rechner sollte mindestens ein 286er sein, ein 386-Prozessor ist schneller, vor allem leistungsfähiger bei der Verarbeitung von Grafik, und WINDOWS -fähig. Dies ist der sich abzeichnende neue "Industrie-Standard".

Für WEGE eingerichtete PCs sind ausbaufähig. Das WEGE-Programm ist nicht teuer. Der Preis liegt bei etwa 20% der hardware-Kosten. Eine "Nachrüstung" mit dem Bonner Programm STACH ist möglich. Auch die neuropsychologische Programmsammlung der SUVA-Rehabilitationsklinik in Bellikon bei Zürich von Gaudenz Caprez benutzt dieselbe Sprachkarte und kann mit dem WEGE-Programm sinnvoll kombiniert werden.

Aphasien sind Sprachstörungen. Gleichzeitig treten oft Sprechstörungen (Dysarthrie, Sprechapraxie) und Stimmstörungen auf. Hier kann ein mit WEGE kompatibles Programm, der IBM-Sprech-Spiegel auf derselben Maschine eingesetzt werden, braucht aber in der 1992 vorliegenden Version eine eigene und für andere Programme nicht verwendbare Sprachkarte. (vgl. Speckien, in: Roth, 1992). Eine phonetisch orientierte Diagnostik der Sprach- und Sprechstörungen mit Hilfe spezieller Computerprogramme erarbeitet Greg Dogil (in: Roth, 1992). Über den Stand der Kinematographie der Artikulationsbewegungen durch das von Paul W. Schönle angeregte Verfahren informiert Bertold Gröhne (in: Roth, 1992).

8. *Ausblick: Ressourcen übertragen und offen sein*

Die "Dialog"-Maschine mit dem WEGE-Programm ermöglicht das Wechseln der Sprache oder das Eingehen auf die Mundart. Die offenen WEGE-Sprachübungsspiele ermuntern zum Einfangen akzeptierten Sprachmaterials, sei es unter therapeutischer Anleitung durch die Patienten selbst geäußert, sei es beigesteuert von Angehörigen, die auf diese Weise aktiv in den Rehabilitationsprozeß einbezogen werden. Da das WEGE-Konzept einen sehr einfachen Kern hat, ist WEGE in vielerlei Art ausgestaltbar. Dies ist erwünscht. Wir stehen zu unserer Philosophie, ein Halbfertigprodukt zu liefern.

Literatur

Bröckers, M. (1992). Die Erschaffung der Erde in sieben Minuten. *Die Tageszeitung*, 18.1.92, 32.

Gadler, H. & Zehrer, K. (1992). AUSWEGE. In: V. M. Roth (Hrsg.), *Computer in der Sprachtherapie. Neue WEGE*. Reihe *Sprachtherapie*, Band 8, Tübingen: Narr.

Goethe-Institut München (Hassert, Martin, Werner & Wolf)(1992). *Text-Arbeiter 1 und 2*, München: Hueber.

Holquist, M. (1990). *Dialogism. Bakhtin and his World*. London & New York: Routledge.

Horne, N. (1991). *Work and culture for students of English*. Sydney: Fairfax.

Hüttemann, J. (1991). Kooperative Aspekte aphasischer Kommunikation: eine Pilotstudie. *Aphasie und verwandte Gebiete* 2/1991, 88-101.

Hundertpfund, S. (1991). *Rezepte in Bildern*. Reihe *Sprachtherapie* 5. Materialien, Tübingen: Narr.

Lachmann, R. (Hrsg.)(1982). *Dialogizität. Theorie und Geschichte der Literatur und der Schönen Künste*. Neue Folge. Reihe A. Band 1. München: Fink.

Leewen, van E. & Rudolph, M. (1990). *Interactive Language Module Merger. Ein Autorensystem zum Lehren und Lernen*. Tübingen: Narr.

Mills, R.H. (1986). Computerized management of aphasia. In: R. Chapey (ed.), *Language intervention strategies in adult aphasia*. Second edition, Baltimore.

Motsch, J. (1989). Sprach- oder Kommunikationstherapie? Kommunikationstheoretische Grundlagen eines geänderten sprachtherapeutischen Selbstverständnisses. In: M. Grohnfeldt (Hrsg.), *Grundlagen der Sprachtherapie. Handbuch der Sprachtherapie*, Band 1, Berlin: Edition Marhold/Spiess, 73-95.

Ohlendorf, I.M. (1992). *Texte für die Aphasietherapie*. Reihe Sprachtherapie, Band 7. Tübingen: Narr.

Pulvermüller, F. & Roth, V.M. (1992). Integrative und computerunterstützte Sprachtherapie. In: M. Grohnfeldt (Hrsg.), *Handbuch der Sprachtherapie*, Band 6. Berlin. Marhold/ Spiess.

Robertson, I. (1990). Does computerized cognitive rehabilitation work? A review, *Aphasiology* 4, 381-405.

Roth, V.M. (Hrsg.)(1989). *Kommunikation trotz gestörter Sprache*. Reihe Sprachtherapie, Band 1. Tübingen: Narr.

Roth, V.M. (1990). Integrierte computerunterstützte Sprachtherapie. *Therapiewoche* 40, 1847-1852.

Roth, V.M. (Hrsg.)(1992). *Computer in der Sprachtherapie. Neue WEGE*. Reihe Sprachtherapie, Band 8. Tübingen: Narr.

Roth, V.M. & Messmer, D. (1991). WEGE zum computerunterstützten Sprachtraining und Philosophie der Sprachhandlungen. B. Simons & A. Körner (Hrsg.), *Gruppentherapie in der Klinischen Linguistik*. Bad Salzhausener Beiträge zur Aphasieforschung 1, Frankfurt am Main. Lang, 103-119

Roth, V.M. & Messmer, D. (1991). Neue WEGE für die computerunterstützte Sprachtherapie mit Audiocard und Scanner. Aus der Praxis - Für die Praxis. *Forum des Deutschen Bundesverbandes für Logopädie* 4/1991, 49-53

Roth, V.M. & Schönle, P.W. (1992). Sprachtraining mit Computerhilfe für Aphasiker in einer Selbsthilfegruppe am Bodensee. *Die Rehabilitation* 2/1992.

Ryle, G. (1961). Use, Usage and Meaning. *The Arestotelian Society*, suppl. XXXV, 223-230.

Schleisiek, G. (1981). *Lesetraining Bild-Wörter*. Frankfurt am Main: Hirschgraben.

Stachowiak, F.J. (1989). Diskussionsbeitrag zu Brigitte Karrach: Der Einsatz von Computern in der Aphasietherapie. *Aphasie und verwandte Gebiete* 3/1989, 16-25.

Stachowiak, F.J. (1990). Effekte computerunterstützter Sprachtherapie. *Aphasie* 39, 37-40.

Stachowiak, F.J. (1991). *Report Proj. Nr. MR4*-0231-D*, Bonn.

Voloshinov, V.V. (1975). *Sprachphilosophie*. Frankfurt. Ullstein.

Kuratorium Z N S (Hrsg.)(1989). *Softwarekatalog. Beschreibung computerunterstützter neuropsychologischer Therapieprogramme*. Bonn 1989 (wird ergänzt).

WEGE-SOFTWARE: Dietmar Messmer, Crystals Deutschland, Bruderturmgasse 3, 7750 Konstanz 07531 15583

Profilanalyse mit COPROF

Stefan Schmitz

1. Einleitung

COPROF steht für COmputerunterstützte PROFilanalyse. Es handelt sich dabei um ein Softwareprogramm, mit dem die Durchführung der von Clahsen (1986, 1989) und Crystal (1979, 1982) entwickelten Profilanalyse erleichtert wird und das gezielte Analysen zur Bestimmung des Sprachentwicklungsstands im grammatischen Bereich ermöglicht. Im folgenden soll ein kurzer Einblick in das Verfahren der Profilanalyse und in das dazugehörige Computerprogramm gegeben werden; eine ausführliche Darstellung der Profilanalyse liegt in veröffentlichter Form vor. Das dem Computerprogramm beigefügte Handbuch liefert eine detaillierte Beschreibung von COPROF.

2. Die Profilanalyse

Als eine interdisziplinär zusammengesetzte Arbeitsgruppe 1981 an der Universität Düsseldorf einen Profilbogen für das Deutsche entwickelte, stand der von David Crystal entworfene Profilbogen LARSP (Language Assessment Remediation and Screening Procedure, vgl. Crystal, 1979) Pate. Ziel beider Verfahren ist es, den grammatischen Entwicklungsstand insbesondere sprachentwicklungsgestörter Kinder zu beurteilen, wobei das morphologische und syntaktische Wissen der Kinder genau rekonstruiert und in Bezug zum ungestörten Spracherwerb gesetzt wird.

Die Analyse beinhaltet folgende Schritte: Zuerst wird von einem zu untersuchenden Kind eine Spontansprachprobe aufgenommen. Es können darüber hinaus auch spezielle Tests eingesetzt werden, um die Produktion bestimmter Strukturen zu forcieren. Von dieser Aufnahme wird ein Transkript erstellt. Die darin enthaltenen Äußerungen werden dann im Profilbogen (s. Abb. 1) grammatisch analysiert.

Dabei wird zwischen nicht-analysierbaren Äußerungen (unverständlich, mehrdeutig usw.) und den auswertbaren Äußerungen unterschieden: letztere werden nach der Zahl der Konstituenten und nach verschiedenen grammatischen Kriterien genauer untersucht.

Ausgehend von der Hypothese, daß der kindliche Spracherwerb nicht fließend, sondern in Stufen verläuft, sind im Profilbogen jeweils die morphologischen und syntaktischen Strukturen zu Stufen zusammengefaßt, die im ungestörten Erwerb jeweils gleichzeitig erworben werden. Aufgrund der zum ungestörten Erwerb verfügbaren Ergebnisse werden dabei fünf Entwicklungsstufen angesetzt, die das Gerüst des Entwicklungsprofils bilden. In jeder Phase werden die Konstituentenstrukturen, die morphologischen Strukturen und entsprechende syntaktische Strukturen aufgelistet.

Dieser Teil des Bogens enthält darüber hinaus die Kategorien Negation, Frage, Komplementstruktur und Auslassungen. Jede Äußerung wird anhand der im Profilbogen enthaltenen sprachlichen Strukturen analysiert: Für einen Satz wie (1) wird z.B. ein Eintrag unter Phase III, (rechter Teil:) S X V vorgenommen.

(1) oma jetzt schlafen

Dabei steht S für Subjekt, V für ein einfaches Verb und X für ein anderes Element, z.B. ein Adverbial (genaue Beschreibung der Konventionen s. Clahsen, 1986). In ähnlicher Weise wird auch die Konstituentenstruktur und die morphologische Struktur der Äußerung analysiert. Nachdem ca. 100 Äußerungen auf diese Weise im Profilbogen eingetragen sind, ergibt sich ein Gesamtbild über den grammatischen Entwicklungsstand eines Kindes.

```
      Name:melanie       Alter:00.00.00 Datum:00-00.-0    Situation:
==================================================================================
A. Nicht-analysierte Äußerungen:
   unverständlich:            16          abgebrochen:                26
   mehrdeutig:                 5          imitativ:                    2
   einfache Antworten:        67          stereotype Ausdrücke:        9
   formalisierte Ausdrücke:   37          Andere:                     79
==================================================================================
B. Analysierte Äußerungen
                         EKÄ       ZKÄ      MKÄ
   Ellipsen:             110        10        2          Wiederholungen:  3
   Andere:                46        64      114
==================================================================================
==================================================================================
C. Entwicklungsprofil
==================================================================================
I   N:     59  Pr:     1   Negation:nein: 26   Frage:'Q': 5
==================================================================================
II  ProP: 98  ProA: 84   SV:16   SAdj: 8   SO: 0   SA: 6   OS:    0   AS:    5
    DN:  136  AdjN:  2   VO: 1   OV:   3   VA: 5   AV: 5   AdjA: 0   AAdj: 1
    DAdjN: 2  NNP:   0   OA: 1   AO:   1   AA: 0   Andere: 3
    Adv: 111  PNP:  58
    V:    94  Adj:  20   Frage: QXY: 11  Negation:Neg X: 5
    PrV:  27  Andere: 25                          X Neg: 1
   +-------------------+
    O: 60   n: 13   t: 59     ------------------------------------------
=============================    Auslassungen:   Kop: 6    Aux: 4    V:13  ======
III                                              P:   2    Art:19    S:18
                              ------------------------------------------

    Aux:       18         SXV:      1   XS(Y)V:     0   XYV:       0   SXY:        0
    Mod:       24         SXAdj:    1   XS(Y)Adj:   0   XYAdj:     0   X(Y)S(Z)*:  2
    Kop:       12         SXPr(V):  1   XS(Y)Pr(V): 0   XYPr(V):   0   XYZ:        0
   +------------+         SXPt:     1   XS(Y)Pt:    0   XYPt:      0   Andere:     3
    Gen.suff.: 0          SVX:     39   XSVY:       1   (X)VY(Z)*:  0
   +------------+
    e:         16         Frage:QXYZ: 2   Negation:(X)Neg(Y)V(Z)*: 0
                                                  Andere:          1
                            ------------------------------------------------
==========================  Komplementstruktur                                  ===
IV                          VXA:35            VXAA: 8             Andere: 3
                            ------------------------------------------------

    Nominativform         (X) Aux Y Pt: 11   (X) V Y Pr:   5    X V S (Y): 30
    Akk.kon.: 8           (X) Mod Y Inf:20   (X)(S) V A O: 6    Andere:     9
    Dat.kon.:24           (X) Kop Y Adj: 1
   +----------------+
    st: 1  Andere:12      Frage: +w V S (X): 5   Negation:(X)VNeg(Y)*: 7
                                  Q V S (X): 4
==================================================================================
V   Akkusativform         (sK)SXV:10   (sK)SV: 2   (sK)X:  0
    Akk.kon.:14           (sK)XV:  2   (sK)SX: 0   Andere: 2
    Dat.kon.:11
   +--------------+       Frage:(ob) X: 2  Negation:(sK) X Neg V:  1
    Dat.form:10                (+w) X: 1            (X) V Y Neg Z:15
    Andere:   0             ------------------------------------------------
    sK:14    kK:34          Komplementstruktur
                            V iO dO:11         V iO dO A: 0        Andere: 0
==================================================================================
    MLU:3.19    EWÄ: 96     ZWA: 64      MWÄ:186
```

Abb. 1: Profilbogen

3. Die Profilanalyse in der Diskussion

Die Profilanalyse wird unter Praktikern im allgemeinen positiv eingeschätzt. Allerdings sind verschiedene Aspekte Gegenstand der Diskussion: Zum einen geht es um Fragen der empirischen Absicherung der fünf Phasen oder die theoretische Ausrichtung auf linguistische Theorien. Zum anderen - und nur auf diese Diskussion kann an dieser Stelle eingegangen werden - wird die Praktikabilität der Profilanalyse kritisiert: Generell wird der Profilbogen als zu umfangreich bewertet, und auch die vorgeschlagene Zahl der pro Aufnahme zu analysierenden Äußerungen wird als zu hoch empfunden (vgl. Schrey-Dern, 1990; Behrenbeck, Junker, Langhorst, Schneider, Türke & Weinmüller, 1990). Hierzu ist allerdings anzumerken, daß auch die gegenteilige Kritik vorgebracht wurde; Hanke (1987) bemängelt, daß verschiedene sprachliche Fähigkeiten (Pragmatik, Satzmelodie u.a.) nicht im Profilbogen enthalten sind. Außerdem sollten pro Kind mehrere Aufnahmen (in verschiedenen kommunikativen Kontexten) analysiert werden. Beide Forderungen würden, wenn man ihnen innerhalb dieses Verfahrens gerecht werden wollte, auf eine noch aufwendigere Datenerhebung und Analyse hinauslaufen. Mit dem Profilbogen ist nicht der Anspruch verbunden, alle sprachlichen Fähigkeiten (einschließlich Phonologie, Wortschatz, Pragmatik) zu dokumentieren, sondern die für den Dysgrammatismus als zentral bewerteten Bereiche der Syntax und der Morphologie. Insofern stellt sich die Frage, wie dieses Wissen praktikabel beschrieben werden kann. Es ist nicht von der Hand zu weisen, daß die Durchführung der für die Profilanalyse notwendigen Schritte gegenüber stark standardisierten Tests mehr Zeit erfordert, und insofern ist es verständlich, daß versucht wird, gleiche Ergebnisse mit einem reduzierten Profilbogen und mit einer geringeren Zahl analysierter Äußerungen zu erzielen. Allerdings besteht ohnehin die Gefahr, daß bestimmte Strukturen in einem erhobenen Datenkorpus nicht vorkommen. Aus dem Nicht-Vorhandensein einer Struktur kann man aber nicht unbedingt schließen, das Kind verfüge nicht über diese Struktur. Wenn man die Zahl der zu analysierenden Äußerungen reduziert, erhöht sich diese Gefahr (vgl. Ihssen, 1978, S.16; Clahsen, 1989, S.177). Wenn man die untersuchten linguistischen Phänomene reduziert, leidet der Informationswert der Profilanalyse. Das Verfahren soll nicht nur den sprachlichen Entwicklungsstand beurteilen, sondern eine detaillierte grammatische Beschreibung ermöglichen. Dies ist mit einer reduzierten Form der Profilanalyse nicht möglich.

Da der hohe Zeitaufwand, der einem praktischen Einsatz in den verschiedenen Institutionen, in denen mit dysgrammatischen Kindern gearbeitet wird, im Wege steht, haben Clahsen und Hansen mit COPROF ein Softwareprogramm entwickelt, welches den notwendigen Zeitaufwand drastisch reduziert und darüber hinaus weitere praktische Vorteile bietet.

4. COPROF

Ziel des Softwareprogramms COPROF ist es, daß ein Benutzer die Profilanalyse ohne spezielle linguistische Kenntnisse, aber auch ohne spezielles Wissen über Datenbanksoftware auf dem Computer durchführen kann. Dies wird durch den menügesteuerten und interaktiven Aufbau von COPROF erreicht.

Im Hauptmenü wird die Option "Datenanalyse" gewählt, und es erscheint die Maske, in der die erste Äußerung eines Kindes eingetragen wird. Das Programm fragt nun die für die Profilanalyse relevanten Informationen nacheinander ab. Während dieser Prozedur bleibt die eingegebene Äußerung immer am oberen Rand des Bildschirms sichtbar, so daß der Benutzer bei seinen Antworten immer darauf zurückgreifen kann.

Als erstes fragt COPROF nach der Analysierbarkeit der Äußerung, was im Profilbogen der Unterscheidung der Bereiche A und B entspricht (vgl. Abb.1). Ist sie nicht analysierbar, so wird nach den Spezifizierungen unter A gefragt, und die Analyse ist beendet. Hier zeigt sich ein weiteres Prinzip von COPROF: Es wird bei jeder Stufe der Analyse nur nach Phänomenen gefragt, die aufgrund der bisher eingegebenen Informationen über eine Äußerung relevant sind. Dies erfolgt aufgrund von Schlußfolgerungen, die das System vornimmt.

Wird eine Äußerung als analysierbar eingestuft, so wird in zwei weiteren Masken die Zahl der Konstituenten und die Unterscheidung zwischen Wiederholungen, elliptischen und anderen Äußerungen getroffen, bevor die eigentliche grammatische Analyse beginnt.

Die grammatische Analyse beginnt mit der Abfrage der vorhandenen Bestandteile/Konstituenten der Äußerung. Danach fragt COPROF, ob es sich dabei um einen Nebensatz handelt. Durch die Antworten dieser ersten beiden Fragen gesteuert, folgt die Analyse der einzelnen Konstituenten, und auch innerhalb dieser Einzelanalysen steuern die eingegebenen Antworten die weiteren Fragen.

Es wurde bereits erwähnt, daß an der Praktikabilität der Profilanalyse kritisiert wird, daß der Analysierende spezielles linguistisches Wissen benötigt. Hierzu ist anzumerken, daß die Profilanalyse weitgehend mit klassischen (schul-)grammatischen Kategorien arbeitet. Für die wenigen Fragen, bei denen ein linguistischer Terminus verwendet wird, bietet COPROF eine Hilfsfunktion (F1) an: Hierdurch kann der Benutzer innerhalb seiner Analyse kurze Erklärungen mit Beispielen zu einem bestimmten Phänomen abrufen und kehrt danach an dieselbe Stelle in der Analyse zurück.

Bei allen Masken wird die Analyse dadurch beschleunigt, daß COPROF den Cursor jeweils automatisch auf die Option stellt, die bei einer bestimmten Antwort wahrscheinlicher ist - es ist somit jeweils ein Default-Wert vorgegeben, der in den meisten Fällen nur bestätigt zu werden braucht.

Hat man eine ausreichende Zahl von Äußerungen auf diese Art eingegeben und analysiert, erstellt COPROF den Profilbogen über eine Funktion im Hauptmenü automatisch. Neben der Zeitersparnis im Vergleich zur schriftlichen Erstellung des Profilbogens erhöht sich durch COPROF auch die Durchführungszuverlässigkeit.

Die Abspeicherung der relevanten Informationen auf dem Computer bietet darüber hinaus einen Vorteil bei der Überarbeitung der Analyse. Stellt man fest, daß eine Äußerung z.B. aufgrund einer falschen Interpretation fehlerhaft analysiert wurde, so bietet COPROF eine Option zur Überarbeitung an. Im Gegensatz zur handschriftlichen Auswertung, bei der man im nachhinein nicht mehr problemlos erkennen kann, welche Eintragungen im Profilbogen auf welcher Äußerung basieren, erstellt COPROF den korrigierten Profilbogen automatisch.

Bis zu diesem Punkt leistet COPROF das, was (wenn auch mit mehr Zeitaufwand) mittels handschriftlicher Erstellung des Profilbogens möglich ist. COPROF unterstützt darüber hinaus die Analyse spezieller linguistischer Phänomene durch die Option *LISTEN*: Jeder Bereich und jedes Feld des Profilbogens kann angeklickt und die Äußerungen, in denen das hier analysierte Phänomen vorkommt (z.B. Dative in Akkusativkontexten), werden angezeigt bzw. ausgedruckt.

Es zeigt sich also, daß COPROF zum einen das erleichtert, was auch handschriftlich erstellt werden kann. Darüber hinaus erleichtert COPROF auch spezielle linguistische Analysen. Es bleibt zu hoffen, daß die Profilanalyse in der praktischen Sprachheilarbeit mit dysgrammatischen Kindern durch den Einsatz von COPROF häufiger durchgeführt wird als bisher.

Literatur

Behrenbeck, B., Junker,D., Langhorst, S., Schneider, P., Türke,K. & Weinmüller, B. (1990). Überprüfung eines Screening-Verfahrens zur Diagnostik des kindlichen Grammatikerwerbs und seine Anwendung in der Praxis. *Sprache -Stimme-Gehör* 14, 34-37.

Clahsen, H. (1986). *Die Profilanalyse. Ein linguistisches Verfahren für die Sprachdiagnose im Vorschulalter*. Berlin.

Clahsen, H. (1988). *Normale und gestörte Kindersprache. Linguistische Untersuchungen zum Erwerb von Syntax und Morphologie*. Amsterdam, Philadelphia.

Clahsen, H. (1989). Grammatiken für die gestörte Kindersprache. Zur Aufgabe der Profilanalyse bei der Sprachdiagnose. *Sprache-Stimme-Gehör* 13, 176-184.

Crystal, D. (1979). *Working with LARSP*. London.

Crystal, D. (1982). *Profiling linguistic disability*. London.

Hanke, S. (1987). Kritische Anmerkungen zur Profilanalyse von Clahsen. *Die Sprach-heilarbeit* 32, 206-211.

Ihssen, W. (1978). Psychologie, Linguistik und Primärsprachdiagnostik. *Studium Linguistik* 5, 89- 98.

Schrey-Dern, D. (1990). Screening-Verfahren zur Diagnostik des kindlichen Grammatikerwerbs auf der Grundlage der Profilanalyse nach Harald Clahsen. *Sprache - Stimme - Gehör* 14, 31- 33.

Scholz, H.-J. (1970). Von der Notwendigkeit linguodiagnostischer Verfahren für die Zeit der Sprachentwicklung. *Die Sprachheilarbeit* 15. 97-103.

Autorinnen und Autoren

cand. phil. Wolfram Bettermann
Magisterstudium Linguistik mit dem Schwerpunkt "Klinische Linguistik" an der Fakultät für Linguistik und Literaturwissenschaft, Universität Bielefeld.

Dr. Angelika Bien
Sprachtherapeutin an der Klinik Wartenberg, München.

Priv.-Doz. Dr. Stephan von Block
Klinischer Linguist an der "Klinik am Stein. Fachklinik für Geriatrie und Rehabilitationsmedizin", Olsberg. Leiter der Abteilung für Sprachtherapie. Privatdozent an der Universität Bonn.

Dozent Dr. Grzegorz Dogil
Klinischer Linguist am Evangelischen Johanneskrankenhaus, Neurologische Klinik. Hochschuldozent an der Universität Bielefeld.

Margret Eckold, M.A.
Klinische Linguistin am Otto-Fricke-Krankenhaus Paulinenberg, Fachklinik für Geriatrie und Innere Medizin, Bad Schwalbach.

Dr. phil. Ralf Glindemann
Klinischer Linguist an der Medizinischen Fakultät, Neurologische Klinik, Rheinisch-Westfälische Hochschule Aachen.

Prof. Dr. phil. Walter Huber
Universitätsprofessor für Neurolinguistik an der Medizinischen Fakultät, Neurologische Klinik, Rheinisch-Westfälische Hochschule Aachen.

Ulrike Kling-Lünser
Klinische Linguistin am Otto-Fricke-Krankenhaus Paulinenberg, Fachklinik für Geriatrie und Innere Medizin, Bad Schwalbach.

Dr. phil. Ernst G. de Langen
Leitender Neurolinguist an der Klinik Bavaria, Neurologische Abteilung, Schaufling.

Dr. Rüdiger Maier, Diplom-Physiker
Wissenschaftlicher Angestellter an der Universität Mainz, Klinik für Kommunikationsstörungen.

Rüdiger Mellies, M.A.
Klinischer Linguist am Reha-Zentrum Soltau.

Dr. phil. Friedemann Pulvermüller
Klinischer Linguist an den Neurologischen Kliniken, Allensbach. Zur Zeit Visiting Scholar am Department of Linguistics, University of California, USA.

Frank Regenbrecht, M.A.
Klinischer Linguist an der Medizinischen Fakultät, Neurologische Klinik, Rheinisch-Westfälische Hochschule Aachen.

Prof. Dr. phil. Gert Rickheit
Universitätsprofessor für Psycholinguistik, Fakultät für Linguistik und Literaturwissenschaft, Universität Bielefeld.

Priv.-Doz. Dr. phil. Volkbert M. Roth
Klinischer Linguist an den Kliniken Schmieder, Allensbach. Privatdozent an der Universität Konstanz.

Stefan Schmitz, M.A.
Wissenschaftlicher Mitarbeiter an der Universität Düsseldorf.

Prof. Dr. rer. soc. Hans Strohner
Universitätsprofessor für Kognitive Linguistik, Fakultät für Linguistik und Literaturwissenschaft, Universität Bielefeld.

Friederike Vauth, M.A.
Klinische Linguistin an der Reha-Klinik "Roter Hügel", Bayreuth.

Dagmar Wiegand
Klinische Linguistin am Otto-Fricke-Krankenhaus Paulinenberg, Fachklinik für Geriatrie und Innere Medizin, Bad Schwalbach.

Dr. Andreas Winnecken
Klinischer Linguist am Reha-Zentrum Soltau.

GPSR Compliance

The European Union's (EU) General Product Safety Regulation (GPSR) is a set of rules that requires consumer products to be safe and our obligations to ensure this.

If you have any concerns about our products, you can contact us on ProductSafety@springernature.com

In case Publisher is established outside the EU, the EU authorized representative is:

Springer Nature Customer Service Center GmbH
Europaplatz 3
69115 Heidelberg, Germany

Batch number: 10809468

Printed by Printforce, the Netherlands